健康と運動の理論と実践

編著 頼住 一昭

株式会社 杏林書院

編著

頼住　一昭　愛知教育大学教育学部教授（1章）

著者（執筆順）

小坂井留美　北翔大学生涯スポーツ学部教授（2章）
新海　陽平　国立長寿医療研究センター予防老年学研究部外来研究員（3章）
大矢　知佳　ユマニテク短期大学幼児保育学科助教（4章）
水藤　弘吏　三重大学教育学部教授（5章）
寺本　圭輔　愛知教育大学教育学部教授（6章）
塚中　敦子　朝日大学保健医療学部助教（7章）
吉子　彰人　中京大学教養教育研究院講師（8章）
本田亜紀子　朝日大学保健医療学部教授（9章）
松澤　俊行　浜松学院大学短期大学部幼児教育科教授（10章）
村松愛梨奈　愛知教育大学教育学部助教（11章）
山田　浩平　愛知教育大学教育学部准教授（12章）
山下　直之　京都工芸繊維大学基盤科学系助教（13章）
森　　誠護　九州共立大学スポーツ学部准教授（14章）
髙橋　篤史　朝日大学保健医療学部講師（15章）

序　文

21世紀に入り，私たちは新しいライフスタイルの創造，とりわけ広義のレジャーに対する取り組み方がきわめて重要となり，自らの生活をいっそう明るく健康的なものに作り上げていくことのできる能力が必要とされています．生きがい観の変化，高齢者人口の増加等の社会変化のなかで，また公害，住宅難，交通戦争，自然破壊，さらには各種ウイルス感染症対策など劣悪化する生活環境のなかで人々は憩いの場を奪われ，せめて自分の健康は自分で守ろうという切実な要求が強くなっています．

このような状況下にあっては，人々が現在あるいはこれからの社会の状況を的確に捉え，その社会状況にどのように自分自身を対応させていけるかという能力をいかに育てられるかが大きな課題となりましょう．そのなかで，「健康」の意味や価値，科学的知見の成果の現状等を理解し，これからの生活において「よりよい健康」を求め，獲得し，実現する力をいかに自分のものとしていけるかが問われているといえます．

このように，将来を見通して健康を的確に享受できる能力の育成は学校教育として誠に重要であり，その果たす役割の重要性を真剣に考えなくてはならない時代に入ってきているといえます．それゆえ，発育発達期に合った各種目標をもつ高校時代までに比べ，大学での教育は，専門的知識を踏まえたうえで，それをライフサイクルに合わせ活用・アレンジしていく能力を求めていくべきであると考えられます．専門の体育・スポーツの面からするならば，各種実技の実践方法等は理解しているものの，それを年齢に合わせ，楽しめるようなものに手直ししたり，実践者がその対応を変える等の方法論を学生達は十分に持ち合わせていないのが現状であるといえましょう．したがって，このような問題を改善し，一人ひとりがそれぞれ自分に合った運動を選択・実践でき，生涯にわたって健康で豊かな生活を営むことができるように導かなくてはならないと考えます．

このようなことを念頭にスポーツ学を専門とする研究者の輪が発展して本書の発行となりました．本書は，授業用テキストとしての役割も考えて構成しています．したがって，その内容は全15章からなり各章90分読み切り完結．さらに，できるだけ多くの図・表・写真を取り入れることによって，読んで学び，見ても学べるわかりやすいものにしました．編者としましては汗顔の至りであり，先学の諸先生方から忌憚のないご意見を覚悟し，正座する思いであります．

2023年1月30日

編著者　頼住一昭

contents

contents

contents

11章　女性のからだと月経のしくみ　121

12章　知っておきたい喫煙・飲酒・薬物乱用の基礎知識　133

13章　熱中症の理解と予防法　145

14章　救命処置・応急処置を身につける　157

15章　水の事故から身を守る　169

1章 スポーツのはたす役割

厚生労働省によると2022年の日本人の平均寿命は，女性87.09歳，男性81.05歳であり，女性の平均寿命は世界1位，男性は4位となっている．栄養・医療・介護・教育水準が高い日本では，平均寿命を超えて長生きすることも決して珍しくはない．誰もが毎日を健康で楽しく過ごしたいと願っている．しかしながら，健康の三大要素といわれる「運動・栄養・休養」を日々の生活のなかで意識し，正しく実践している人はどれくらいいるのだろうか．なかでも，私たちは生涯を通じて健康の保持・増進を獲得するための1つの手段として，さまざまな運動（スポーツ）を実践し日々の生活を豊かにしている．

このように，私たちの一生と深いかかわりをもつスポーツであるが，今日ではこのスポーツも軽スポーツ，レクリエーショナルスポーツ，ニュースポーツ，eスポーツなど，さまざまな名称で私たちとかかわりをもっている．しかしながら，私たちはこれまでの学校教育（体育）において各種スポーツの実践方法は理解しているものの，そもそも「スポーツとはいかなるものか」については意外と知らない．そこで，本章では私たちの生活と広義にわたるスポーツとのかかわりについて学ぶ．

1．スポーツを「知る」

1）スポーツの概念規定

「スポーツ」という日本語は英語のsportをカタカナ音表記したものである．この英語が日本に持ち込まれたのは江戸時代末期のことである．

そもそも，スポーツ（sport）という言葉は古代ローマ人が用いたラテン語のdeportare（デポルターレ）が原語とされていて，「ある物をある場所から他の場所へ移す」を意味していた．その後，移動の対象を心に置き換えることが行われ，「いやな状態をそうでない状態に移す」，すなわち「義務的なことから離れ，気晴らし，休養，遊ぶ」を意味するようになった．

やがて，16世紀頃には，イギリスでゲームや戸外での遊戯，身体活動などを指すようになり，19世紀に入ると競技的な性格をもつ現在のスポーツに近いものとなる．

1968年には，国際スポーツ・体育評議会（ICSPE）によってスポーツとは，「プレイの性格を持ち，自己または他人との競争，あるいは自然の障害との対決を含む運動」と定義された．

2)「スポーツ」を辞書で調べる

「スポーツ」という言葉を広辞苑で調べてみると「陸上競技・野球・テニス・水泳・ボートレースなどから登山・狩猟などにいたるまで，遊戯・競争・肉体的鍛錬の要素を含む身体運動の総称」（新村，2018）とある．

この定義は明らかにベルナール・ジレ（Bernard Gillet）が1949年に著した“Histoire du sport”（スポーツの歴史，1952）の影響を受けている．

ベルナール・ジレは，このなかでスポーツを規定する3つの要素，①遊戯（遊び・遊戯性），②闘争（競争・競争性），③激しい肉体活動（激しい身体活動），をあげている．以下に3要素について述べる．

①遊戯性：遊戯とは，スポーツの本質的なエレメントであり，遊戯は仕事や労働と対立した言葉である．「遊び」は「まじめ」の対語であり，それはそのもの自体を目的とした自由な活動である．したがって，生計のためのような強制でなく，それ自体が楽しいから行うものといった活動．仕事としての強制でなく，苦しくても面白くなくても，我慢して行い，義務や強制を伴うものと違うものが遊戯となる．

②競争性：スポーツの本質的エレメントとしての競争性とは，まず第1に，相手と何かの能力を比べ合うこと，ただ楽しむだけでなく，技能を比べ優劣を決めること，苦しくとも我慢して自分のため，チームのために努力することである．この点でスポーツは遊戯性とともに，競争性を加えることによって，スポーツ化していく．第2に，この競争という点においては和歌であろうと将棋であろうと，技を競う点では共通性をもつという点である．いな上代の貴族社会では，歌合（和歌の競技）に負けて悶死した貴族もいる．したがって，勝負の厳しさはスポーツだけとは限らない．ただし，身体運動的なスポーツと芸術的なものとの違いは，次の第3のエレメントで決まる．

③激しい身体活動：スポーツとは今日，19世紀までのように，碁や将棋のように室内での坐ゲーム（Sedentary Games）で勝敗を競う競技と違って，大筋を動かして激しく競うような身体的運動のみに限定される．

スポーツの概念規定には，以上のような3つのエレメントが不可欠な条件である．しかし，また一般的には次の2つの要素も含まれる．

①遊戯的で，競争性の少ない運動競技をもスポーツということがあり，この場合は高齢者のゲートボールやクロッケーなどにみられるように，レクリエーショナルな性格が強い．

②エベレスト登頂など，直接的には競争相手がいなくとも，征服と勝利を意識して，激しい身体活動を行う場合は，レクリエーショナルな山登りとちがった「征服」を意味するConquest Sportsとなる．

このようにいろいろな要素が含まれて今日のスポーツが存在するが，スポーツに関する現代の概念規定としては，上記の遊戯，競争，激しい身体活動といった3つの要素を含む.

したがって，ベルナール・ジレばかりでなく，アレン・グートマン（Allen Guttmann）も1978年に著した“From Ritual to Record”（スポーツと現代アメリカ，1981）のなかで，スポーツを「遊びの要素の濃い肉体的な競技」と定義している（岸野，1987）.

2．スポーツを分類する

スポーツをいろいろな分け方で分類してみると各種スポーツの特徴がわかる．ここでは，いくつかの分類をあげてみる.

1)「できばえ」を競う

技（わざ）の美しさを競うスポーツでそれは得点に換算して競うような判定競技であり，第三者としての審判が必要であるが，それだけに判定における主観性を除去するために，それぞれのスポーツ種目に応じた採点規則が必要となる（アーティスティックスイミング，体操競技，新体操，フィギュアスケート，サーフィンなど）.

2)「できだか」を競う

距離や時間など客観的に数量化して能力を競うスポーツ（陸上競技，水泳，ボートレース，ボールゲームなど）.

3) クローズド・スキル型

自分のパフォーマンスを邪魔されずに能力を競うスポーツ（陸上競技，水泳，体操競技など）.

4) 戦略的特化型

自分のパフォーマンスを相手に妨害されない点ではクローズド・スキル型と共通しているが，常に同じパフォーマンスの繰り返しが求められる．しかし，これは状況に応じてパフォーマンスを変化させていく状況判断が同時に求められる（マラソン，ゴルフ，カーリングなど）.

5) 球技の分類

(1) ゴール型

攻守が混在する，すなわち，相手コートに侵入し，一定時間内に相手よりも多くの得点を競い合うスポーツ（サッカー，バスケットボール，ハンドボールなど）.

（2）ネット型

コート上でネットを挟んで攻守が混在し，一定の得点に早く到達することを競い合うスポーツ（バレーボール，バドミントン，卓球，テニスなど）．

（3）ベースボール型

攻守が明確に分かれ，規則的に交代し，一定の回数内で相手チームより多くの得点を競い合うスポーツ（野球，ソフトボールなど）．

以上が「球技」における3つの分類となる．なかでも，ベースボール型の特徴は，他と同様にボールを使用することはもちろんのこと，その他に用具としてバットとグローブを使用するところに特徴がある．さらに，ゲームにおいては自分の出番（打順）が必ずまわってくるという点にも他とは違う特徴がある．

3．学校体育で学ぶ運動

私たちは，小学校（6年間），中学校（3年間），さらに高等学校（3年間）を含めると合計12年間にわたり学校教育において運動にかかわりをもつ．

表1–1は，文部科学省による小学校学習指導要領（平成29年告示），中学校学習指導要領（平成29年告示），そして，高等学校学習指導要領（平成30年告示）における体育偏・保健体育偏で示されている運動の領域とその内容を一覧としてまとめたものである（文部科学省，2017a・2017b・2018）．私たちは，これまでの学校体育においてそれぞれの発育発達に応じたさまざまな運動を学んでいることがわかる．

しかし，卒業後は運動（スポーツ）の機会が減少し，大学に進学した人でさえ運動をする機会は半年から1年，週に1回，時間は90分程度，種目も1〜2種目といったところではないか．

4．運動不足と運動促進

1）運動不足は加速化現象

少子高齢化社会に突入している日本は，過疎化問題，年金問題，医療費問題，さらには，介護福祉問題などさまざまな問題を抱えており，私たちは今後の社会のあり方について真剣に考えなくてはならない時代を迎えている．

特に，日本は少子高齢化による問題が深刻である．少子化により同居率の低下も進み，高齢者が高齢者を介護するいわゆる「老老介護」問題などは切実である．介護は，「体重との闘い」ともいわれ要介護者の体重が重いと重労働になる．なかでも，高齢女性はホルモン変化の影響により骨密度が低下しているために骨折しやすく要注意である（上野，2009）．

このような，高齢化社会の問題に共通しているキーワードは「健康」といえる．したがって，健康の保持・増進とは私たちの生涯を通してとても重要であるこ

表1−1　学習指導要領体育偏・保健体育偏における運動の領域と内容

	領　域	領域の内容
小学校	体つくりの運動遊び	体ほぐしの運動遊び，多様な動きをつくる運動遊び
	体つくり運動	体ほぐしの運動，多様な動きをつくる運動，体の動きを高める運動
	器械・器具を使っての運動遊び	固定施設を使った運動遊び，マットを使った運動遊び，鉄棒を使った運動遊び，跳び箱を使った運動遊び
	器械運動	マット運動，鉄棒運動，跳び箱運動
	走・跳の運動遊び	走の運動遊び，跳の運動遊び
	走・跳の運動	かけっこ・リレー，小型ハードル走，幅跳び，高跳び
	陸上運動	短距離走・リレー，ハードル走，走り幅跳び，走り高跳び
	水遊び	水の中を移動する運動遊び，もぐる・浮く運動遊び
	水泳運動	浮いて進む運動，もぐる・浮く運動，クロール，平泳ぎ，安全確保につながる運動
	ゲーム	ボールゲーム，鬼遊び，ゴール型ゲーム，ネット型ゲーム，ベースボール型ゲーム
	ボール運動	ゴール型，ネット型，ベースボール型
	表現リズム遊び	表現遊び，リズム遊び
	表現運動	表現，リズムダンス，フォークダンス
中学校	体つくり運動	体ほぐしの運動，体の動きを高める運動，実生活に生かす運動の計画
	器械運動	マット運動，鉄棒運動，平均台運動，跳び箱運動
	陸上競技	短距離走・リレー，長距離走またはハードル走，走り幅跳びまたは走り高跳び
	水　泳	クロール，平泳ぎ，背泳ぎ，バタフライ，複数の泳法で泳ぐまたはリレー
	球　技	ゴール型，ネット型，ベースボール型
	武　道	柔道，剣道，相撲
	ダンス	創作ダンス，フォークダンス，現代的なリズムのダンス
高等学校	体つくり運動	体ほぐしの運動，実生活に生かす運動の計画
	器械運動	マット運動，鉄棒運動，平均台運動，跳び箱運動
	陸上競技	競走，跳躍，投てき
	水　泳	クロール，平泳ぎ，背泳ぎ，バタフライ，複数の泳法で長く泳ぐことまたはリレー
	球　技	ゴール型，ネット型，ベースボール型
	武　道	柔道または剣道
	ダンス	創作ダンス，フォークダンス，現代的なリズムのダンス

とがわかる．特に高齢者は，外出の機会も減り，歩数の減少などから運動不足が懸念されている．

世界的にみてもこの運動不足問題は深刻である．世界保健機関（World Health Organization：WHO）によると，「2016年に成人（18歳以上）の4人に1人にあたる14億人以上が運動不足とみられ，糖尿病や心臓疾患，認知症などにかかるリスクが高い．運動不足の人の割合は米国40％，日本36％など高所得国で高かった．性別では男性23％，女性は32％だった」（中日新聞．2018a）との調査結果を発表している．

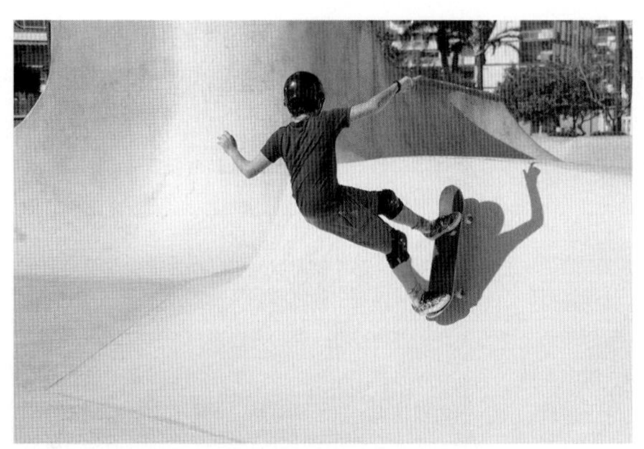

写真1−1　新しく採用されたスケートボード

さらに，2020年には世界の若者の運動習慣についてまとめた初めての調査結果が発表された．この調査は，146カ国を対象としたもので「世界の若者の5人に4人が運動不足」（糖尿病ネットワーク，2020）と結果をまとめた．若者の運動不足はきわめて深刻である．

2）若者のスポーツ参加拡大計画

今日では，多種多様な余暇活動の選択肢が広がり，スポーツのみならず各自が自分に合った余暇活動を楽しんでいる．しかし，その一方で若者の運動・スポーツ参加が減少しているという．

このような若者のスポーツ離れを懸念した国際オリンピック委員会（International Olympic Committee：IOC）では，東京2020オリンピック競技大会の競技種目として若者を中心に人気が高い「アーバンスポーツ」，いわゆる「都市型スポーツ」といわれる種目を正式種目として取り入れることとした．

東京2020オリンピック競技大会で初めて実施された種目は，スケートボード（ストリート，パーク），スポーツクライミング，自転車BMX（フリースタイル，パーク），3人制バスケットボールの4種目である（**写真1−1**）．もちろん，冬季オリンピックにおいてもスノーボード，フリースタイルスキーなど若者に人気の高い種目が実施されている．

この「都市型スポーツ」の人気の秘密は，間近で観戦でき，流行の音楽を大音量で流しながら，自由に観戦し，さらに会場にいる選手や観客が個性あふれる華やかなファッションで一堂に集まり，これまでのスポーツの形式にとらわれない雰囲気を楽しむことで人気を集めている．

興行的にも大成功を収めていて，代表的な例としては1997年にフランスで誕生した大会「FISE」（エクストリーム・スポーツ国際フェスティバル）は世界を転戦しており，ヨーロッパでは5日間で50万人以上を動員している（中日新聞，2018b）．日本でも，東京オリンピック後スケートボード人気は広がり，公共パーク数は1.4倍の340カ所に増えている（中日新聞，2022b）．

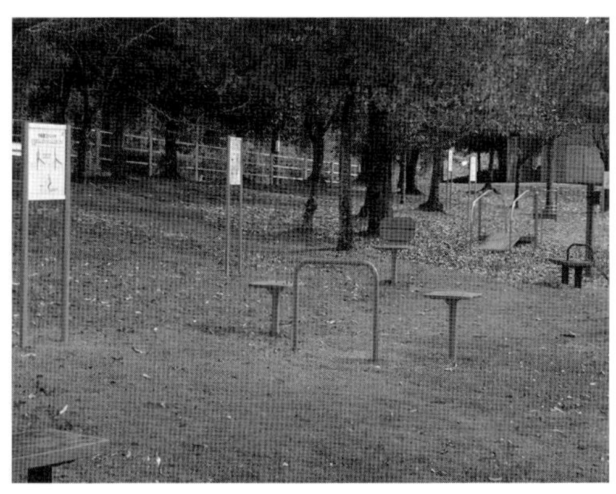

写真1−2　ウォーキングコース脇に設置されている運動器具（愛知県刈谷市，筆者撮影）

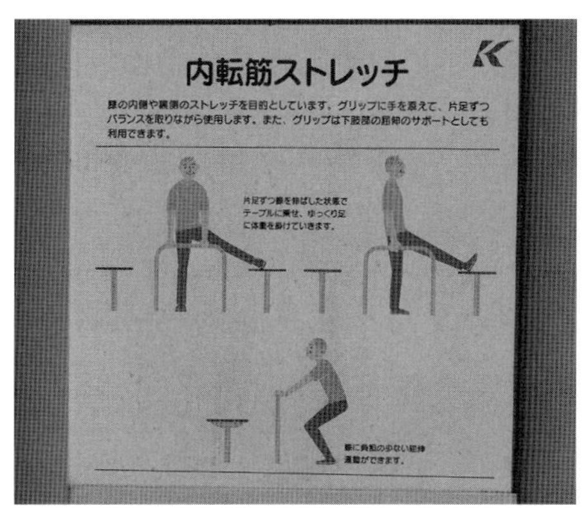

写真1−3　イラストに注目（筆者撮影）

ところで，オリンピック夏季・冬季大会をはじめ世界のビックイベントにおいて「都市型スポーツ」での日本人選手の活躍が目立つ．なかでも，サーフィン，スケートボード，スノーボードといったいわゆる「横乗り系」に日本人が強いのはなぜだろうか．

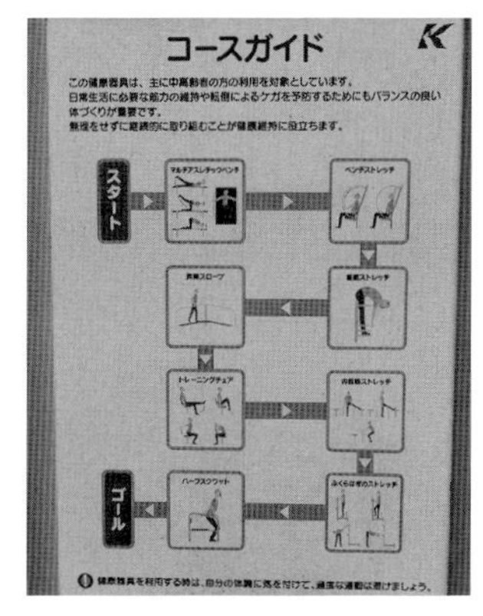

写真1−4　コースガイド（筆者撮影）
コースガイドには，次の注意書きが記載されている.「この健康器具は，主に中高齢者の方の利用を対象としています．日常生活に必要な筋力の維持や転倒による怪我を予防するためにもバランスのよい体づくりが重要です．無理をせずに継続的に取り組むことが健康維持に役立ちます．健康器具を利用する時は，自分の体調に気を付けて，過度な運動は避けましょう．」

3）高齢化社会にみる運動促進

日頃の運動不足は，高齢者にとっても大きな問題である．消費者庁（2021）によると高齢者の転倒・転落・墜落による死亡者数は交通事故の約4倍と報告されている．したがって，高齢者が行う健康の保持・増進を目的とした運動は，筋力の低下に伴う転倒防止といった事故や怪我から身を守る手段としても大いに役立つ．

そこで，私たちの暮らしている自治体ではその対策が各所で進められてる．その一例として，私たちの身近にある公園でもその一端をみることができる．

写真1−2は，ウォーキングコースの横に併設されている運動器具である．ここには，各種の運動器具とともにその使用説明が立て看板としてイラスト入りで設置されている．しかし，よくみるとそのイラストには高齢者が描かれている（写真1−3・4）．以前は，公園などに設置されている看板は子どもたちに向けた「注意書き」がよくみられた．しかし，近年では高齢者向けの健康器械・器具の設置が増え，立て看板の内容も変化している．

これは一例であるが，このような高齢者を対象とした運動の場所・器械・器具の設置はさらに増加していくと思われる．

今後，さらに進む高齢化社会ではこのような場所がとても重要なものとして期待できる．

5．社会の変化に応じたレクリエーション活動の意義

1）レクリエーションとは

レクリエーション（recreation）とは，再創造（re-create）という意味があり，再び創る，新しくする，元気をつける，回復するなどの意味として使われてきた．

そもそも，教育の場にレクリエーションを明確に位置づけた最初の人物は，17世紀の哲学者・教育家のコメニウス（Johann Amos Comenius）といわれ，授業と授業の間にはレクリエーションを置いて，疲れた子どもたちの心身をいきいきと回復させる必要があることを説いた．つまり，レクリエーションとは「休みの時間」のことであり，そこで行われる「遊び」を意味していた（日本レクリエーション協会，2000）．

2）時代を象徴するレクリエーション活動

日本におけるこれまでのレクリエーション活動を各年代で分けてみてみると当時のレクリエーション活動の特徴がわかる．それは，まさにその時代に求められた人々の余暇活動であり，言い換えるならば当時の世相を反映した鏡のようなものでもある．ここでは，日本レクリエーション協会発行『Recrew』を手がかりに各時代ごとの特徴についてみてみることとする（小田原，2022）．

（1）戦後～1950年代前半：国民の生きる希望の糧として

第二次世界大戦後における日本は，荒廃のなか生きる支えを失った多くの人々がいた．そのようななか，連合国軍総司令部（GHQ）の民間情報教育局（CIE）による民主化政策，男女共同参画が展開され，その啓発活動の1つとしてフォークダンスに代表されるレクリエーション活動が展開され，老若男女問わず爆発的な流行をみせた．

（2）1950年代後半～1960年代：職場レクリエーションの誕生

日本は高度経済成長期へと突入する時代であり，活気を取り戻す時代となった．各地には近代的な大規模工場が建設され，そこへ多くの若者が従業員となり日夜一生懸命に働いた時代である．しかし，その一方でオートメーション化された環境は職場での人間関係を希薄なものへと導いた．そこで，人間関係づくりに有効な福利厚生の一手段として職場レクリエーションなる新たな取り組みが生まれた．

（3）1970年代：中高年の健康づくり

1970年代に入るとオイルショックの影響で職場でのレクリエーションに対する支援も削減される．しかしながら，生活習慣病をはじめ健康に対する意識が高まってきたことから健康づくりを意識したものへと変化する．

（4）1980年代：生涯スポーツへの取り組み

市民の健康意識が高まるとともに，運動・スポーツによる健康増進をめざす「トリム運動」が盛んになる．トリム運動とは，健康・体力つくりを目的とす

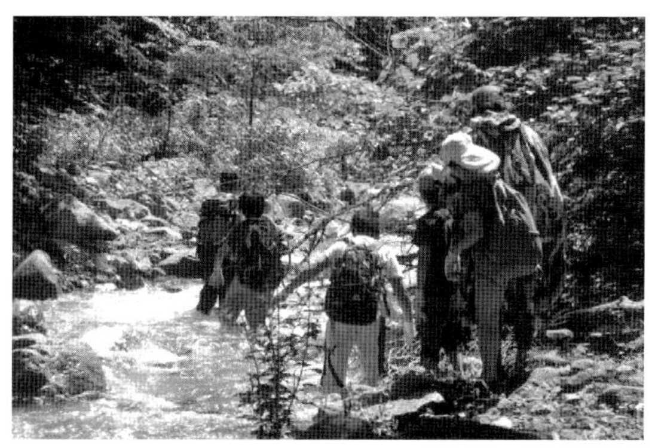

写真1−5　ネイチャー・レクリエーション
（星野敏男，金子和正監修，自然体験活動研究会編（2011）野外教育入門シリーズ第１巻，野外教育の理論と実践．p42，杏林書院）

るスポーツ，身体活動の普及を目指す推進活動のことである．したがって，この時代は活動自体を楽しみ，生涯学習の一環としてのレクリエーションが急速に広がりをみせる．

（5）1990年代：余暇生活の充実

バブルの崩壊と働き方の変化により，金銭よりも心のゆとりを求め，余暇の自立が叫ばれるようになる．そこで，個人の余暇活動の開発・充実の支援が求められる．リゾート開発に代表される環境破壊など種々の問題を解決する取り組みの1つとして自然との共生を目指すネイチャー・レクリエーションが注目され，個人の楽しみだけではなく，社会的な問題の解決に向けた取り組みとしてその質を重視したレクリエーション活動が始まる（**写真1−5**）．

（6）2000年代：少子高齢化への対応

2000年代は情報技術（Information Technology：IT）社会が本格化する時代となった．利便性の追求には貢献したIT革命ではあるが，その一方で生活環境の変化から生じる人間関係の希薄化や孤立化問題，さらには，子どもの体力低下といった健康課題などさまざまな問題が生じ，その対応が始まる時代である．文部科学省は，2004年度から3カ年にわたり「子どもの居場所づくり」推進事業を立ち上げ，全国子ども会連合会やボーイスカウト日本連盟など多くの青少年団体が参加した．

6．障がい者とスポーツ

障がい者のスポーツは，健常者がスポーツに求める健康，仲間づくり，気分転換に加えて，さらに機能回復という大きなねらいがある．言い換えるならば，リハビリテーションの一環とも位置づけられる．障がい者スポーツとして有名なパラリンピックもその始まりはリハビリテーションの成果を競う大会が発展したものである．

1）障がいの種類

心身の障がいを大別すると次のような区分がある．

・視覚障がい（全盲，弱視）

・聴覚障がい（全聾，難聴）

・肢体不自由（上肢下肢障がい，体幹機能障がい）

・内部障がい（心臓，腎臓，呼吸などの機能障がいなど）

・知的障がい（思考，記憶，認知，運動など）

・精神障がい（そう・うつ病，発達障がいなど）

これらの障がいは，すべて別々に出現するものではなく，さまざまな器官がそれぞれ相互に関連して機能しているので重複して発症する障がいもある．したがって，いろいろな障がいを理解したうえでの考慮が必要となる．

2）アニマルセラピー

アニマルセラピーとは，動物との触れ合いによる癒し効果を意味する．日本では，犬や猫を利用したアニマルセラピーが一般的であるが，近年では馬に乗馬して病気による機能障がいの回復が期待されるなど注目されている．

関西福祉科学大学の倉恒弘彦医師によると，馬にまたがって歩かせているだけで，乗馬している人の有酸素性運動になるという．これは，馬上でバランスを取るため，背骨とお尻の周りの筋肉がよく動くためであるという．また同氏の研究では，乗馬時での心拍数は平均で1分あたり103回，酸素消費量は同603 mLであり，散歩と同等以上の効果があるという．さらに，心理面での効果も大きく，疲労度やイライラ度などが急激に下がっており，有酸素性運動であることに加え，動物とのふれあいによる癒やし効果で，脳内の神経物質の代謝が改善するためだと考えられると述べている（読売新聞，2009）．別の報告でも，馬に乗ることで普段使わない筋肉を無意識のうちに刺激し，自立歩行が困難だった人が歩けるようになったという事例もある（読売新聞，2018）．

もちろん，アニマルセラピー以外にもスポーツを行うことによってさまざまな機能回復例がある．たとえば，パーキンソン病の運動機能障がいを緩和するために卓球でリハビリを進める事例があり，普段は車いす生活でも，卓球中は立てたり，手の震えが止まったりする患者がいるという．さらに，パーキンソン病と診断されて，うつになる人も多いが，仲間と運動して笑い合うと，気分的によくなるという（中日新聞，2022a）．

以上のように，障がい者にとって動物とのふれあい，さらには，スポーツを通した運動療法は，さまざまな面での治療効果が報告されており，今後一層期待される．

まとめ

「元気があれば何でもできる」という名言がある．この「元気」の源はやはり「健康」ではないだろうか．しかし，残念ながら今日の医療技術の進歩においてもこの健康を獲得するための特効薬はない．したがって，健康の保持・増進には，いかに各自が自らの体調を常に意識し，正しい知識のもとに，運動・栄養・休養の3要素を獲得していくことができるかが重要となってくる．1つ欠けても健康の保持・増進はできない．平均寿命が男女ともに80歳を優に超える高齢化社会において，人間の一生とスポーツの役割を今一度，真剣に考えなくてはならない．

文　献

アレン・グートマン著，清水哲男訳（1981）スポーツと現代アメリカ．pp17-18，TBSブリタニカ．

ベルナール・ジレ著，近藤等訳（1952）スポーツの歴史．p17，白水社．

中日新聞（2018a）運動不足，世界で14億人．中日新聞・夕刊，2018年9月5日，3面．

中日新聞（2018b）「都市型」種目 五輪に採用．中日新聞・夕刊，2018年10月9日，2面．

中日新聞（2022a）パーキンソン病に卓球を．中日新聞・夕刊，2022年7月25日，1面．

中日新聞（2022b）スケートボード人気，乗っかる自治体．中日新聞・夕刊，2022年8月13日，1面．

星野敏男，金子和正監修，自然体験活動研究会編（2011）野外教育入門シリーズ第1巻，野外教育の理論と実践．杏林書院．

岸野雄三（1987）スポーツ概論・講義資料，pp3-6．

文部科学省（2017a）小学校学習指導要領解説体育編．東洋館出版社．

文部科学省（2017b）中学校学習指導要領解説保健体育編．東山書房．

文部科学省（2018）高等学校学習指導要領解説保健体育編．東山書房．

日本レクリエーション協会監修，薗田碩哉ほか編（2000）福祉レクリエーション総論．p5，中央法規出版．

小田原一記（2022）時代とともに変化してきたレクリエーションの“あしあと”．Recrew別冊，2-3．

新村出編（2018）広辞苑．p1581，岩波書店．

消費者庁（2021）高齢者の事故を防ぐために．（https://www.caa.go.jp/policies/policy/consumer_safety/caution/caution_055/，参照日：2022年8月7日）

糖尿病ネットワーク（2020）世界の若者の5人に4人が運動不足，糖尿病や肥満のリスク，WHOが「もっと運動を」．（https://dm-net.co.jp/calendar/2020/029848.php，参照日：2022年8月6日）

上野千鶴子（2009）男おひとりさま道．pp127-128，法研．

読売新聞（2009）健康プラス，乗馬でリラックス．読売新聞，2009年3月21日，11面．

読売新聞（2018）闘病中の子供たち乗馬体験．読売新聞，2018年10月21日，34面．

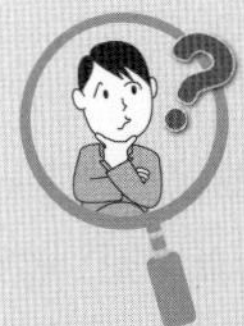

課 題

❶ なぜ，運動不足の人が増えたのか，その要因を調べなさい.

❷ 戦後の日本においてどのようなスポーツブームが誕生したか調べなさい.

❸ 実際にメリーゴーラウンドに乗り心拍数を測定しなさい．その後，ウォーキング時の心拍数を測定し，両者の相違を考察しなさい.

2章 老化を考える

老化は日常的に耳にする言葉である.「老い」の語を含むことから「衰え」や「退化」の意味と考える人が多いのではないだろうか. しかし, 老化を衰退の意味のみで捉えることは, 多様な変化が起こりうる高齢期の可能性を狭めるだけでなく, 高齢期に至るまでの各段階における心身機能の維持向上の重要性を見過ごしかねない.

本章では, 始めに「老化とは何か」について整理し, 老化を「生涯」の視点で捉えることや, そのうえでの健康や運動のかかわりについて考える.

1. 老化の捉え方

加齢や老いの問題, さらにこれらの社会的な課題を扱う学問に老年学 (Gerontology) がある (柴田, 2007). 老年学の整理を基に老化の基礎的な捉え方について述べる.

1) 老化の定義

老化の定義には, 広義と狭義がある. 広義は「受精から死に至るまでの時間軸に沿った個体の変化の全てを老化とする」もので, この時間的経過に伴う変化を「加齢現象」という. 狭義は「加齢現象の中で特に個体の成熟期以降の衰退期での個体の変化を老化とする」ものである (鈴木, 2021).

老化の語は, 一般的には狭義の意味で使用される. しかし, 医療の進歩や食生活の改善により寿命は著しく延長し, 高齢期の時間は延びた. これは, 生涯のなかで高齢期の占める割合が増したことも意味する. また, 社会経済的な発展は生活活動の選択を広げ, 高齢期の過ごし方の多様性は増している.

スポーツ分野の例では, マスターズスポーツなど高齢期まで競技を続ける機会が増えている. このようななかで, 能力の向上だけを発達と捉えるのではなく, 人間の能力や行動は一生のさまざまな時点で発生, 向上, 停滞, 低下し, この複合性を含んで発達とする生涯発達の考え方もスポーツ分野においてとられるようになってきた (杉原, 2011).

人生 100 年といわれる現在, 老化は広義の中で示された「時間軸に沿った個体のすべての変化」, あるいは「生涯を通じた加齢変化」とともに捉えていくことが重要であろう.

2）老化の側面

老化は，現象面で3つの区分で整理される．「生物的な老化」「心理的な老化」「社会的な老化」である（杉澤，2021）．「生物的な老化」は，主に身体的な変化であり，中高年期以降には加齢が最も大きなリスクファクターとなる骨粗鬆症や認知症などの老年病の発症，白髪の増加などの外観の変化，老眼や難聴などの感覚器をはじめ各器官の機能低下，そして体力の低下などが起こる．

「心理的な老化」は，パーソナリティ，精神的な機能，自己認識の変化である．生物学的には「低下」で表現されることが多い中高年期の加齢変化において，心理的には経験の蓄積に伴う適応といった能力の獲得にかかわる現象も認められる．

「社会的な老化」は，社会的な地位，役割などの変化であり，家族形成や仕事における立場の変化と深くかかわる現象である．この現象は，個人の内的な要素だけでなく，周囲の人や環境といった外的な要素の影響を受けることが特徴とされる．高齢者を衰えた存在として画一的に扱う高齢者差別（年齢差別；Ageism）は，周囲が暦年齢だけで個人の能力を一律に過小評価することであり，避けるべき態度である．

高齢期は，それまでの心身の発達，生活習慣，経験の蓄積が個体に反映するため，個人差が広がる．標準的な老化の特性を捉えつつ，個体により異なる加齢変化が起きていることに留意する必要がある．

3）老化の種類

身体機能の変化を主とする「生物的な老化」では，さらに「生理的老化」と「病的老化」の2つに分ける考え方がある．「生理的老化」は，重大な病気や事故がなく寿命を全うした場合の老化と考えられ，①例外なくみられ，個人差がある（普遍性・個体差），②体のいろいろな部位に現れる（多様性），③個人の遺伝的影響が大きい（内在性），④低下の方向に進む（進行性・有害性）などの特徴があげられる．「病的老化」は，生理的な老化の影響が加速され，環境要因なども加わることによって有害事象が増加し，種々の疾患などを呈することを意味する（井口，2008）．

「生理的老化」と「病的老化」は明確に区分することはできないが，死に至るまでの誰もが避けられない老化と，生活習慣や環境などにより機能低下が増幅される老化に分かれるといえる．後者は生活習慣の改善が機能低下の抑制に寄与する可能性を含むことから，運動の貢献が期待できる部分といえる．

2．老化はなぜ起こるか

老化は1つの説で説明できるものではなく，複数の説が相補的に組み合わさっておきていると考えられている．ここでは代表的な3つの学説を紹介する．

1）プログラム説

老化は,遺伝子によりプログラミングされ・制御されているという説である.根拠とされる事象では,動物種固有の寿命(最大寿命)のあることがあげられる.たとえば，ヒトの最大寿命は110～120年，ハツカネズミは2～3年，インドゾウは約70年である．また，遺伝子の機能異常により老化の促進のもたらされる疾患である早老症が存在することもあげられる.

個体を構成する細胞自体にも寿命がある．ヒトの細胞を何世代継代培養できるかを確認すると，細胞分裂は50～70回が限界である（Hayflickの限界）．細胞分裂が限界回数まで達すると，細胞は死をむかえる．細胞死では，テロメアと呼ばれるDNA末端の遺伝子配列（TTAGGGの連続繰り返し配列）がかかわり，分裂を重ねある長さまで短くなると，やがて細胞分裂ができなくなり死に至る．また，代謝の過程で不要となった細胞などの自発的な死と考えられるアポトーシスなどの事象もみられる（井口，2008）．

2）エラー蓄積説

老化は，DNAやたんぱく質の異常（エラー）が蓄積することでおこるという説である．異常を起こす要因により，さらに各説に名がついている．

化学物質や放射線，ダイオキシンなどの環境汚染物質などは，生体に異常を引き起こし，DNAは損傷を受けて修復できず，その劣化が蓄積すると老化する（摩耗説/すり切れ説）．活性酸素やフリーラジカルによる酸化ストレスは，細胞，たんぱく質，DNAに傷害をおこし老化や寿命に影響する（活性酸素説/フリーラジカル説）．加齢に伴っておこるたんぱく質分子間の化学的な結合(架橋）が，細胞の機能を障害する（架橋結合説）．例として，血管のまわりにあるたんぱく質のコラーゲンで架橋結合が起こると,物質の通過が阻害されたり,血管が硬くなる．また，眼球の水晶体のたんぱく質硬化は，調整機能を低下させ老眼の原因となる．DNAの複製や損傷からの修復過程で，塩基配列を誤って写すことによる異常たんぱく質の集積（誤り説），加齢に伴う変異酵素や変異タンパクの蓄積（老廃物蓄積説），免疫機構の破綻（自己免疫説）なども，エラー蓄積説に含まれる（三木，2008）．

3）体細胞廃棄説

老化は，身体の修復と生殖に伴うエネルギーの分配バランスによりおこるという説である.ヒトは生殖期までは体細胞のエラー修復にエネルギーを使うが,生殖期以降は子孫の生存にエネルギーを振り分けるため，体細胞の修復へ費やすエネルギーが減り老化するという考え方である．個体は使い捨てられ，遺伝子のみ継承されていくと考える．たとえば，人は少産・長命であるが，ネズミは多産・短命である．ネズミは，生殖に費やすエネルギーが多く，体細胞の修復にエネルギーがまわらないため短命となると考えられる．また，サケは多量に卵を産んでまもなく死に至るが，生殖でエネルギーを使い果たし，個体は使い捨てられたと捉えることができる（田沼，2002）．

3．寿命・ライフコース

老化を考えていくなかで基本情報となる寿命について，人口学的に用いられる指標や，関連する表現を整理する．

1）平均寿命

寿命を知るための基本的なツールは生命表である．出生時のコホートの生存数分析から，現在の死亡状況が今後変化しないと仮定したときに，各年齢の者が平均してあと何年生きられるかの期待値として平均余命が算出される．この0歳の平均余命が平均寿命である．令和4年簡易生命表（厚生労働省）では，日本人の平均寿命は女性87.09歳，男性81.05歳であった．合わせて，年ごとの差，性差，国際比較，死因の寄与などの分析結果も示され，医療・保健水準や寿命を決定する要因の基本的な情報を確認できる．

第二次世界大戦後すぐ（1947年）の日本人の平均寿命は，50歳台（女性53.96歳，男性50.06歳）であった．その後日本は，急激な平均寿命の延伸を達成し，社会の高齢化も急激に進んだ．高齢化率は，総人口の中で65歳以上の人口の占める割合を指し，世界保健機関（World Health Organization：WHO）は社会の高齢化を高齢化社会（高齢化率＞7％），高齢社会（同＞14％），超高齢社会（同＞21％）と定義している．日本は，1970年には高齢化社会となり，1994年に高齢社会，2007年には超高齢社会に入っている．2021年には高齢化率28.9％となり，7％ごとの基準の4倍を超えてその後も延びている（内閣府）．

日本の人口全体は，2011年から減少に転じ今後も減少が続くと推測されている．人口減少期において高齢化はさらに進み，2036年には高齢化率33.3％と総人口の1/3以上が高齢者になると推計されている．寿命の延長は，個人の老化だけでなく，社会全体の高齢化の問題でもある．

社会の高齢化が進むなかで，長くなった寿命の質が注目され，生活の質（Quality of Life：QOL）の向上は誰もが知る考え方となった．Fries（1996）はコンプレッションモデルとして，寿命のさらなる延長を第1に目指すのではなく，健康に暮らせる期間の延長，病気や障害のある期間の圧縮という考え方を示した．近年広まっている健康寿命の考え方もこれにつながる．健康寿命の具体的な指標や考え方にはまだ議論があるが，厚生労働省が公表する健康寿命は，「日常生活に制限のない期間の平均」の指標を用いて計算されている．

日本の健康づくりの指針である健康日本21（第二次）では，その方向性の1つに「健康寿命の延伸と健康格差の縮小」を上げている．高齢化がさらに進むなかで，個々人が健康づくりを進めつつ，地域の実情に合わせて，全都道府県

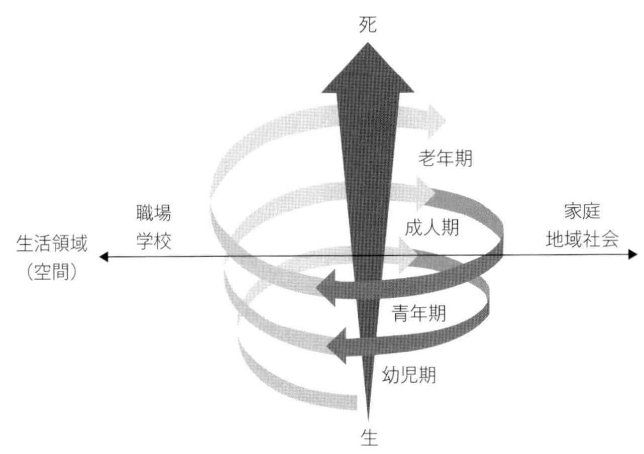

図2−1　ライフコースのイメージ
さまざまな生活空間を行き来しながら，あるいは1年のサイクルを繰り返しながら，時間を重ねる．
（日下裕弘，加納弘二（2010）生涯スポーツの理論と実際 改訂版．p2，大修館書店より改変）

において健康づくりを進める社会環境整備が求められている．

2）ライフコース

寿命である誕生から死に至るまでの期間は，「人生」「生涯」と呼ぶ期間でもある．これらの語とおおむね同義で使われる語にライフコースがある．ライフコースの語を用いるのは，年齢によって区分された，生涯の期間を通じての“道筋”という考えによる（嶋﨑，2008）．ライフコースには，誰もが同じようにたどる道筋で高い頻度でおこるライフコース・パターンがある．これをライフサイクルという．たとえば，同年代の人がある一定年齢で進学，就職するなど，たどりやすい人生の時期と転機のパターンを指す．このようなパターンにかかわるのが，入学・卒業・就職・結婚・子の誕生・退職・死別などのライフイベントである．一生の特徴的な性格をもったいくつかの段階をライフステージと呼ぶが（日下・加納，2010），年齢を特徴とした「青年期」や「成人期」といった区分と合わせ，ライフイベントの特徴から「学校期」や「退職以降」といったライフステージの区分も用いられる（図2−1）．

老化において，各ライフステージの影響が蓄積する，あるいは潜在的に影響が続くようなつながりが考えられる．さらに，ライフサイクルは同時代の共通パターンだけでなく，親のライフサイクルが子につながるといった世代交代として引き継ぐ循環もある．高齢化を背景に生涯スポーツの振興が求められているが（野川，2018），運動・スポーツの貢献は，個人の生涯を通じた健康への寄与だけでなく，次世代の健康に寄与する可能性も含まれる．

3）Aging

加齢変化を示す“Aging”を用い，目指される老化のあり方が表現されてい

表2−1　代表的なAgingの表現

語	コンセプト	提　唱	邦訳の参照
Successful Aging	満足すべき人生を送り天寿をまっとうする，長寿，生きがいをもって年をとる	Rowe & Kahn，1997	柴田，2007
Active Aging	歳を重ねても健康で，社会に参加し，安全に生活する	WHO，2002	WHO編著，日本生活協同組合連合会医療部会訳，2007
Healthy Aging	単に病気がないだけでなく高齢になっても幸福感を得られるような機能的な能力を維持・向上する	WHO，2015	三浦，2021

る．表2−1は代表的な表現を示したが，Agingのコンセプトのレビューでは，Healthy Aging（WHO，2015）に至るまでに約20のコンセプトが示されており（Michel & Sadana，2017），老化のあり方に多くの探索がうかがわれる．今後，老化の理解の深まりや社会環境の変化により，さらに新しい“Aging”の表現も創出されるであろう．老年医学系の学術誌が取り上げた“Balanced aging”の表現では，機能の低下による制限や困難も受け入れながら，見合った喜びを感じて生きるという，機能維持を目指すだけではない老化のあり方も提案されている（佐々木・藤井，2015）．

寿命の延伸は，各個人がどのように死に至りたいか＝生きたいかの考えを深める余地を生み出したともいわれている．健康や体力は，個体の予備力を高め，可能性を広げるための1つの資本といえる．

4．体力・運動能力の老化

体力・運動能力の代表的な国の調査や，長期にわたる観察研究の結果から，高齢期の体力・運動能力の老化について述べる．

1）体力・運動能力調査

新体力テストは，文部科学省が毎年行っている体力・運動能力調査に用いられる．本テストの結果から，日本人の各年齢における体力の標準値を知ることができる．新体力テストは，1961年より始まった「スポーツテスト」が前身となり，改定を経て1999年から行われている．新体力テストから65〜79歳の調査も始まり，高齢期の体力評価も行われるようになった．新体力テストは，体力の構成要素を基に測定項目が設定され年齢区分により項目は異なるが，「握力」「上体起こし」「長座体前屈」の3種目は6歳からの全年齢区分の共通項目とされている．これにより，就学年齢から高齢期までの生涯を通じた体力の変化を概観することができる．代表的な筋力の指標となる握力の変化を図2−2に示した．

さらに，本調査結果は，運動習慣の有無による差や，年次推移も確認することができる．このような検討を基に，近年子どもの体力低下が指摘される一方，

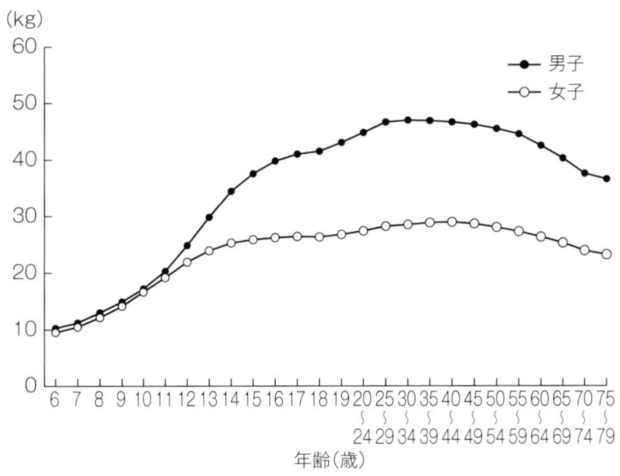

図2-2　6～79歳の握力の変化
（スポーツ庁（2019）平成30年度体力・運動能力調査結果の概要）

高齢者においては体力が向上傾向にあることが報告されている．

2）高齢者の身体機能の改善傾向

高齢期の体力・運動能力を考えるうえで，個別要素だけでなく全体として生活機能が維持できているかをみることも重要である．生活機能は，食事や入浴，排泄などの日常生活動作（Activity of Daily Living：ADL）を基礎に，生活全体を遂行する能力である．高齢者の生活機能の評価を目的に考案された測定項目も多くあるが，歩行能力（歩行速度）は，筋力，バランス能力，柔軟性など基本的な体力要素が複合的に関与することから，高齢者の総合的な体力評価指標と考えることもできる．また，歩行能力は後述する高齢期特有の健康課題とも関連することが知られている．

この歩行能力において，近年の高齢者の能力は向上傾向にあることが明らかになっている．地域在住高齢者の25年間の通常歩行速度に関する研究は，1992年次の65～69歳の歩行速度が2017年次の80～84歳の歩行速度に相当し，この期間に高齢者の身体機能が15年以上若返ったことを報告している（鈴木，2019）．握力でも同様の傾向が認められていることも踏まえ，日本老年医学会は65歳以上を高齢者とする現在の定義を75歳以上とすることを提言している．実際の変更には種々の課題が伴うが，本書で学ぶ学生の方々が中高年期に至る頃には，75歳以上が高齢者と区分されている可能性がある．

3）経年的な加齢変化

新体力テストで行われる各年齢集団の比較とは異なる，個人内での経年変化に着目した体力・運動能力の研究もある．新体力テストの単年度の結果のように，ある一時点で年齢別の集団の値を比較するような研究方法を横断的研究と

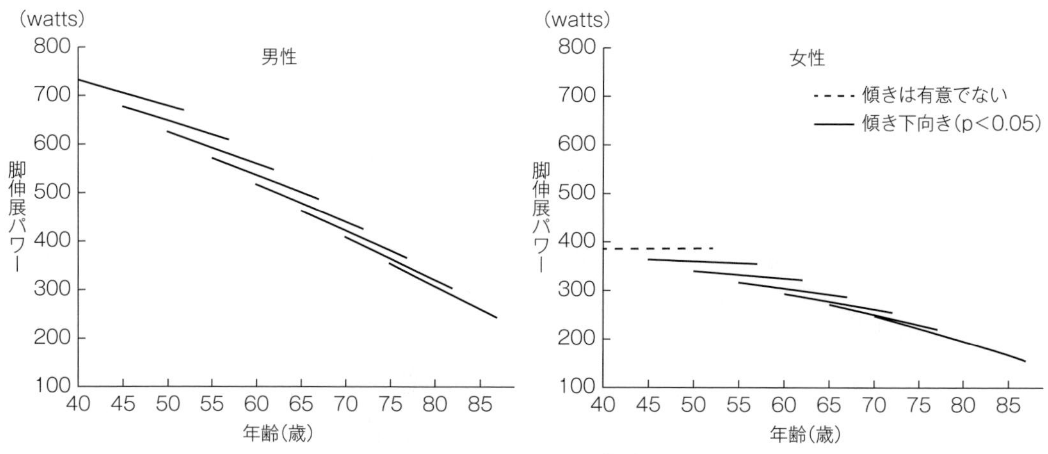

図2−3　脚伸展パワーの加齢変化

ベースラインの5歳ごとの年齢毎に12年間の変化の傾きを示した．高齢期に傾きが急になっている．
(Kozakai R, Nishita Y, Otsuka R, et al. (2020) Age-related changes in physical fitness among community-living middle-aged and older Japanese: a 12-year longitudinal study. Res Q Exerc Sport, 91: 662−675より改変)

いう．比較的短期間に幅広い年齢の値を比較することができる利点をもつが，異なる生育条件をもった別人の集団の比較になることから実際の加齢変化と捉えることには慎重でなければならない．一方，個人の経年変化に着目するような研究方法を縦断的研究という．縦断的研究は，長期にわたる観察期間が必要となり，結果をすぐに確認することはできないが，個体が時間の経過とともに年数を重ねた変化を捉えるため，加齢に伴う変化を確認することができる．

地域在住中高齢者の体力・運動能力の包括的な12年間の縦断的研究において，40〜92歳の中高年期を見通すと，特に男性はほぼすべての体力要素において高齢期に低下の傾斜が大きくなった．加齢に伴い各体力の値が低くなるだけでなく，低下が急激になる変化が生じている可能性がある(Kozakaiら，2020)(図2−3)．女性は一部の体力要素は同様の傾向であったが，要素によって加齢変化の傾向は異なった．女性は体力の値が男性より低いため，高齢期には日常生活を営む最低レベルの体力を維持し，変化としてはおきにくくなる可能性も考えられた．本研究は，体力の経年変化にも加齢の影響のあること，加齢変化に性差や体力要素で差のあることを示唆している．

5．要介護予防

近年高齢者において体力・運動能力の改善傾向が認められる一方，高齢期の体力低下は避けられず，低下が進むと生活機能の維持が困難になり要介護となる．要介護に結びつく身体症状や体力の維持向上に向けた方策について述べる．

1) フレイル・サルコペニア

老年病は，一度罹患すると完治が難しいとされ，生活機能や生活の質の低下

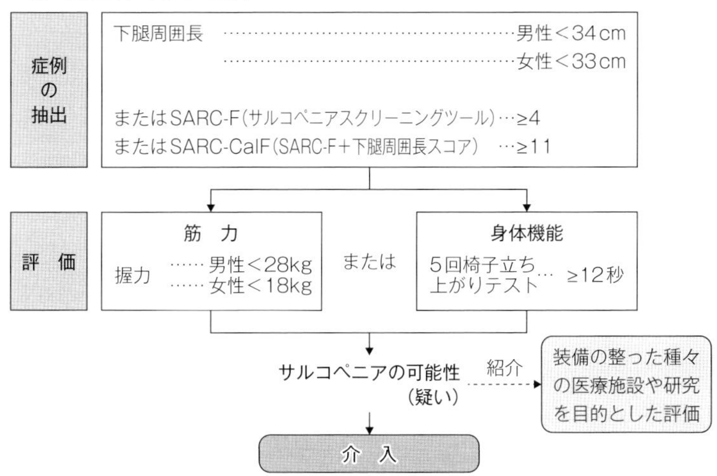

図2−4　AWGS2019によるサルコペニア診断基準
（Chen LK, Woo J, Assantachai P, et al.（2020）Asian working group for sarcopenia: 2019 consensus update on sarcopenia diagnosis and treatment. J Am Med Dir Assoc, 21: 300−307より改変）

を招く（鈴木，2019）．この発症を防ぐには，早期発見・介入が必要となるが，老年病につながる身体症状は緩徐に進行し見逃しやすい特徴がある．予防に向けて把握すべき前段階の検討が進められ，老年病の発症に関連する老年症候群として，転倒・低栄養・尿失禁・認知機能低下などが重要とされている．

要介護のリスクの高まった状態として，フレイルへの注目も高い．フレイルは，「高齢になって筋力や活力が衰えた段階，健康と病気の中間的な段階（日本老年医学会）」と定義され，75歳以上の多くは，この段階を経て生活機能障害・要介護状態に至るとされる．フレイルの評価方法は議論が続くものの，Friedら（2001）の示した意図しない体重減少，筋力の低下，疲労感，歩行速度低下，身体活動の低下のうち3つ以上の保有という評価は，代表的な方法である．

高齢期の要介護リスクとしては，サルコペニアにも注意が必要である．サルコペニアは，「高齢期にみられる骨格筋量の低下と筋力もしくは身体機能（歩行速度など）の低下（日本サルコペニア・フレイル学会）」と定義される．筋肉量の減少を高齢期には仕方のないことと見過ごすのでなく，サルコペニアとして認知することで，予防に向けた取り組みにつなげることが目指される．

サルコペニアの評価は，欧州やアジアにおけるワーキンググループを中心に検討が進められ，現在は2019年にAWGS（Asian Working Group for Sarcopenia）2019として改訂された基準が日本で活用されている．この基準は，一般の診療所や地域での簡便なスクリーニングにより「サルコペニア疑い」を見つけ，介入プログラムや正確な筋肉量を測ることのできる医療機関へつなげることが想定されている（Chenら，2020；山田，2021）（図2−4）．

サルコペニアや骨粗鬆症などによる運動器障害により，疼痛や運動能力の低下が進み，歩行障害などを来して要介護のリスクが高まった状態は，ロコモティブシンドロームと呼ばれ，フレイル・サルコペニアと合わせ高齢期の健康課題の1つとされている．これらの健康課題は状態に重なる部分も多く，筋力や歩行能力の維持が重要である点は共通している．

2）認知機能低下・転倒

要介護状態となる主な要因は，男女合わせた総数でみた第1位は「認知症」であり，性別では女性の第1位，男性の第2位である（内閣府）．女性の第2位は「骨折・転倒」，男性の第1位は「脳血管疾患」となり，中年期からの動脈硬化・生活習慣病予防も重要ながら，先に示した老年病・老年症候群の予防が重要であることがわかる．このような要因の特性から，要介護予防は「認知症予防」や「転倒予防」としても進められている．本項のタイトルでは「認知機能低下」と示したが，これは認知症の予防に向けた運動介入の有効性はまだ確立されていないものの，認知機能低下への運動の予防効果には多くの報告があることによる．認知症の予防法については次章（3章）を参照されたい．

転倒は，高齢期において骨折など重度の外傷を起こして要介護の要因となるだけでなく，高齢者で頻度が高く発生することや，転倒恐怖感による精神的な悪影響があるため特に問題となる．一方で，本人や周囲の認知，環境の整備により予防できる可能性も十分ある（新野，1999）．転倒には多くの因子が関与するが，内的要因のなかでは筋力・バランス能力・歩行能力の低下が上げられており，これらの機能の維持向上に向けて運動実践が推奨されている．

認知機能低下や転倒の予防を目的とした運動を2つ紹介する．「コグニサイズ」は，国立長寿医療研究センターの島田裕之氏らのグループが開発したcognition（認知）＋exercise（運動）からなるcognicise（コグニサイズ）という造語である．運動と認知課題という複数タスクを同時に行うことによる脳の活性化が認知機能低下の予防に有効とされる（中窪，2020）．「スクエアステップ」は，筑波大学の大藏倫博氏らのグループにより開発された運動である．25 cm四方のマス目が区切られたマットを用い，さまざまなステップのパターンを覚えて踏んでいく．つま先を意識して足を動かしたり，パターンを記憶することなどが，転倒予防や認知機能低下予防に有効とされる（スクエアステップ協会）．いずれの運動も，その効果が科学的に検証されているだけでなく，楽しさを生み出す運動となっている．

3）定期的な身体機能把握の意義

要介護予防のなかで，身体機能の維持向上や，さらには心理的・社会的機能の向上に向けても運動の実践は欠かせないといえる．一方，高齢者や周囲で彼らを支える人々にとって，まだまだ運動はハードルの高い活動でもある．フレイルの項でも示したとおり，普段の生活では機能低下を見過ごしやすく，気づいたときには回復が難しい状態にまで低下していることも多い．これを防ぐためには，定期的な身体機能の把握が必要である．

特に体力・運動能力では，高齢期には学校や職場単位で行っていた定期的な検査などの機会はなくなるため，積極的な把握に向けて地域などで体力測定の機会をもつ重要性を強調したい．体力測定には，安全に行える広い場所や測定技術も必要という課題もあるが，高齢期の多くの健康指標と関連する握力などから取り入れていくことも検討できるのではないだろうか．さらには，毎日の体重測定を習慣化するなど，自分の身体の変化に興味をもち観察する態度を広めていくことも重要となろう．身体や健康の情報を適切に活用する健康リテラシーの向上は，今後さらに重要性が増すと考えられる．

おわりに

本章では政府の公表するデータを記載した．これらのデータは毎年更新されるため，執筆時点での情報であることにご留意いただきたい．最新の情報は，政府統計として WEB 上で確認できる．

本章は，健康運動を学ぶ学生向けに老化という広い内容から情報を絞って記した．主な参考書籍は文献リストに掲載したので，興味をもった学生は是非これらの書籍を読み進めていただきたい．広い視野で健康や運動の役割を考えるきっかけとなることが本章の一番のねらいである．

文　献

Chen LK, Woo J, Assantachai P, et al.（2020）Asian working group for sarcopenia: 2019 consensus update on sarcopenia diagnosis and treatment. J Am Med Dir Assoc, 21: 300－307.

Fried LP, Tangen CM, Walston J, et al.（2001）Frailty in older adults: evidence for a phenotype. J Gerontol A Biol Sci Med Sci, 56: M146－M156.

Fries JF（1996）Physical activity, the compression of morbidity, and the health of the elderly. J R Soc Med, 89: 64－68.

井口昭久（2008）老化のメカニズム，pp6－22．井口昭久編，これからの老年学－サイエンスから介護まで－ 第 2 版．名古屋大学出版会．

Kozakai R, Nishita Y, Otsuka R, et al.（2020）Age-related changes in physical fitness among community-living middle-aged and older Japanese: a 12-year longitudinal study. Res Q Exerc Sport, 91: 662－675.

日下裕弘，加納弘二（2010）エリクソンのライフサイクル論と生涯スポーツ，pp3－15．日下裕弘・加納弘二，生涯スポーツの理論と実際－豊かなスポーツライフを実現するために－ 改訂版．大修館書店．

Michel JP, Sadana R（2017）“Healthy Aging” concepts and measures. J Am Med Dir Assoc, 18: 460－464

三木哲郎（2008）老化の機序，pp10－12．日本老年医学会編，老年医学テキスト 改訂第 3 版．メジカルビュー社．

三浦宏子（2021）SDGs フレームワークに基づく Healthy Ageing 評価の動向．保健医療科学，70：235－241．
中窪翔（2020）コグニサイズ，pp92－107．島田裕之編，コグニサイズ指導マニュアル－3STEPで認知症予防－．医歯薬出版．
新野直明（1999）平成11年度厚生労働省長寿科学総合研究「地域の高齢者における転倒・骨折の発生と予防に関する疫学的研究」報告書（主任研究者：新野直明）．
野川春夫（2018）生涯スポーツの歴史と定義，pp1－4．川西正志・野川春夫編著，生涯スポーツ実践論－生涯スポーツを学ぶ人たちに－改訂4版．市村出版．
Rowe JW, Kahn RL（1997）Successful aging. Gerontologist, 37: 433－440.
佐々木英忠，藤井昌彦（2015）認知機能と情動機能．日本老年医学会雑誌，52：100－101．
柴田博（2007）老年学の定義と内容，pp1－6．柴田博，長田久雄，杉澤秀博編，老年学要論－老いを理解する－．建帛社．
嶋﨑尚子（2008）ライフコースとは，pp19－35．嶋﨑尚子，ライフコースの社会学．学文社．
スクエアステップ協会．スクエアステップ．（https://square-step.org/，参照日：2022年9月29日）
杉原隆（2011）スポーツと生涯発達の理論的視点，pp12－21．杉原隆編著，生涯スポーツの心理学－生涯発達の視点からみたスポーツの世界－．福村出版．
杉澤秀博（2021）老化とは何か，pp2－3．杉澤秀博，長田久雄，渡辺修一郎ほか編著，老年学を学ぶ－高齢社会の学際的研究－．桜美林大学出版会．
鈴木隆雄（2019）老化の実態，pp18－46．鈴木隆雄，超高齢社会のリアル－健康長寿の本質を探る－．大修館書店．
鈴木隆雄（2021）老化と寿命，pp54－60．杉澤秀博，長田久雄，渡辺修一郎ほか編著，老年学を学ぶ－高齢社会の学際的研究－．桜美林大学出版会．
田沼靖一（2002）老化学説，pp58－63．田沼靖一，ヒトはどうして老いるのか－老化・寿命の科学－．筑摩書房．
World Health Organization（2002）Active ageing: a policy framework.（https://apps.who.int/iris/handle/10665/67215，参照日：2022年9月29日）
WHO編著，日本生活協同組合連合会医療部会訳（2007）WHO「アクティブ・エイジング」の提唱－その政策的枠組みとまちづくりチェックポイント－．萌文社．（https://apps.who.int/iris/bitstream/handle/10665/67215/WHO_NMH_NPH_02.8_jpn.pdf?sequence=3&isAllowed=y，参照日：2022年9月29日）
World Health Organization（2015）Ageing: healthy ageing and functional ability.（https://www.who.int/westernpacific/news/q-a-detail/ageing-healthy-ageing-and-functional-ability，参照日：2022年9月29日）
山田実（2021）サルコペニア新診断基準（AWGS2019）を踏まえた高齢者診療．日本老年医学会雑誌，58：175－182．

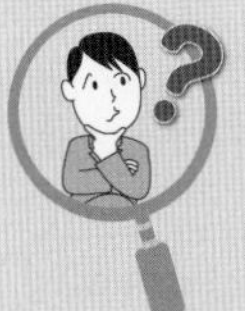

課 題

❶ 老化とは何かを説明しなさい．
❷ 体力・運動能力の老化の特徴を説明しなさい．
❸ 高齢期の健康にかかわる課題を説明しなさい．

3章 認知症とのかかわり方

「健康上の問題で日常生活が制限されることなく生活できる期間」である健康寿命をいかに伸ばすかということは，超高齢社会のなかにある現在の日本において重要な課題である．介護保険制度の施行以来，生活するのに介護が必要な要介護認定者数は，高齢者の人口増加に伴って増え続けており，国の財政圧迫や，介護費・医療費による家計への影響が社会問題の1つとされている．この要介護発生の主要な原因となっているのが認知症である．認知症は，慢性・進行性という特徴から，最終的には重篤な障害へとつながるため，その理解と予防についての知識をもつことが大切である．

本章では，認知症とは何か，認知症の種類，発症者数の動向，予防のための取り組みといった内容を中心に扱う．自身の生涯にわたる健康はもちろんのこと，家族の健康を含めた認知症とのかかわり方について，改めて考えてもらえれば幸いである．

1．認知症とは

認知症とは，「生後正常に発達した精神機能が慢性的に減退，消失することで日常生活や社会生活を営めない状態」のことを指す．認知症発症の背景には，脳における神経の変性や，脳血管疾患を中心としたさまざまな原因疾患が存在する．認知症は，思い出したいことがすぐに思い出せないといった加齢による物忘れとは異なり，記憶力や判断力といった認知機能が低下することにより，日常生活に支障をきたす．

2．認知症の現状

1）世界における認知症患者数

Alzheimer's Disease International（2015）による「世界アルツハイマーレポート 2015」では，世界における認知症患者数は約 4,680 万人と報告されている．また，新規患者数は1年ごとにおおよそ 990 万人ずつ増えるとされており，これは 3.2 秒に1人のペースで世界中の認知症患者が増加している計算になる．今後の見通しとして，20 年後には現在の2倍の患者数となり，2030 年には 7,470 万人，2050 年には1億 3,150 万人と，認知症患者は世界中で増え続けていくことになることが予想されている．また，地域ごとにみてみると，2050 年にはアジアにおける認知症患者数の増加が推測される．これはアジア地域における高齢者人口の急速な増加に比例するものである．60歳以上の人口に対する認知症の有病率は，アフリカでは4.6％，アジアでは4.7％，ヨーロッパでは5.9％，アメリカでは6.4％程度と報告されており，全世界での有病率は5.2％と推計されている．

2）日本における認知症患者数

内閣府（2017）による「平成29年版高齢社会白書」における65歳以上の認知症高齢者数と有病率の将来推計をみてみると，2012年の認知症高齢者は462万人であり，これは65歳以上の高齢者のうち7人に1人が認知症を抱えている計算になる．さらに，認知症高齢者は2025年には約700万人となり，65歳以上高齢者の5人に1人が認知症を有するという推定になる．

3）年代ごとの認知症発症率と有病率

認知症の年間発症率は，加齢に伴って上昇する．65～69歳では0.3％，75～79歳では1.8％，85～89歳では5.3％，95歳以上では8.7％が年間を通して認知症を発症するとされている（Gaoら，1998）．これは，加齢が認知症発症における要因の1つということを示している．認知機能の低下は年齢が上がるにつれて誰しもに起こる現象だが，アルツハイマー病などの神経変性，脳血管疾患や外傷など，急速な認知機能の悪化を引き起こすような背景を抱えている場合には，加齢による認知機能低下の範疇を超え，認知症の発症につながる．

日本における認知症の有病率の推計を年代別にみると，65～69歳では2.9％となっている一方，80歳代の前半では22％，80歳代の後半では41％となっている（朝田，2013）．

3．認知症の種類

認知症をきたす原因疾患には，アルツハイマー型認知症に代表される中枢神経の変性や，脳血管疾患による脳血管の障害など，さまざまなものがある．認知症の原因疾患として多いのはアルツハイマー型認知症であり，半数以上を占めている．全体に対する割合（図3–1）としては，アルツハイマー型認知症に続いて脳血管性認知症，レビー小体型認知症の順となっている（Matsuiら，2009）．

1）アルツハイマー型認知症

アルツハイマー型認知症（アルツハイマー病）は，脳の神経線維や細胞が障害され，通常の老化よりも早い速度で減少し，脳が萎縮していくことにより，認知機能が低下する認知症である．発症の機序は完全には解明されていないが，有力とされるアミロイドカスケード仮説では，アミロイドβタンパク（老人斑）

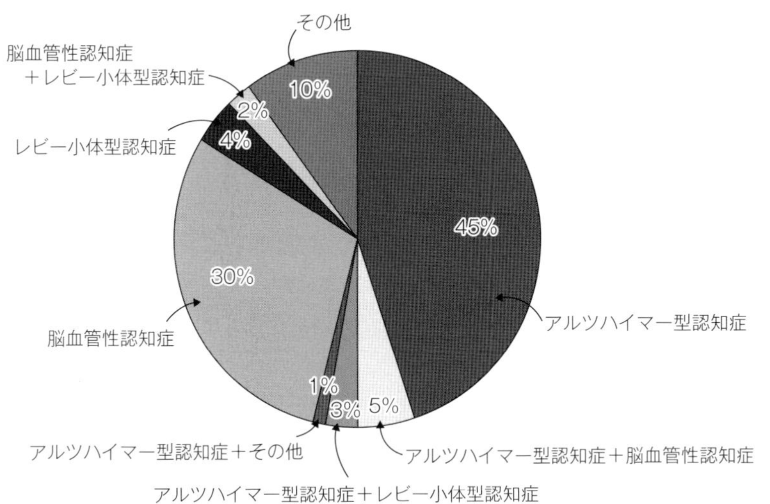

図3−1　日本における認知症の原因疾患（Matsuiら（2009）より作図）

の沈着と神経原線維変化（変性したタウタンパクの蓄積）がかかわっているとされている．アミロイドβは脳内に蓄積され，神経細胞やシナプスに障害を引き起こすことが明らかになっている．さらにアミロイドβは，神経細胞内のタウタンパクを変性させることにより，神経原線維変化と神経細胞の障害にかかわることが示唆されている．健常者や軽度認知障害（MCI，後述）の患者の脳においてもアミロイドβは存在することが明らかになっており，アミロイドβの蓄積はアルツハイマー型認知症発症の10〜20年前から始まっているとされる．

アルツハイマー型認知症の中核症状としては，記憶に深く関与する脳の海馬の周辺領域が障害され，萎縮することによる記憶の障害があげられる．一般的に，もの忘れなどの初期症状があらわれ，徐々に家事などの日常生活にも支障をきたす．また，経過に伴って症状は進行し，悪化するため，昔の記憶も失われ，親しい人の顔も判別できなくなる．また，着衣や入浴，排せつといった日常生活動作も障害され，最終的には言語機能や運動機能も低下し，寝たきり状態となる．また，多くのアルツハイマー型認知症には，活気や意欲の低下，うつ，攻撃性，不安，妄想といった周辺症状も現れる．

2）脳血管性認知症

脳血管性認知症とは，脳梗塞や，脳出血といった脳血管障害が起こることによって発症する認知症である．脳梗塞は，脳の血管が詰まり，詰まった部分より先に血液が行き届かなくなることにより，脳細胞が部分的に死滅する疾患である．また，脳出血は，高血圧などにより脳内の血管が破れて出血することにより，出血部分周辺の脳細胞に障害を起こす疾患である．

主な症状としては，他のタイプの認知症同様に，記憶障害と，その他の認知機能障害が起こる．記憶障害はアルツハイマー型よりも比較的軽度であり，一方で脳血管障害に関連する神経症状（運動がうまくできない，手足の麻痺，感覚障害など）がみられることが多く，物事を順序立てて進めていくための実行機能の障害が目立つ傾向にある．脳は部位ごとに特定の働きをもつ(機能局在)ため，脳血管障害がどの部位で起こるかによって，現れる症状も不均一になる．認知機能の低下がまだら状にみられ，判断力や自身が認知症であることの理解については比較的保たれている状態になることから，まだら認知症とも呼ばれる．また，自分の感情が思うようにコントロールできず，些細なことで泣いたり怒ったりする情動失禁や，夜間になると精神不安定になり錯乱したりする夜間せん妄といった症状を示すこともある．記憶障害が初期症状であるアルツハイマー型とは異なり，脳血管性認知症では初期症状として意欲低下や夜間不眠などがみられる．

脳血管性認知症の原因となる脳梗塞や脳出血といった脳血管疾患の発症は60～70歳代に多い．脳血管性認知症は脳血管疾患の発生に伴って症状が出現し，脳血管での梗塞や出血の再発を繰り返すことで段階的に症状が悪化するが，再発がなければ悪化を防ぐことができる．

3）レビー小体型認知症

レビー小体型認知症は，アルツハイマー型認知症と同様に，脳の神経細胞が障害されて減少し，認知機能の低下を引き起こす認知症である．アルツハイマー型認知症には，アミロイドβタンパクの蓄積が発症に深く関与しているのに対し，レビー小体型認知症では，レビー小体という異常なタンパクの蓄積により神経細胞が障害され，症状が起こるとされている．特徴的な症状として，幻視があげられる．小動物や知らない人がみえる，離れて暮らす家族がいるなど，かなりはっきりとした幻視の訴えがみられ，幻視に対して話しかける場合もある．

初期症状としてもの忘れよりも幻視が現れることが多く，これに基づいて被害妄想や嫉妬といった認知症の周辺症状が早期の段階から現れることも少なくない．また，レビー小体はパーキンソン病にもかかわる物質であることから，手の震えや筋肉のこわばり，動作が鈍く遅くなる，動作を止めにくくなるといったパーキンソン病によく似た症状もみられる．睡眠障害もみられ，眠りの浅いレム睡眠の時間帯に，大声をあげたり手足をばたつかせたりすることがある．認知機能の障害においては，日によって，あるいは1日のなかでもよくなったり悪くなったりと，症状の程度に変動があるのも特徴である．

4）前頭側頭型認知症

前頭側頭型認知症は，脳の神経細胞が障害されることにより，前頭葉や側頭葉に萎縮がみられる認知症である．発症には，脳細胞内のいくつかのたんぱく質の蓄積にかかわる遺伝子異常が関与しているとされているが，解明には至っ

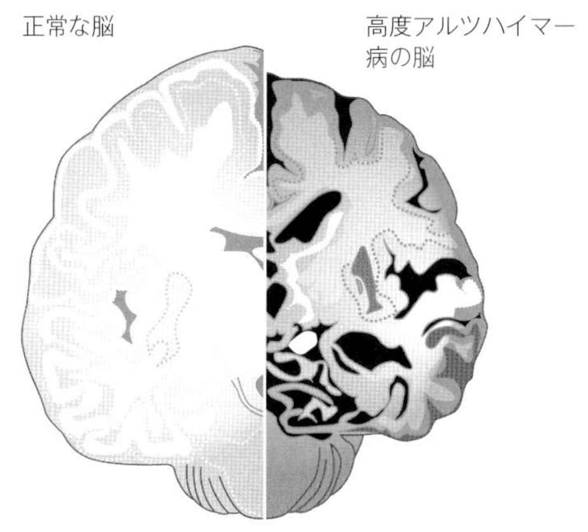

図3-2　アルツハイマー型認知症による脳の変化
（Alzheimer's Associationを参考に作図）

ていない．

前頭葉は，コミュニケーション，思考・判断，抑制といった働きをもち，側頭葉は，記憶，言語理解，聴覚，感情制御といった働きをもつことから，他の認知症と比べても特徴的でさまざまな症状が現れる．たとえば，社会性や道徳性が欠如することで反社会行動を起こしてしまう，共感や感情移入ができなくなる，同じことを繰り返す，言葉の意味や物の名前がわからなくなる，などがあげられる．また，発症年齢の多くが50～60歳代と比較的低く，早期の段階から自身が認知症であることの自覚（病識）が失われるといった特徴をもつ．

5）脳の萎縮

脳の萎縮は，認知症においてみられる代表的な症状である．一方で，正常であっても加齢に伴い誰しもに脳萎縮は起こる．萎縮の速さや程度には個人差がみられ，また脳の部位によっても差がみられる．高齢期では健常者でも1年につき脳全体で0.2～0.5％脳容量が低下するとされているが，記憶に深くかかわる海馬では，1年間で0.79～2.0％が低下するとされ，他の部位よりも萎縮が強く出る（Fjellら，2009）．

アルツハイマー型認知症やレビー小体型認知症，前頭側頭型認知症は，神経の変性が発症にかかわる認知症である．これらの認知症は，加齢に伴う正常な脳萎縮の範疇を超えて神経が障害される．どのような働きを担っている脳部位に萎縮が顕著に現れるかによって，それぞれの認知症における症状が特徴づけられる．アルツハイマー型認知症は，アミロイドβの蓄積と神経原線維変化によって脳神経細胞が脱落し，大脳全体が萎縮する特徴をもち，なかでも記憶にかかわる海馬の萎縮が顕著である（図3-2）．レビー小体型認知症では，海馬の萎縮は比較的軽度であることが多い一方で，視覚にかかわる後頭葉が障害されやすいため，幻視などの症状が特徴的である．前頭側頭型認知症では，萎縮が前頭葉と側頭葉において起こるため，前頭葉と側頭葉がもつ働きにかかわるさまざまな症状が現れる．

4．認知症の症状

認知症の症状として，認知機能の本質的な障害である中核症状と，中核症状によって引き起こされる二次的な行動・心理症状である周辺症状が現れる．中核症状には，記憶障害，見当識障害，理解や判断力の障害，失認，失語，失行，実行機能障害などの症状がある．周辺症状には，意欲減退，被害妄想，抑うつ状態，不眠などがあり，本人の性格や環境，人間関係などによって個人差があるのが特徴である（図3−3）．

1）記憶障害

記憶は大きく分けて短期記憶と長期記憶に分けられる．短期記憶は，記憶を保持する時間が約20秒程度，5〜9つの情報しか保持できないといった時間とともに忘却する記憶のことである．また，短期記憶には，作動記憶（ワーキングメモリー）という情報を一時的に保持しながら操作する機能も含まれる．

長期記憶は長期間にわたり保存される記憶のことで，数分から一生にわたって保持される．長期記憶には，エピソード記憶，意味記憶，手続き記憶などが含まれる．エピソード記憶とは，個人が経験した体験や出来事についての記憶である．意味記憶はいわゆる知識であり，ある言葉とその言葉が意味するものについての記憶である．手続き記憶は自転車に乗る方法や，同じパズルを解くといった，経験を繰り返して体で覚えるような，物事を行う手続きについての記憶である．

一般的に認知症の進行に伴い，短期記憶，エピソード記憶，意味記憶，手続き記憶の順で低下しやすい．

［記憶障害による症状］

・今日の日付や曜日がわからない．
・しまい忘れや置き忘れが増え，いつも探し物をしている．
・1日に何度も同じことを聞く．
・家族の名前や顔，消息を忘れる．
・物の名前や意味がわからなくなり，「あれ」「それ」といった指示語が増える．

2）見当識障害

見当識障害は，自分が置かれている時間や場所，自分や他人がどういった人物か，今現在の状況などを正しく認識することができなくなる．

［見当識障害による症状］

・時間，季節，年月日についての認識が乏しくなる．

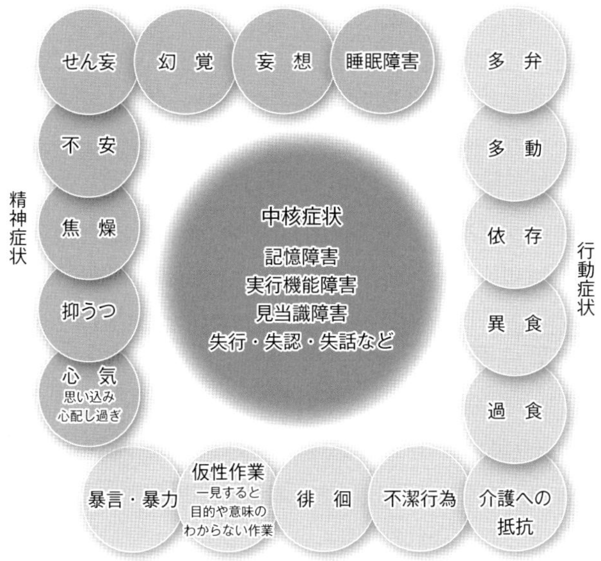

図3-3 認知症の中核症状と周辺症状
（国立長寿医療研究センター（2015）認知症予防プログラム実践マニュアル．p15より改変）

・季節や時間に合う洋服を選ぶことができない（昼なのにパジャマを着るなど）．
・自分が今どこにいるかがわからなくなり，迷子になる．
・家族に会っても誰かわからない．
・食事をしていても，何か違うことをやりはじめてしまう．

3）失語，失行，失認

失語は成長に伴って一度形成された言語機能が障害され，言葉を理解したり，発したりすることが難しくなった状態を指す．失行は歯を磨いたり，服を着たり，ご飯を食べたりといった，熟練していた動作や物の操作が，身体を動かす機能に問題がないにもかかわらず行えなくなる状態を指す．失認は視覚や聴覚といった感覚を用いて対象物の認知ができない状態を指す．たとえば，目は見えているにもかかわらず目の前にあるものが何かを理解できないといったことが起こる．

［失語，失行，失認による症状］
・話せる言葉の数が減り，話す文章も短くなる（失語）．
・相手が話している言葉を意味あるものとして理解できない（失語）．
・話を聞いて意味を理解できるが，自分は言葉を話せない（失語）．
・文字が読めるが意味が理解できない（失語）．
・服の着方や箸の使い方など，日常生活動作ができなくなる（失行）．
・ゴミ箱をトイレと間違えてしまう（失認）．
・文字の形から文字を読み取れない（失認）．

4）実行機能障害

実行機能障害では状況を正確に理解し，その状況に合わせて行動を計画して実行する能力が障害される．実行機能は，①目標の設定，②計画の立案，③目標を実現するための計画の実行，④効果的な行為の模索，という人間の行動実現において無意識に繰り返される4つのプロセスを指し，実行機能障害ではこのプロセスが障害される．目標を達成するための手順に優先順位をつけられなくなり，また複数の作業を同時に記憶しながら進めることも困難になるため，日常生活におけるさまざまな作業に支障をきたす．アルツハイマー型認知症の中核症状とされるが，他のタイプの認知症であっても症状が現れることがある．

［実行機能障害による症状］

・食事の支度（食材の準備，調理，盛り付けなど）の段取りが悪くなる．

・料理の味付けが濃くなったり，よく鍋を焦がすようになったりする．

・電話番号を調べて電話をかけることができない．

・薬の量や飲み方を間違える．

・以前よりも日常生活における作業に時間がかかるようになる．

5．認知症の発症とその後

1）発症後の経過

認知症の前段階や初期の認知症では，物忘れなどの記憶障害，理解や判断速度の低下といった認知機能の低下が起こる．加えて，買い物，食事の準備，洗濯，掃除，金銭管理などの日常生活に必要な動作に障害が現れる．認知症が進行し，中等度から高度認知症になると，排せつ，入浴，着替えといった，日常生活に最低限必要な動作も障害される．その後は言語機能や歩行能力，座位を保持する能力が低下して寝たきり状態となり，最終的には食べ物を飲み込む力が低下することで死に至る．

アルツハイマー型認知症の経過としては，異変を本人が自覚するところから始まり，発症から1年程度で身近な家族が症状に気づく．その後医療機関を受診し，軽度な症状が2〜3年続く．徐々に症状が悪化しながら，中等度認知症の時期が4〜5年続き，発症後約7年程度で重症となる．しかしながら，認知症の経過は個人差が大きい．認知症患者がすべて同じような経過をたどるわけではなく，アルツハイマー型認知症の診断を受けてから死亡するまでの生存期間は，平均3.2年〜6.6年といわれている（Kuaら，2014）．

2）認知症の初期症状と気づき

認知症にはいくつかのタイプがあるが，日常的にもの忘れが目立つようになったことが発症に気づくきっかけとなる場合が多い．**表3-1**に示したような症状が3つ以上当てはまる場合には，速やかに専門医の受診をすることが望

表3−1　認知症チェックリスト

1. 同じことを言ったり聞いたりする.	□
2. 物の名前が出てこなくなった.	□
3. 置き忘れやしまい忘れが目立ってきた.	□
4. 以前はあった関心や興味が失われた.	□
5. だらしなくなった.	□
6. 日課をしなくなった.	□
7. 時間や場所の感覚が不確かになった.	□
8. 慣れた所で道に迷った.	□
9. 財布などを盗まれたという.	□
10. ささいなことで怒りっぽくなった.	□
11. 蛇口・ガス栓の締め忘れ，火の用心ができなくなった.	□
12. 複雑なテレビドラマが理解できない.	□
13. 夜中に急に起きだして騒いだ.	□

（愛知県，国立長寿医療研究センター（2017）認知症チェックリスト−早期発見・早期対応に向けて自分・家族で気づくヒント集−より作表）

ましい.

6．認知症になりやすい人とは

1）MCI（軽度認知障害）

MCI は Mild Cognitive Impairment の頭文字をとっており，軽度認知障害と訳される．軽度認知症とは異なり，混同を避けるため MCI と表現する場合が多い．MCI は，認知症の前段階とされており，まだ認知症ではないが，認知機能が年齢相応に正常であるとは判断できないという，正常と認知症の中間（グレーゾーン）である状態を意味する．MCI の定義は，①本人あるいは第三者からの認知機能低下の訴えがある，②日常生活の自立（生活機能が維持されている），③認知症には該当しない，④客観的な認知機能の検査において障害がみられる，以上の 4 項目に当てはまる状態とされている（Petersen，2004）．また MCI は，低下している認知機能が記憶にかかわるか（健忘型・非健忘型）どうか，加えて複数の認知機能が低下しているか（単一領域・多領域）によって分類することができる（図 3−4）．

MCI は，経過に伴って認知症を発症してしまう（認知症への移行）リスクがある一方で，一定の割合で正常な認知機能に回復することが報告されている．そのため，MCI は認知症の予防や発症を遅らせるといった観点から重要な対象層と考えられている（Petersen，2011）．MCI から認知症への 2 年間の移行率の調査では，MCI は認知機能が正常な人と比較すると認知症に移行した割合が高かった．反対に，MCI の分類ごとに MCI から正常な認知機能に移行するケースがあることも明らかになっており，単一領域の認知機能が低下してい

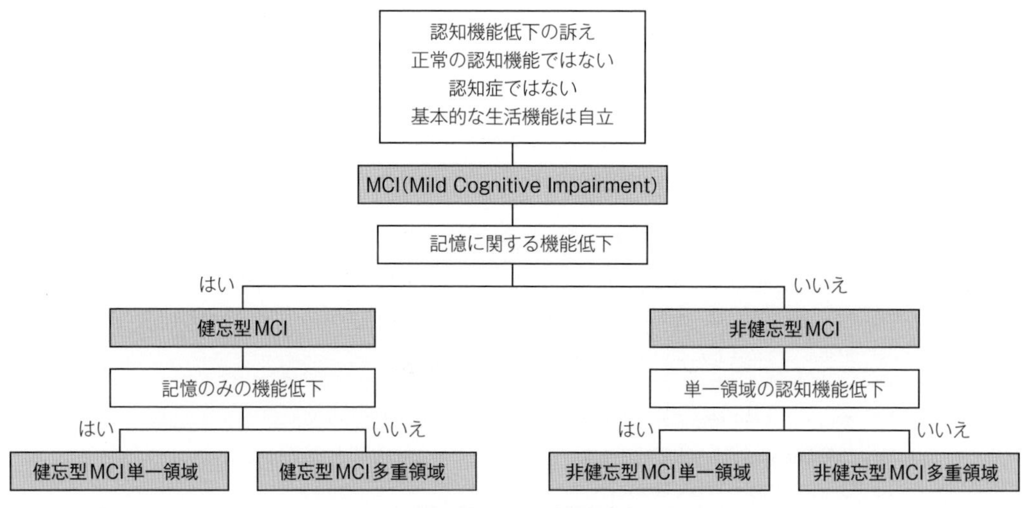

図3-4　MCIの分類
（島田裕之編著（2015）運動による脳の制御－認知症予防のための運動－. p15，杏林書院）

るMCIで，健忘型では44.4％，非健忘型では31.0％が2年後には正常な状態に回復していた（Brodatyら，2013）．そのため，認知症の予防や発症を遅らせるためには，MCIの状態を見極め，対策を立てていくことが大切であると考えられる．

2）危険因子と保護因子

危険因子とは，認知症発生の確率を上昇させる因子であり，保護因子は確率を低下させる因子である．認知症において最も強い危険因子は加齢である．つまり，年齢が上がるにつれて認知症発症のリスクは高まる．また，親や兄弟といった家族に認知症患者がいる場合，認知症を発症するリスクが高まるといった遺伝的な要素も危険因子に含まれる．これらは，認知症の危険因子のなかでも修正が不可能なものである．

一方で，生活において修正が可能な危険因子もまた存在する．たとえば若年期においては，社会・経済因子により，十分な教育を何年間受けたかという教育歴が，将来の認知症発症にかかわることが明らかになっている．中年期では，高血圧や糖尿病，脂質異常症といった生活習慣にかかわる因子があげられる．老年期では，老年症候群と呼ばれるような，うつ傾向，対人交流の減少，転倒による頭部外傷などが認知症リスクを上昇する．

これらの危険因子を回避するような生活を送ることが保護因子となり，認知症の予防や発症を遅らせることにつながる．若年期においては，できるだけ多くの教育年数を確保し，中年期では，適切な服薬管理と食生活管理，運動によって生活習慣病の予防に努めることが保護因子となる．高齢期では，身体活動量の確保や，社会参加をすることで対人交流を増やすこと，頭を使うような知的活動をすることなど，活動的な生活が保護因子となる（Fratiglioni ら，2004）．

まとめ

認知症は，複合的な因子により発症するため，いまだその予防や進行を遅らせる方法が確立されているとは言い難い．しかしながら，本章で紹介したような危険因子や保護因子が，多くの研究の積み重ねによって明らかにされていることもまた事実である．大切なことは，ライフスタイルにおける危険因子と保護因子への認識をもち，認知症のリスクを低減させられるような生活基盤を整えることである．また，家族や身近な人の認知機能低下を早期に把握できるよう，認知症の症状や発症の兆候を理解し，適切な対応について考えておくことも重要である．

文　献

愛知県，国立長寿医療研究センター（2017）認知症チェックリスト－早期発見・早期対応に向けて自分・家族で気づくヒント集－．愛知県健康福祉部高齢福祉課．

朝田隆（2013）都市部における認知症有病率と認知症の生活機能障害への対応－平成23 年度－平成 24 年度総合研究報告書－．厚生労働科学研究費補助金認知症対策総合研究事業．

Alzheimer's Association．脳の内部．（https://www.alz.org/asian/about/inside_the_brain.asp?nL=JA&dL=JA，参照日：2022 年 9 月 28 日）

Alzheimer's Disease International（2015）World Alzheimer Report 2015.（https://www.alzint.org/resource/world-alzheimer-report-2015/，参照日：2022 年 9 月 28 日）

Brodaty H, Heffernan M, Kochan NA, et al.（2013）Mild cognitive impairment in a community sample: the Sydney memory and ageing study. Alzheimers Dement, 9: 310－317.

Fjell AM, Walhovd KB, Fennema-Notestine C, et al.（2009）One-year brain atrophy evident in healthy aging. J Neurosci, 29: 15223－15231.

Fratiglioni L, Paillard-Borg S, Winblad B（2004）An active and socially integrated lifestyle in late life might protect against dementia. Lancet Neurol, 3: 343－353.

Gao S, Hendrie HC, Hall KS, et al.（1998）The relationships between age, sex, and the incidence of dementia and alzheimer disease: a meta-analysis. Arch Gen Psychiatry, 55: 809－815.

国立長寿医療研究センター（2015）認知症予防プログラム実践マニュアル．

Kua EH, Ho E, Tan HH, et al.（2014）The natural history of dementia. Psychogeriatrics, 14: 196－201.

Matsui Y, Tanizaki Y, Arima H, et al.（2009）Incidence and survival of dementia in a general population of Japanese elderly: the Hisayama study. J Neurol Neurosurg Psychiatry, 80: 366－370.

内閣府（2017）平成29年版高齢社会白書．（https://www8.cao.go.jp/kourei/whitepaper/w-2017/html/gaiyou/index.html，参照日：2022 年 9 月 28 日）

Petersen RC（2004）Mild cognitive impairment as a diagnostic entity. J Intern Med, 256: 183－194.

Petersen RC（2011）Clinical practice. Mild cognitive impairment. N Engl J Med, 364: 2227-2234.
島田裕之編著（2015）運動による脳の制御-認知症予防のための運動-．杏林書院.

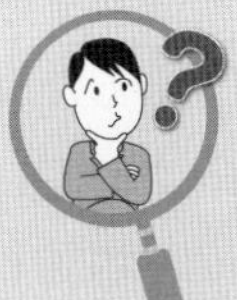

課 題

❶ アルツハイマー型認知症の特徴と経過について説明しなさい.

❷ 高齢期における保護因子について，具体的にどのようなことをすればよいかを調べ，その内容について紹介しなさい.

❸ 親族に認知症が疑われるような症状が出た際にどのように対応するか（受診する病院など）調べ，まとめなさい.

4章 生活習慣病とその予防

現在，日本人の平均寿命は男性 81.05 歳，女性 87.09 歳と世界的にみても高い水準となっている．平均寿命とは，出生児が平均して何年生きられるかを推定した年齢である．近年では，健康寿命という言葉が多く使われ，これは平均寿命から寝たきりや認知症といった他者の支援を受ける必要がある期間を差し引いた年齢を示し，男性 72.68 歳，女性 75.38 歳となっている（厚生労働省, 2022a）．つまり，この年齢まで自分自身の力で生活を送られる期間を示す．平均寿命と健康寿命の差は 9～12 年ほどであり，この期間を狭めるために健康寿命を平均寿命に近づけることが，平均寿命が高い日本にとって大切なことである（図 4−1）．

寝たきりや認知症のような介護が必要となる原因には，遺伝的要因，環境的要因の 2 つがある．環境的要因には食事や運動，喫煙といった生活習慣が主であり，これらの要因から引き起こされる病気の総称が生活習慣病である．生活習慣病は現在，世界的にも大きな健康課題であるが，生活習慣を見直すことによりその予防や改善，進行を抑制することができる．そこで本章では，健康寿命を延ばすため，生活習慣病とその予防について述べる．

1．生活習慣病の定義

生活習慣病は，日常の生活習慣により徐々に進行する身体変化によって引き起こされる疾患の総称であり，主に食事や運動，喫煙，飲酒，ストレスといっ

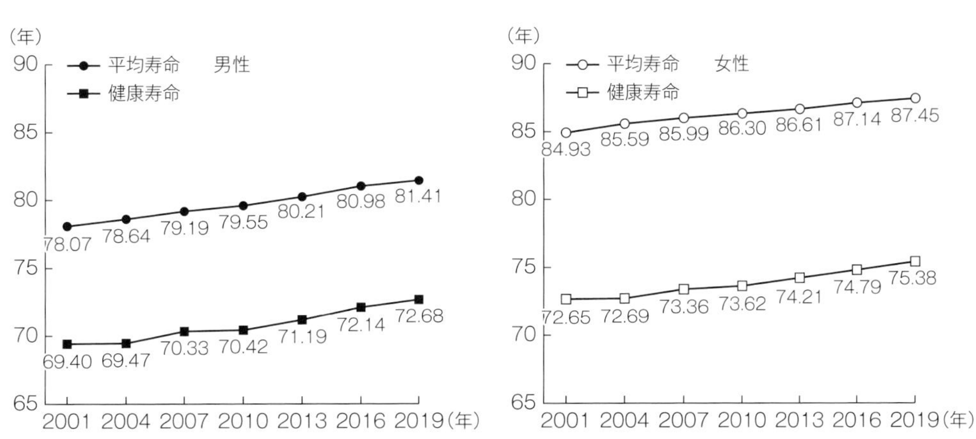

図4−1　平均寿命と健康寿命の推移

（厚生労働省（2022a）令和４年版厚生労働白書−社会保障を支える人材の確保−）

た生活習慣の乱れが発症の原因となる．1996年以前は成人が罹る病として「成人病」という言葉が使われてきたが，成人であっても生活習慣の改善により予防ができ，小児でも発症することから「生活習慣病」に変更された（厚生省公衆衛生審議会，1996）．

2021年の日本の死因の割合は悪性新生物（がん）26.5％，心疾患14.9％となっており（厚生労働省，2022b），これらの死因は生活習慣病の影響が大きいとされる．

生活習慣病は，脂肪が過剰に蓄積される肥満，特に内臓脂肪の蓄積が大きな要因となる内科的疾患であるが，近年，生活習慣や身体活動量の低下，そして加齢が要因として骨・関節・筋肉に起こる整形外科的疾患も大きな健康課題である．

2．内科的疾患

1）肥　満

社会環境の変化によって食生活の欧米化（エネルギーの過剰摂取）や運動不足による身体活動量の低下（エネルギー消費量の減少）といった生活習慣から過剰となったエネルギーが脂肪として身体に蓄積されることで肥満となる．2019年の調査では成人男性の33％，女性の22.3％が肥満者であり，特に男性で増加傾向を示している．しかし，食習慣・運動習慣の改善についての質問に対して「改善するつもりはない」と回答した者の割合が約25％と最も高く，4人に1人が今の生活習慣を変えずに継続する意識であった（厚生労働省，2020）．

脂肪が過剰に蓄積されると，内分泌系のバランスが崩れ，糖尿病や脂質異常症といった生活習慣病の罹患につながることがわかっている（片山，2000）．

肥満の判定には，身長と体重から算出する体格指数（Body Mass Index：BMI）が簡易方法として用いられる．BMIは体重（kg）を身長（m）の2乗で除すことで算出される値であり，国際的な標準指数とされている．BMIが22 kg/m^2（男性22.2，女性21.9 kg/m^2）となる体重では，統計上肥満との関連が強い糖尿病，高血圧，脂質異常症（高脂血症）の有病率が最小であるため理想体重とされる（図4−2；Tokunagaら，1991）．

BMIは簡便に算出できることから肥満の一次スクリーニング方法として活用される（表4−1；日本肥満学会，2016）．しかし，BMIは体重と身長の指数で示され，BMI値の高さが脂肪蓄積量の多さとは限らない．たとえば，身長と体重が同じ場合BMI値は同じになるが，体重に占める脂肪の割合は個々に異なる．特にスポーツ選手などは筋肉量が多いため，体重が重くBMIも高くなるが，体脂肪率は少ない可能性がある．したがって，肥満を判定する際には，BMIだけではなく実際に身体組成を測り，体脂肪量を評価することも必要である．

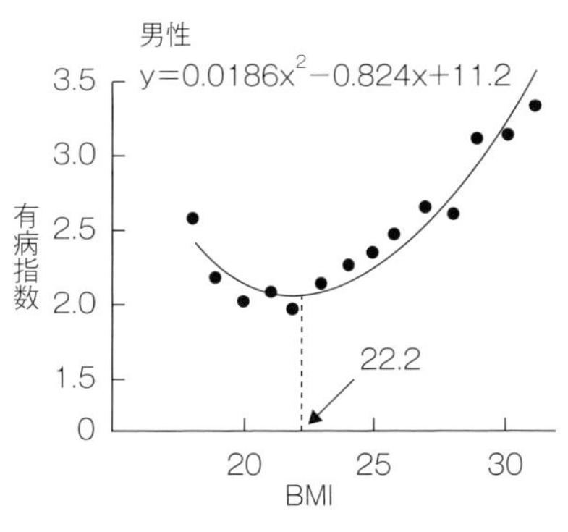

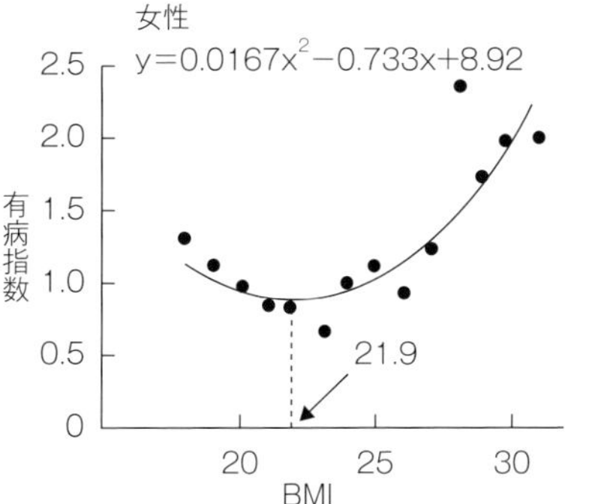

図4−2　男女別BMIと疾病合併率の関係
（Tokunaga K, Matsuzawa Y, Kotani K, et al.（1991）Ideal body weight estimated from the body mass index with the lowest morbidity. Int J Obes, 15: 1−5）

表4−1　肥満の判定基準（日本肥満学会（2016）より作表）

BMI	判定基準	
	日本肥満学会	WHO
<18.5	低体重	Underweight
18.5≦〜<25	普通体重	Normal range
25≦〜<30	肥満(1度)	Pre obese
30≦〜<35	肥満(2度)	Obese class Ⅰ
35≦〜<40	肥満(3度) ※高度肥満	Obese class Ⅱ
40≦	肥満(4度) ※高度肥満	Obese class Ⅲ

注1）肥満（BMI≧25）は医学的に減量が必要であるとは限らない．
注2）BMI≧35を高度肥満とする．

2）メタボリックシンドローム（内臓脂肪症候群）

メタボリックシンドロームとは，内臓脂肪（腹腔内脂肪）が過剰に蓄積された状態に加えて，脂質代謝異常や血圧高値といった病態がみられることをいう．これらは運動不足や飽食，過栄養といった複数の要因が集積した状態が影響する．脂肪細胞の過剰蓄積や肥大によって内分泌系の分泌のバランスが乱れ（代謝異常），血中のコレステロールや糖が増加する．過剰な脂肪蓄積は細胞の酸化を促進させ，血管を傷つける．また，酸化した細胞は血管の壁へ付着し，動脈硬化を引き起こす．

図4−3は冠動脈疾患患者と正常体重者の腹部CT画像を示している．左図は腹腔面積が大きく，内臓脂肪蓄積の多い状態を示し，右図の正常体重者の面積の5倍を超えている（徳永ら，1992）．

内臓脂肪蓄積は皮下脂肪よりも代謝異常を引き起こしやすく（Fujiokaら，1987），早期発見が必要となるため，メタボリックシンドロームの診断基準が示されている．腹部の周径囲に加えて，血中の脂質コレステロール量，血圧，空腹時血糖値のうち2つ以上が基準値から外れていた場合にはメタボリックシ

冠動脈疾患患者

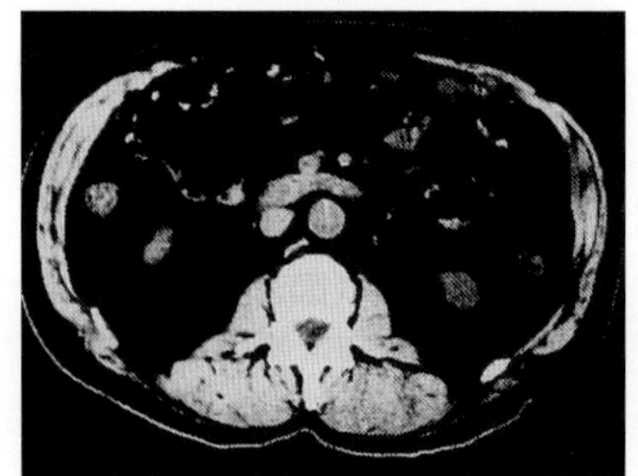

BMI　23.2
内臓脂肪面積　281 cm^2
皮下脂肪面積　91 cm^2

正常体重者

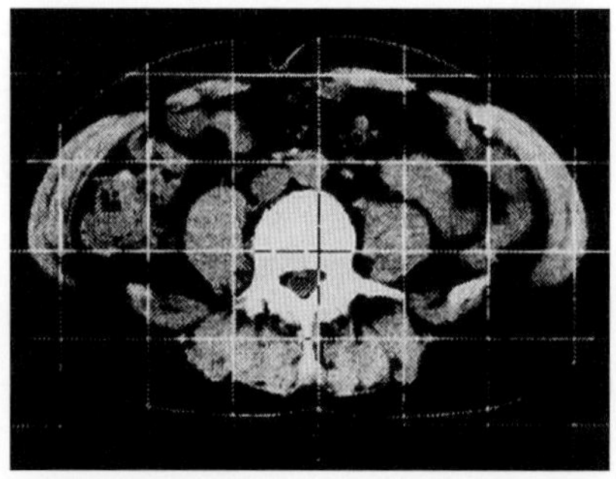

BMI　23.3
内臓脂肪面積　53 cm^2
皮下脂肪面積　121 cm^2

図4−3　冠動脈疾患患者（左）と正常体重者（右）の腹部CT画像
（徳永勝人，中村正，久保正治ほか（1992）内臓脂肪症候群．日本内科学会雑誌，81：1831−1835）

腹囲（ウエスト周囲径）
男性 ≧ 85 cm
女性 ≧ 90 cm

＋
以下3項目のうち2項目以上

血中脂質
高トリグリセリド ≧ 150 mg/dL
かつ／または
低HDLコレステロール ＜ 40 mg/dL

血圧
収縮期血圧 ≧ 130 mmHg
かつ／または
拡張期血圧 ≧ 85 mmHg

血糖
空腹時高血糖 ≧ 110 mg/dL

図4−4　メタボリックシンドロームの診断基準
（メタボリックシンドローム診断基準検討委員会，2005より作図）

ンドロームと診断される．これら3つは心血管疾患の大きな危険因子であるため判定項目に含まれている（**図4−4**；メタボリックシンドローム診断基準検討委員会，2005）．

3）内臓脂肪蓄積による代謝異常から引き起こされる疾患

（1）糖尿病

糖尿病はインスリンの働きが不足し，血中の糖濃度が高い状態を示す．インスリンには血中の糖を細胞内に取り込む働きがあるが，脂肪が過剰に蓄積されることで，脂肪細胞の肥大や増加が起こり，脂肪細胞からインスリンを効きにくくさせるホルモンの分泌量が増加し，インスリンの作用を高くするホルモンの分泌量が減少することで，高血糖の状態が慢性化する．この状態が続くと，血管が傷つけられ，酸素や栄養素が全身に十分に行き渡らず，網膜症や腎症，神経症といった病気を引き起こす.

糖尿病には主に1型糖尿病と2型糖尿病がある.1型糖尿病は遺伝的要因からインスリンの分泌が低下し,2型糖尿病は環境的要因である過食,運動不足,過体重,肥満などによってインスリンの作用が不足する.1型糖尿病は糖尿病患者の約5%である一方,2型糖尿病は90%以上と大多数を占め,後者は生活習慣改善によって十分に防ぐことができる病である(片山, 2000).2019年では,糖尿病の疑いがある人は男性19.7%,女性10.8%であり,年々男女ともに増加傾向となっている(厚生労働省, 2020).糖尿病の診断には慢性的な高血糖の確認が必要であることから血中の糖濃度から診断される.診断基準は空腹時血糖値が126 mg/dL以上,随時血糖値が200 mg/dL以上,75 g経口糖の2時間後の値が200 mg/dL以上となる場合のうち1つでも該当する場合に糖尿病型と判断される.

(2)脂質異常症

脂質異常症とは血中の脂肪分が過剰な状態を示す.血液中の脂肪分が過剰となると,この脂肪分が脂質として血管壁に沈着する.血管壁への沈着が増加することにより血液が流れる道が細くなり,血流が悪くなる.さらに進行すると血管が塞がれ心筋梗塞や脳梗塞となり,死に至る場合もある.脂質異常症は虚血性心疾患との因果関係が高く,メタボリックシンドロームや糖尿病予備群の者に疑いがみられる.

診断基準は血中の脂肪分のうち,少なくとも1つが正常範囲を超える状態であると発症と判定される.合併症を促進させない脂質レベルとして空腹時のLDLコレステロール140 mg/dL以上,トリグリセリド150 mg/dL以上,また,HDLコレステロールは40 mg/dL未満と定められている(日本動脈硬化学会, 2022).

3.整形外科的疾患

1)ロコモティブシンドローム(運動器症候群)

ロコモティブシンドロームとは,運動器の障害によって日常生活の活動制限が起き,要支援・要介護になること,またはそれらのリスクが高くなる状態を示す(中村, 2012).運動器とは身体運動にかかわる骨,関節(軟骨),筋肉・腱,神経などの総称を示し,運動器の障害とは筋力低下,関節や脊椎の疾患,骨粗鬆症といったそれらの機能低下を指す.運動器はそれぞれ各部位が連携して働くため,1カ所に障害が起こると他の運動器へも影響を及ぼす.運動器の障害は加齢による原因も大きく高齢者で多くみられる.そのため,高齢者における要支援・要介護の原因として,脳疾患や認知症に加えて運動器疾患も大きな原因となる.

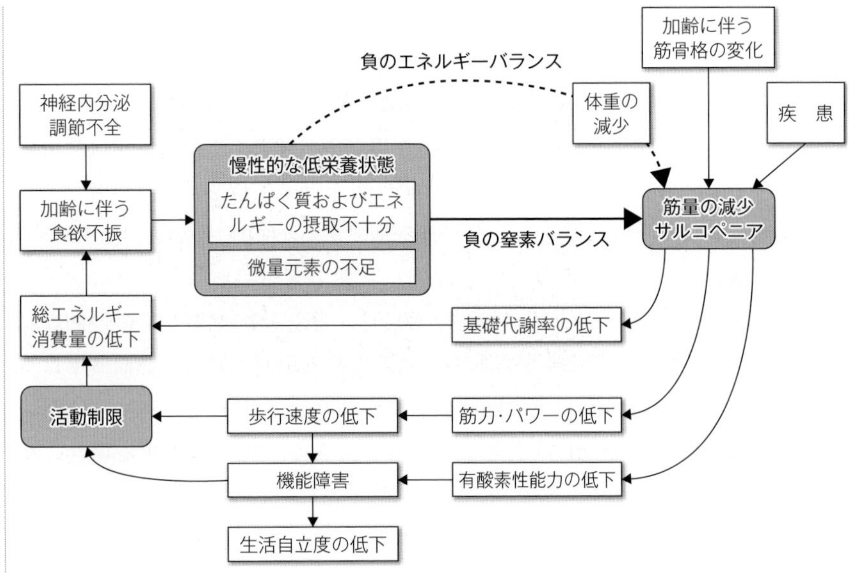

図4−5　虚弱への負のサイクル
（鈴木隆雄（2011）サルコペニアの基礎と臨床．p13，真興交易医書出版部）

2）サルコペニア

サルコペニアとは，加齢に伴う筋量や筋力の減少を示し，主に高齢期にみられる．これによって身体活動量の低下，総エネルギー代謝の減少，食欲減少，低栄養状態，筋量減少，筋力低下，身体活動量の低下へとつながり，負のサイクルとなる．このサイクルを断ち切るためには，食事の改善および十分な栄養の摂取，運動による筋量や筋力の向上といった生活習慣の改善・向上が必要となる（図4−5；鈴木，2011）．

加齢による筋量の減少は筋線維の数やサイズの減少から起こり，筋力低下へとつながる（Lexell ら，1988）．また，高齢期の筋力低下には筋量低下だけでなく，筋発揮に伴う筋の神経活動の減少や，筋線維の間に蓄積される脂肪組織といった筋組織以外の増加による要因も関係する．

診断基準は筋量，筋力，パフォーマンステストがあげられる．筋量の評価法として身体組成測定による除脂肪量や筋肉量の推定値が一般的に利用される．また，筋の厚さ（筋厚）を測定することからも評価できる．しかし，筋厚測定には筋組織以外の要素（脂肪など）も含み，過大評価となる場合がある．筋力の評価には等尺性膝伸展トルクや脚伸展パワーが用いられ，筋力とサルコペニアの罹患率が関係することから，サルコペニア診断は筋量よりも筋力評価の方が適しているとされる．パフォーマンステストではバランステスト，歩行テスト，椅子立ち上がりテストの3つの合計点数からの運動機能評価が用いられる（図4−6；安部ら，2013）．

1. バランステスト

①開脚立位

10秒間保持 ……………できれば1点

実施困難 ……………………0点→歩行テストへ

②セミタンデム立位

10秒間保持 ……………できれば2点

実施困難 ……………………0点→歩行テストへ

③タンデム立位

10秒間保持 ……………できれば4点

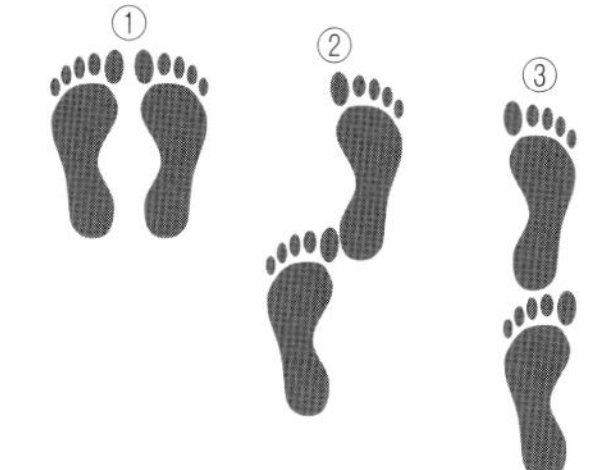

2. 歩行テスト

4mの歩行時間を測る．2回測定し，よいほうの値を採用する．

実施困難 ………………………0点

8.71秒以上 ………………1点

6.21～8.70秒以上 ………2点

4.82～6.21秒以上 ………3点

4.82秒未満 ………………4点

対象者が動きはじめたらスタート．

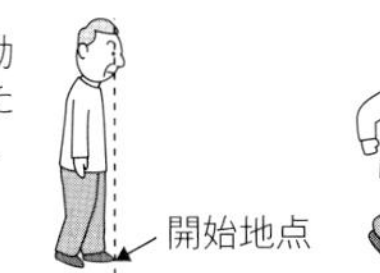

どちらかの足が4mのラインを越えたらストップ．

終了地点

4m

ゴールラインでは止まらない．

3. 椅子立ち上がりテスト

腕を胸の前で組んだ状態で座り，できるだけ早く椅子から立ち上がり，もとの位置に戻る．これを5回繰り返す．

実施困難 ………………………0点

16.70秒以上 ………………1点

13.70～16.69秒以上 ……2点

11.20～13.69秒以上 ……3点

11.20秒未満 ………………4点

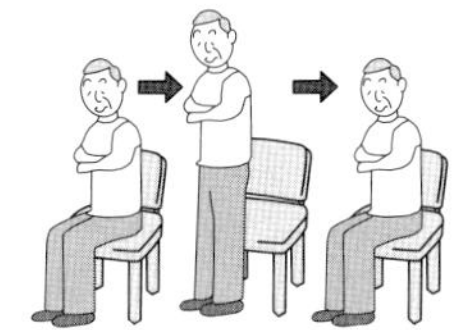

図4-6　パフォーマンステストの実施と評価方法

（安部孝，真田樹義，尾崎隼朗（2013）サルコペニアを知る・測る・学ぶ・克服する．p69，ナップ）

3）骨粗鬆症

骨粗鬆症とは，低骨量と骨組織の微細構造の異常により骨の脆弱性が増大し，骨折の危険性が増加する疾患である．骨密度（Bone Mineral Density：BMD）は成人に達するまで増加し，20～40歳代でピークとなり，それ以降は低下する．骨密度は骨の状態を判断する基準として用いられ，成人の平均骨密度の70～80％程度を骨量減少，70％未満を骨粗鬆症と判定する（骨粗鬆症の予防と治療ガイドライン作成委員会，2015）．

骨は古くなった細胞を吸収して壊す破骨細胞と骨を作る骨芽細胞によって代謝が行われ（骨代謝），骨全体では1年で約10％が入れ替わる．これは運動などによる骨への刺激によって促進されるが，中高年者では身体活動量や身体活動レベルの低下により刺激が不足しがちである．また，女性ホルモンのエストロゲンは骨代謝に作用することから，特に，閉経後の高齢女性ではエストロゲンの減少により骨粗鬆症のリスクを高くする（今井ら，2009）．骨粗鬆症の状態で転倒した場合，骨折へつながるリスクは高く，特に大腿骨頚部骨折は要支援・要介護となる高度なリスクファクターである（骨粗鬆症の予防と治療ガイドライン作成委員会，2015）．

4．小児の生活習慣病

1）小児肥満

生活習慣病は成人だけでなく，小児にも引き起こされる病気である．小児肥満の割合は10％以上であり，また就学前の5歳児にも肥満傾向がみられ，成人と同様に生活習慣の影響が大きい．2022年度の調査では，1週間の総運動時間が420分以上の児童生徒の割合は男子約50％，女子約30％である一方で，学習以外のスクリーンタイムは小中学生の男女ともに2時間以上の割合が5割を超えている（文部科学省，2022）．スクリーンタイムの増加は座位で過ごす時間の増加，身体活動量の減少の大きな要因である．

発達段階途中の小児期における肥満の判定は，18歳未満を対象に肥満度という指標が用いられる．この指標は実際の体重を示す実測体重と標準体重の差異によって算出され，実測体重と標準体重が同じ場合は肥満度0％となる．

肥満度（％）＝（実測体重（kg）－標準体重（kg））÷標準体重（kg）×100

肥満度が20％以上かつ有意に体脂肪が増加した状態を肥満としている．また，メタボリックシンドローム診断基準は小児でも示され（杉原，2007），この判定基準を用いてスクリーニングし，小児の段階でも生活習慣の改善指導を行う必要がある（**表4−2**）．

2）小児のロコモティブシンドローム

身体活動量の減少から体力運動能力の低下に加えて，運動器の機能不全も近年の健康課題となっている．走る・跳ぶ・投げるといった基礎的な動きの未熟さや「肩が完全に上がらない」「手先が床に届かない」「しゃがみ込みができない」といった身体の硬さが目立つ．また，転倒の際とっさに手が付けないことから顔部の怪我が目立つ．さらに，学校管理下における小児の骨折は1965年以降

表4−2　小児のメタボリックシンドローム診断基準

危険因子		異常判定基準
ウエスト周囲径		≧80cm[a]
上記に加え，以下のうち2項目以上のリスクを有する場合をメタボリックシンドロームと診断する．		
1）リポタンパク異常	高TG血症 低HDL-C血症	≧120mg/dL ＜ 40mg/dL のいずれか，または両方
2）血圧高値	収縮期血圧 拡張期血圧	≧125mmHg ≧ 70mmHg のいずれか，または両方
3）高血糖	空腹時血糖	≧100mg/dL

[a]：この値はCTスキャンによる内臓脂肪≧60cm^{2}に相当する．
（杉原茂孝（2007）小児のメタボリックシンドローム．東京女子医科大学雑誌，77(suppl)：E2−E9）

増加傾向にあり，その要因は骨折回避能力の低下，骨強度の低下とされる（武藤ら，2009）．このような身体が硬い，身体の動かし方がわからないなど，運動機能が低下した状態を「運動器機能不全」または「子どもロコモ」という．運動器機能不全の児童生徒は約10〜20％であり，学齢が高くなるにつれてその割合は増加する．

このような現状を踏まえ，2016年からは学校定期健診に運動器健診が加わった．健診の項目として姿勢チェック，「片足立ち」「しゃがみ込み」「肩挙上」「体前屈」の4項目からなる基本動作，手足の機能チェックが示される（林ら，2017）．基本的な動きの未習得や十分な体力がないまま成人となると，中・壮齢期の生活習慣病の罹患，高齢期の要支援・要介護のリスクが高まることから，小児期において体力・運動能力の向上が非常に重要とされる（日本学術会議健康・生活科学委員会，2017）．

5．生活習慣病の予防

1）運動の効果

肥満やメタボリックシンドロームは過剰なエネルギーの蓄積が原因であることから，身体活動量を増やすため運動を行うことが予防法の1つとしてあげられる．運動によってエネルギー消費量が増え，脂肪組織量の減少や脂肪細胞サイズの縮小が起こり，筋肉量は維持しつつ，体脂肪を減少させることにつながる．特に，内臓脂肪の減少に大きな影響を及ぼす（松沢，1995）．また軽度の身体トレーニングを長期間継続することにより，体重の変化がない場合でも，内分泌系の調節を改善する効果が示される（Oshidaら，1989）．さらに筋活動によって糖の供給が促進されるため，高血糖の予防となる．これらのことから，運動は脂肪減少，内分泌系改善へ好影響を与え，生活習慣病予防や治療に効果的である．

内科的疾患への運動は歩行，水泳，サイクリングといった有酸素性運動が効果的である一方で，整形外科的疾患には筋力の向上が必要である．筋肥大には筋に高い代謝的刺激を与えることが必要であり，姿勢保持や歩行能力の改善のために膝伸展運動やスクワットなど下肢筋力トレーニングが推奨される．身体活動の目標として18〜64歳は3メッツ以上の強度の身体活動を毎日60分，65歳以上は強度を問わず，身体活動を毎日40分行うことが推奨される（厚生労働省，2013）．メッツとは身体活動の強さを安静時の何倍に相当するかで表す単位で，座って安静にしている状態が1メッツ，普通歩行が3メッツに相当する．また，小児では1日60分以上の運動を行うことが推奨され，週に420分以上の運動が水準として示されている．生活習慣病予防の1つとして日常的に運動を行う生活習慣の形成が重要となる．

2）予防の段階

予防には，病気に罹る前の取り組みや指導といった一次予防，早期発見・早期治療を目指す二次予防，治療やリハビリによる社会復帰を促す治療や再発防止などの三次予防の3つの段階がある．特に病気に罹らないための一次予防，重症化リスクをおさえるための二次予防の対策が必要とされる．

一次予防では，個人による生活習慣の見直しから改善に取り組むこと，地域や学校での健康教育を推進するといった内容が含まれる．学校では健康教育として生涯にわたる心身の健康の保持・増進のための内容を取り入れた健康教育の充実，地域社会では保健活動や食に関する知識の栄養教育・食環境づくりの取り組みがあげられる．

二次予防では，40歳以上の特定健康診断，労働安全衛生法に基づいた労働者に対する一般健康診断，学校保健安全法施行規則に基づいた小児の健康診断が義務付けられている．このように，定期的な健康診断を義務づけることで，早期発見・早期治療が可能となり重症化リスクを抑える．

3）健全な生活習慣の形成に向けて

生活習慣病は，内科的疾患，整形外科的疾患ともに高齢期の要支援・要介護のリスクを高める病気である．生活習慣は乳幼児期に基礎がつくられ，小学生期は完成期，中高生期は自立期となる．小児期に身についた生活習慣は大人での生活習慣へとつながるため，小児期の段階から生活習慣病を防ぐ生活習慣を形成することが重要である．

生活習慣病は小児から高齢者まですべての年代にリスクがあり，社会全体として深刻な健康課題となっている．ただし，生活習慣の改善によって予防できることから地域社会全体を通した予防対策によって一人ひとりの意識変化を促し，健全な生活習慣の形成へとつなげることが可能となる．そして，将来的な要支援・要介護のリスクを軽減させ，健康寿命を延ばすことにつながるはずである．

文　献

安部孝，真田樹義，尾崎隼朗（2013）サルコペニアを知る・測る・学ぶ・克服する．pp68－70，123－124，ナップ．

Fujioka S, Matsuzawa Y, Tokunaga K, et al.（1987）Contribution of intra-abdominal fat accumulation to the impairment of glucose and lipid metabolism in human obesity. Metabolism, 36: 54－59.

林承弘，柴田輝明，鮫島弘武（2017）子どもロコモと運動器健診について．日本整形外科学会雑誌，91：338－344．

今井祐記，中村貴，高岡邦夫ほか（2009）閉経後骨粗鬆症の分子メカニズム．日本老年医学会雑誌，46：117－120．

片山茂裕（2000）変貌する生活習慣病－糖尿病・高脂血症・高血圧・肥満－．pp55－64，117－128，185－195，207－222，277－290，メディカルレビュー社．

骨粗鬆症の予防と治療ガイドライン作成委員会（2015）骨粗鬆症の予防と治療ガイドライン 2015 年度版．pp12－13，日本骨粗鬆症学会．

厚生省公衆衛生審議会（1996）生活習慣に着目した疾病対策の基本的方向性について（意見具申）．平成 8 年 12 月 18 日．（https://www.mhlw.go.jp/www1/houdou/0812/1217-4.html，参照日：2022 年 9 月 27 日）

厚生労働省（2013）健康づくりのための身体活動基準 2013．（https://www.mhlw.go.jp/stf/houdou/2r9852000002xple.html，参照日：2022 年 9 月 27 日）

厚生労働省（2020）令和元年国民健康・栄養調査結果の概要．（https://www.mhlw.go.jp/content/10900000/000687163.pdf，参照日：2022 年 9 月 27 日）

厚生労働省（2022a）令和 4 年版厚生労働白書－社会保障を支える人材の確保－．（https://www.mhlw.go.jp/wp/hakusyo/kousei/21/dl/zentai.pdf，参照日：2022 年 9 月 27 日）

厚生労働省（2022b）令和 3 年（2021）人口動態統計（確定数）の概況．（https://www.mhlw.go.jp/toukei/saikin/hw/jinkou/kakutei21/dl/02_kek.pdf，参照日：2023 年 2 月 23 日）

厚生労働省（2023）令和 4 年簡易生命表の概況．（https://www.mhlw.go.jp/toukei/saikin/hw/life/life22/dl/life22-15.pdf，参照日：2024 年 1 月 17 日）

Lexell J, Taylor CC, Sjöström M（1988）What is the cause of the ageing atrophy? Total number, size and proportion of different fiber types studied in whole vastus lateralis muscle from 15- to 83-year-old men. J Neurol Sci, 84: 275－294.

松沢佑次（1995）内臓脂肪型肥満－マルチプルリスクファクター症候群として－．p33－38，医薬ジャーナル社．

メタボリックシンドローム診断基準検討委員会（2005）メタボリックシンドロームの定義と診断基準．日本内科学会雑誌，94：794－809．

文部科学省（2022）令和 4 年度全国体力・運動能力，運動習慣等調査の結果（概要）について．（https://www.mext.go.jp/sports/content/20221223-spt_sseisaku02-000026462_2.pdf，参照日：2023 年 2 月 13 日）

武藤芳照，太田美穂，富永孝ほか（2009）子どもの運動，学童の運動器健診．小児内科，41：1104－1107．

中村耕三（2012）ロコモティブシンドローム（運動器症候群）．日本老年医学会雑誌，49：393－401．

日本動脈硬化学会（2022）動脈硬化性疾患予防ガイドライン 2022 年版．pp19－28，日本動脈硬化学会．

日本学術会議健康・生活科学委員会（2017）子どもの動きの健全な育成をめざして－基本的動作が危ない－．日本学術会議．

日本肥満学会編（2016）肥満症診療ガイドライン 2016．ライフサイエンス出版．

Oshida Y, Yamanouchi S, Hayamizu S, et al.（1989）Long-term mild jogging increases insulin action despite no influence on body mass index or $\dot{V}O_2$max. J Appl Physiol, 66: 2206－2210.

杉原茂孝（2007）小児のメタボリックシンドローム．東京女子医科大学雑誌，77（suppl）：E2－E9．

鈴木隆雄（2011）サルコペニアの基礎と臨床．p13，真興交易医書出版部．

徳永勝人，中村正，久保正治ほか（1992）内臓脂肪症候群．日本内科学会雑誌，81：1831－1835．

Tokunaga K, Matsuzawa Y, Kotani K, et al.（1991）Ideal body weight estimated from the body mass index with the lowest morbidity. Int J Obes, 15: 1－5.

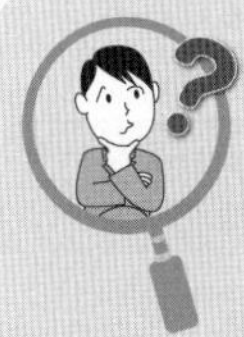

課 題

❶ 生活習慣病のリスクを高める要因は何か説明しなさい.

❷ 生活習慣によって引き起こされる病気について説明しなさい.

❸ 生活習慣病の予防のための取り組みについて説明しなさい.

5章 体力とは何か

体力という言葉は，私たちの身の周りでよく耳にし，用いられている言葉の1つではないだろうか．たとえば，駅の構内でエレベーターを使わずに階段を登っている人，公園で活発に動いている子どもたち，スポーツや運動を活発に行っている年配者，さらにはオリンピック・パラリンピック選手の活躍をみたときに「体力があるな」と感じる．また，長い時間勉強している子どもたちや，長い時間運転をする人たちなどをみたときにも，体を動かしていないのに「体力があるな」と感じることがある．

そもそも体力とは一体どのようなものなのだろうか．体の力と書いて体力なのであれば，力を使って体を動かすことが体力だといえる．そうだとすれば，大きな筋活動により体を動かしかつそれを繰り返し長く続けて行うことができることを体力があるというのだろうか．

そこで本章では，体力とは何か，体力の評価および加齢に伴う変化や子どもの体力を学ぶことによりあらためて体力について考えたい．

1．体力とは

1）体力の意味（概念）

『広辞苑』を用いて調べると，体力とは「身体の力．身体の，作業・運動の能力，または疾病に対する抵抗力．」と記載されている（新村，2018）．『最新スポーツ科学事典』では「人間の活動のもととなる身体的な能力の総合的な概念であり，よりよく生きるために求められる．体力は大きく身体的要素と精神的要素に分けることができるが，一般的には前者を体力として扱うことが多い．」と記載されている（日本体育学会，2006）．このように体力とは身体活動に関することを表現しているといえる．では，体力はどのような年代に対しても同じ意味合いで使われているのだろうか．

若者の場合，「体力づくり」というと，記録や競技力の向上を意味していることが強いように思える．一方で，年配者の場合では「体力づくり」というと，自立して生活や行動することができるようになることを意味しているように思える．では，幼児や低学年の児童に対する「体力づくり」とは，どのようなことを意味しているのだろうか．そもそも，このような年代に対して「体力づくり」を行う必要があるのだろうか．むしろ，このような年代では元気よく遊んでいることが望ましいように思える．

このように体力について，さまざまな視点から捉えることで自分自身が体力をどのように認識していたかをあらためて考えるとともに，自分にとっての「体力づくり」や，健康を保持・増進するために必要な「体力」とは一体どのようなものかを再確認してほしい．

2）体力の構成

猪飼（Ikai，1962）は体力を「身体的要素」と「精神的要素」に二分し，人間の環境へ適応する様子から動的な能力である「行動体力」と静的な能力である「防衛体力」に分けて考えている（図 5−1）．『最新スポーツ科学事典』においても Ikai（1962）の考えを基にし，「身体的要素」を体力として取り扱い，日常生活やスポーツの場面で積極的に行動・活動するための「行動体力」と，あらゆるストレスから身を守り健康を保持するための「防衛体力」とに分けて考えている（日本体育学会，2006）．また，健康に関する体力を「健康関連体力」と呼び，近年ではロコモティブシンドローム（運動器症候群）という言葉も出てきた．これは日常の身体機能の移動能力が低下する状態を示したものであり「日常生活体力」ともいえる．ここでは，これらの体力に関する用語ついて理解を深めたい．

（1）行動体力

環境に対して積極的に働きかけ，種々の動作が複合された運動を実行可能な能力かつ行動の基礎となるものが体力であるといわれている（S・A・N 保健体育研究会，1994）．また，行動の目的や内容を決定するものは知能や意志といった精神的働きによるものであり，その効果を左右するものが身体的働きともいわれている（西谷・石部，2006）．さらには，社会生活を送るうえでも必要な基本的行動である「歩く」「走る」「跳ぶ」「投げる」といった動作の遂行能力を示したものと考えることもある．したがって，行動体力とは，人間が積極的に何かに行動・活動するために必要なものであり，人生をより豊かに生きるために備えるべきものである．

（2）防衛体力

抵抗力といわれるもので，健康を阻害するさまざまなストレスに抵抗して健康を確保するための，いわば生存の基礎となる体力であるといわれている（S・A・N 保健体育研究会，1994）．人間の生理機能の統合された力，外部からの有害な影響にどこまで耐えられるかという力で，外部環境（気温や湿度，気圧）や疾病，化学物質，睡眠不足といった外的要因に対して，私たちの体がどの程度耐える，あるいは恒常性（ホメオスタシス）を保つことができるかを示した抵抗力ともいわれている（西谷・石部，2006）．したがって，防衛体力とは，私たち身の周りに存在する物理的，化学的，生物的，精神的な外的環境や生理的および精神的な内的環境に対する抵抗力や耐性を示したものであり，行動体力と同様に人生をより豊かに生きるために備えるべきものである．

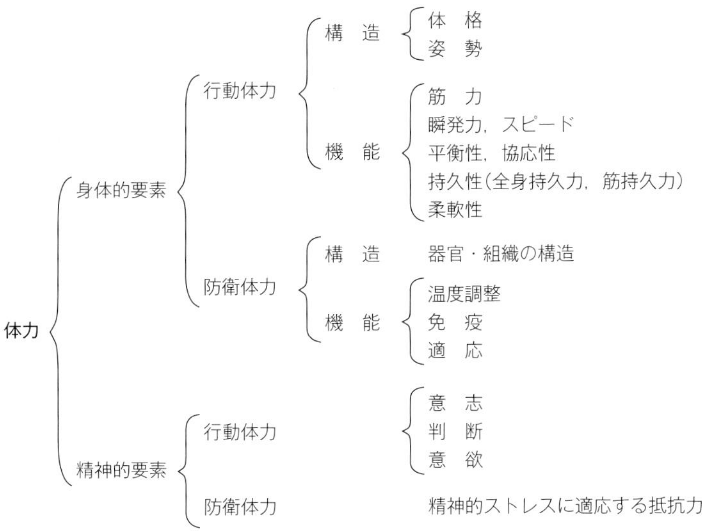

図5−1　体力の構成について
(Ikai M (1962) Physical Fitness Studies in Japan．体育学研究(海外版)，6 (3-4)：1−14より改変)

(3) 健康関連体力

運動不足に起因する生活習慣病（旧：成人病）が増加していることから，生活習慣病の予防や治療，生活の質（Quality of life：QOL）の向上を目指すことが望まれている．このような健康に関連する体力としてあげられているのが「健康関連体力」である．したがって，「健康関連体力」とは，生活習慣病やさまざまな健康障害の予防に関連している体力であり，健康を保持・増進するために備えるべきものである．

健康関連体力に指定されている体力要素としては，「①心肺持久力（全身持久力）」「②筋力・筋持久力」「③身体組成」「④柔軟性」の4つの要素から構成されている．下記に4要素の説明を記載する．

①心肺持久力は，全身を長時間にわたり動かし続けることができる力を示している．最大酸素摂取量で評価することができるが，これは現実的に測定することが困難（特殊な設備，費用や人手が必要）なため，6分間または3分間という時間内に歩いた距離から間接的に評価する方法がある．

②筋力・筋持久力は，日常生活の動作に深く関係している．高齢になると脚筋力の低下，特に膝を伸ばす膝関節伸展筋力が低下する（Eraら，1992；Hunterら，2000）．昔から「老化は脚から」という言葉があるように，脚筋力の低下を予防することが大切となる．脚筋力・筋持久力は，椅子を用いた30秒間の連続立ち上がりテストで評価できる．

③身体組成は，身体の内部における筋力と脂肪の割合を示したものになる．体重に占める脂肪の割合を示したものが体脂肪率であり，体脂肪率の増加は生活習慣病を誘発する大きな危険因子とされている．そのため，体脂肪率が過剰

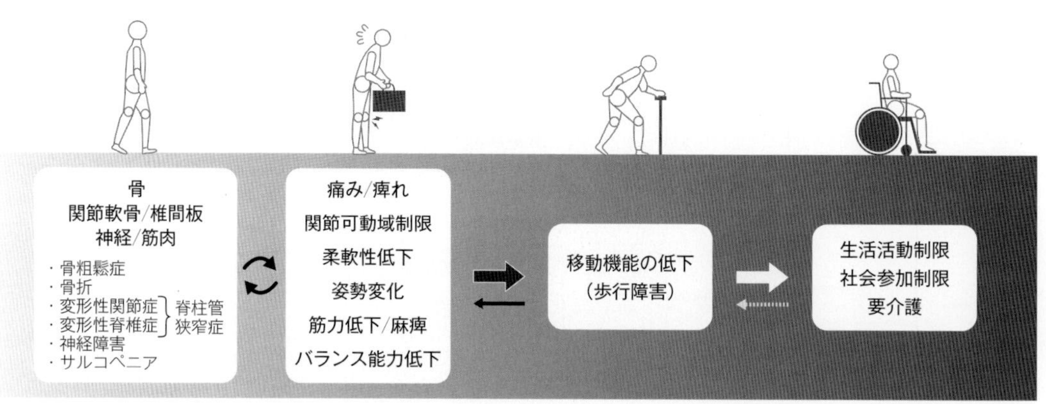

図5−2　ロコモティブシンドロームの仕組み
（ロコモチャレンジ！推進協議会（2020）ロコモパンフレット2020年度版．pp2−3）

にならないように気をつけることが必要といえる．目安として，男性が25％，女性が30％を越えると危険信号とされている（長寿科学振興財団，2019）．

④柔軟性は，関節の可動域を示したものである．各関節の可動域が広いことは各関節を自由に動かすことができるため，日頃の動作（荷物の上げ下ろしや衣服の脱着など）を楽にすることができる．適切な柔軟性であるかを評価するには，公表されている評価基準（首都大学東京体力標準値研究会，2007）を用いることが大切である．

（4）日常生活体力

近年，ロコモティブシンドロームという言葉をよく耳にするようになった．健康・体力づくり事業財団（2012）によると，「ロコモティブシンドロームとは「立つ」「歩く」など人の動きをコントロールするための体の器官や組織＝運動器が衰えている，または衰え始めている状態で，略して「ロコモ」と呼ぶ」と定義している．このようなロコモ状態を放っておくと日常生活に支障をきたすとともに，要介護から寝たきりへと日常生活に戻ることができない状態になる可能性が考えられる（**図5−2**）．したがって，ロコモを防ぐためには，日常生活に関連する体力を保持することが必要である．

ロコモチャレンジ！推進協議会（2020）ではロコモティブシンドロームを確認する評価テストとしてロコモ度テストを作成しており，「ロコモティブシンドローム予防啓発公式サイト：https://locomo-joa.jp/check/」に詳細が記載されている．簡単に記載内容を紹介しよう．ロコモ度テストには下肢筋力を評価する「立ち上がりテスト」，歩幅を評価する「2ステップテスト」，身体状態や生活状況を評価する「ロコモ25」の3つのチェック項目がある．この3つのチェック項目を用いて自身のロコモ度を評価することができる．一度，自分のロコモ度を確認し，現状を把握してはどうだろうか．

長くロコモ状態が続くようになると，フレイルを引き起こすことにつながるといわれている（**図5−3**）．フレイルとは，高齢者において生理的予備能（外

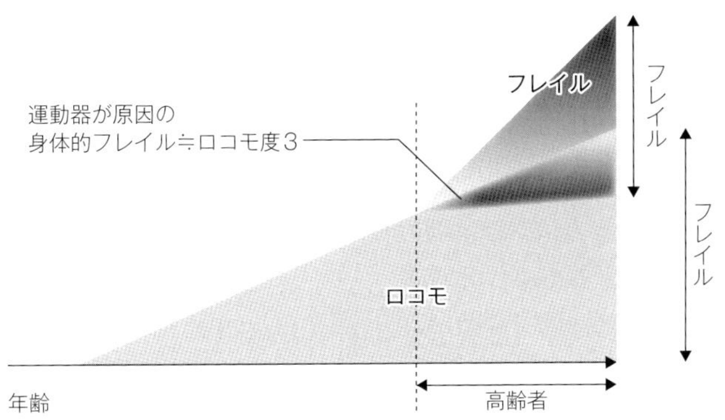

図5-3 「ロコモ」と「フレイル」の関係
（ロコモチャレンジ！推進協議会（2020）ロコモパンフレット2020年度版．p5）

からのあらゆるストレスによる変化を回復させる能力）が低下し，要介護の前段階に至った状態を意味している（ロコモチャレンジ！推進協議会，2020）．フレイルには身体的，精神・心理的，社会的の３つの側面があり，単なる虚弱という意味だけではない（日本老年医学会，2014）．このフレイルのなかの身体的フレイルがロコモと深く関係している．若者には，まだ先の話としてイメージが湧かないかもしれない．しかしながら，ロコモはフレイルよりも早い段階からみられるため，日常の生活動作から自分の状態を知り，予防策を考えることが高齢者になってもよりよく生き抜くために大切といえる．

2．体力の評価と変化

前述のように，体力は人生をより豊かに生きるために備えるべきものであり，積極的に何かに行動・活動するために必要なものである．しかしながら，どのような体力をどの程度，有しているのか，あるいは有する必要があるのかを知らなければ，備えることはできない．そのため，行動・活動するために必要な機能・能力を客観的に評価することが求められる．

行動・活動に必要な人間の機能・能力を客観的に評価するための体力は，いくつかの要素に分けることができる．なお，ここで紹介する体力は狭義の意味での体力となる．

新体力テスト（文部科学省，2000）に揚げられている体力テスト項目から代表的な体力要素をみると，「筋力」「筋持久力」「筋パワー」「敏捷性」「柔軟性」「全身持久力」がある．これらの体力要素は，一体どのようなものがあり，どのように測定するのか．さらに，これらの体力要素は年齢に伴い変化（増加・減少）するが，一体どのように変化するのだろうか．

1）体力要素と評価法

ここでは，上記であげた筋力，筋持久力，筋パワー，敏捷性，柔軟性，全身持久力に関する内容と，評価方法および測定方法についてとりあげる．また，新体力テストに記載されている測定方法の例を図5−4に示す．

（1）筋力

筋が収縮（以下，「筋収縮」と呼ぶ）した際に発揮した力の強さを評価したものを筋力という．筋力は，静的筋力と動的筋力に分けられる．また，筋力は，筋の断面積に比例するため，骨格筋の太い人ほど大きな筋力発揮ができるといえる．筋力の測定には筋力計が用いられ，握力や背筋力，脚筋力などが測定される．最大筋力を測定する場合，静的筋力である筋長を変化させない等尺性筋収縮がよく用いられている．

（2）筋持久力

ある一定の時間において，特定の部位の筋収縮をどの程度，繰り返して行い続けることができたかを評価したものを筋持久力という．筋持久力の測定には，同じ動作を繰り返し行わせることから，比較的単純な動作が用いられる．一般的には，上体起こし，高鉄棒や鉄棒を用いた懸垂や斜め懸垂，健康関連体力でも触れた椅子を用いた座り立ちがある．

（3）筋パワー（瞬発力）

単位時間内にどれほどの力が発揮できたかを評価したものを筋パワーという．筋パワーは筋力と筋収縮速度の積で表すことができ，瞬発力を意味している．筋パワーを評価するために動き（移動）を伴った運動を用いる必要がある．一般的には，垂直とびや立ち幅とびがあり，他に，ボール投げや短距離走も含まれる場合がある．

（4）敏捷性

ある刺激に対する反応や，身体の一部や全部を素早く動かす，あるいは身体の一部や全部の方向を素早く切り替えることができるかを評価したものを敏捷性という．敏捷性では，動作の素早さと正確性や平衡性，方向転換（調整力，協応性）も関係しており，このような点が含まれていることから筋パワーと異なるといえる．一般的に，敏捷性を評価する方法として，反復横とび，ジグザグ走，ステッピングテストの他に全身反応時間が含まれる場合がある．

（5）柔軟性

特定の関節に対してどれほどの可動範囲があるかを評価したものを柔軟性という．筋の柔軟性を評価することは実際に困難であるため，関節の可動域を評価することで柔軟性を評価している．関節の可動域は，骨の形状や筋・腱，靭帯の柔軟性に影響を受ける．また，柔軟性が高ければよいのか，というとそうでもない．腱や靭帯が柔らか過ぎて過伸展（関節可動域が過剰な状態）してしまう場合，障害を引き起こす原因にもなってしまう．そのため，柔軟性の評価には注意が必要となる．一般的に，柔軟性を評価する方法としては，長座あるいは立位における体前屈，伏臥上体そらしがある．

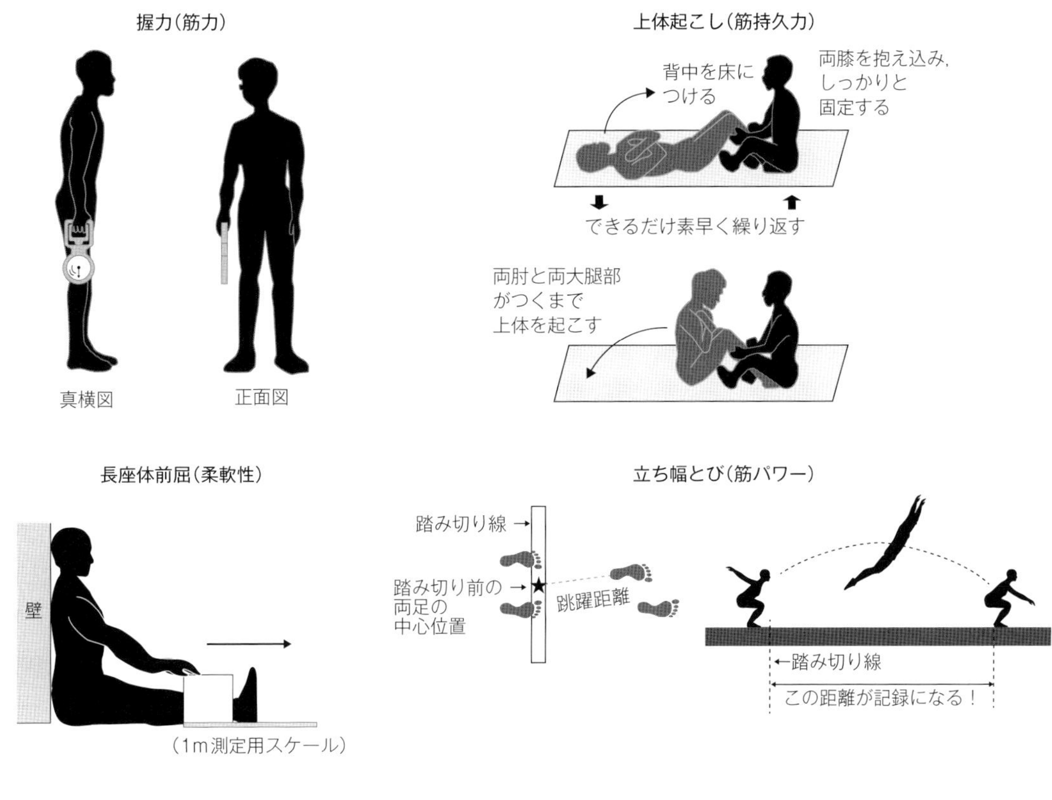

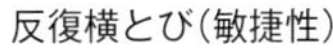

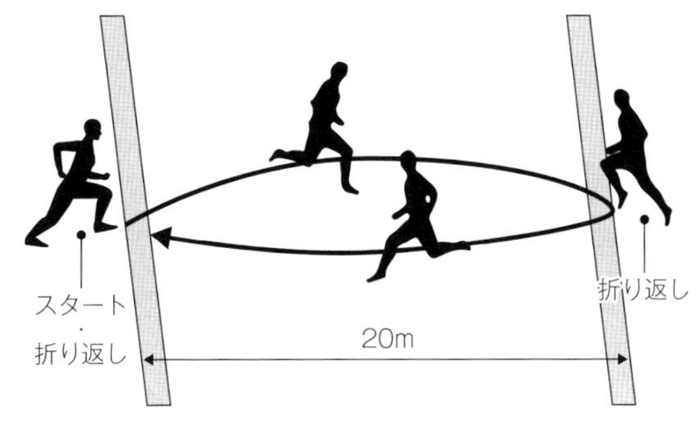

図5–4　新体力テスト（体力要素）項目
（文部科学省（2000）新体力テスト実施要項（12歳～19歳対象））

（6）全身持久力

全身的な活動を長時間かつより高い酸素摂取水準で行うことができるかを評価したものを全身持久力という（田中，2007）．全身持久力は，定められた長距離を短いタイムで走ることができることや，最大運動時における酸素摂取量の大きさによって評価される．一般的には，20 m シャトルランや 1,000 m 走，1,500 m 走，6 分間歩行テストといった距離や時間を用いて評価する方法がある．

2）加齢に伴う体力の変化

体力は加齢に伴う影響を受け，増加や減少という変化がみられる．加齢に伴う体力の増加については，体格の発育とともにみられる．一方，減少については，ある年齢（年代）をピークに迎え，それ以降で減少する．また，変化については体力要素ごとに様子が異なる．一体，どのような体力要素がどのように増加し，いつ頃にピークを迎え，その後，どのように減少していくのだろうか．

図5-5に，6～79歳まで，あるいは6～64歳までを対象とした新体力テストの結果（握力，上体起こし，立ち幅とび，反復横とび，長座体前屈，20 m シャトルラン）を示す（スポーツ庁，2022）．全体的な傾向としては，ほとんどの項目の記録について男子が女子を上回ったまま成長とともに向上している．また，女子の方が男子よりも記録のピークに達する年齢が早くみられるものが多い．男子は，女子が記録のピークを迎えた以降も記録の増加がみられ，高校生の年代から成人にかけてピークを迎える様子がみられる．ただし，握力については，男女ともに緩やかに向上しており，男子では30歳代前半，女子では40歳代前半付近でピークに達しており，他の項目と比べるとピークに達する年代が遅いといえる．握力を除く項目ではピークを迎えたあと，加齢に伴い直線的（項目により若干異なる）に低下する様子がみられる．

したがって，握力以外の項目については，何も対策をしていないとピーク後に加齢とともに低下してしまうことから，低下を抑制するための行動が必要といえる．

図5-6に，体力・運動能力の総合評価の指標である新体力テストの合計点について，男女それぞれの加齢に伴う変化を年代別で示す（スポーツ庁，2022）．

6～11歳までの小学生の合計点は，男女ともに加齢に伴い急激に向上している様子がみられる．12～19歳までの青少年では男子の向上が大きく，17～18歳付近でピークがみられる一方で，女子では大きな向上はみられず，前半の15歳付近でピークを迎え，その後，やや減少する様子がみられる．20～64歳までの成人期，65～79歳の高齢期では，男女ともに加齢に伴い合計点が直線的に低下している．特に，20歳代後半から50歳代後半まで男女ともに直線的な低下がみられる．この低下を抑制するように若い年代からの体力向上に関する取り組みが将来の加齢に伴う体力低下の防止につながるといえる．

3）子どもの体力

文部科学省（旧：文部省）は1964年から継続的に「体力・運動能力調査」を行っている．この調査は，毎年，新聞記事に取り上げられており，子どもの体力・運動能力の変化については，高い関心がもたれているといえる．

表5-1に，体力・運動能力が高かったといわれる1985年と新体力テストが導入された1999年，そして，2022年の11歳の小学生および参考までに19

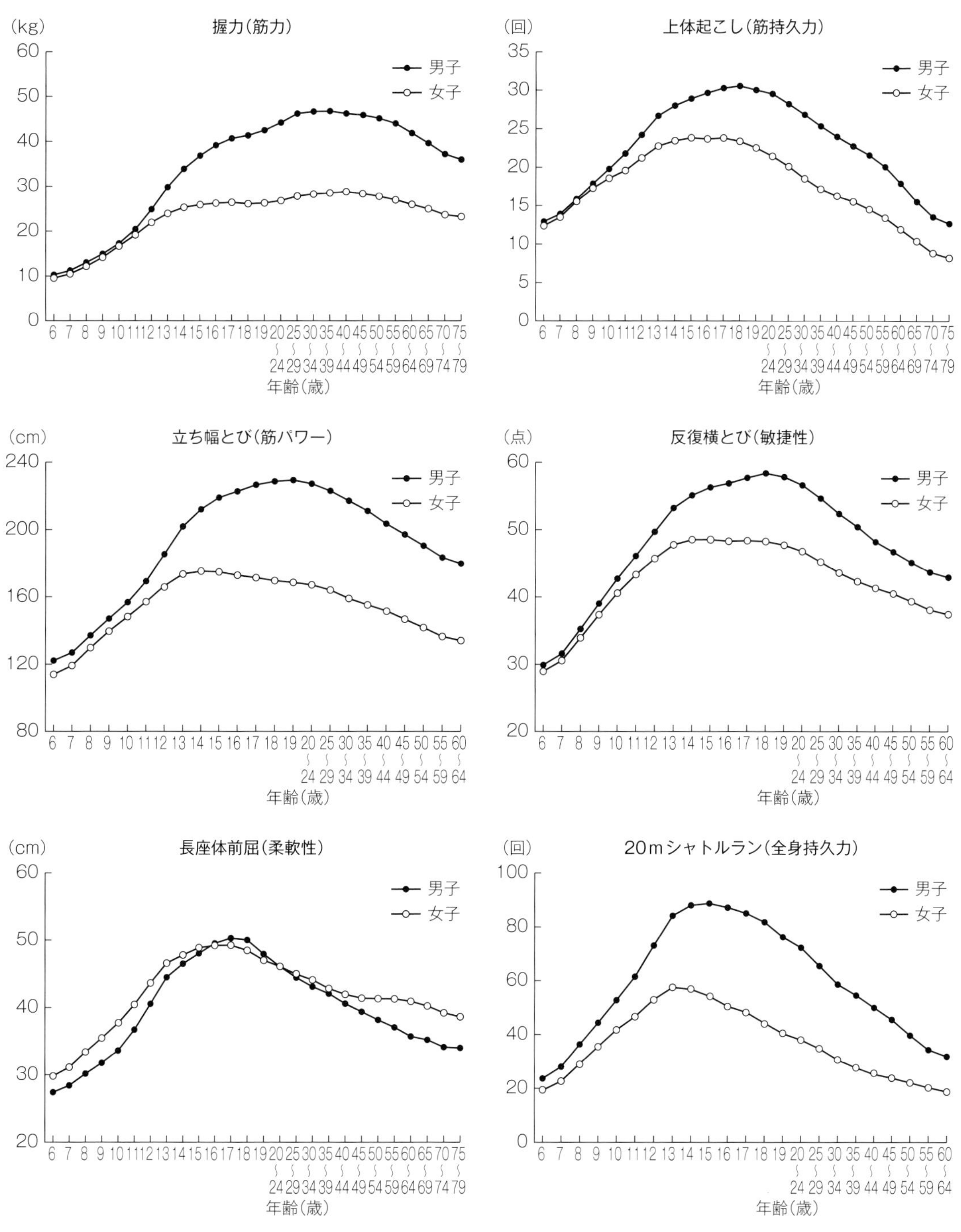

図5−5　加齢に伴う各体力テスト項目（体力要素）の変化
（スポーツ庁（2022）令和3年度体力・運動能力調査報告書）

歳の青少年の体力テスト結果（平均値）を示す（e-Stat 統計で見る日本；スポーツ庁，2023）．

ここでは，子どもの体力についてのみ，取り上げる．1985 年と 2022 年の小学生の握力，50 m 走，ソフトボール投げをみると，男女共通して，握力とソ

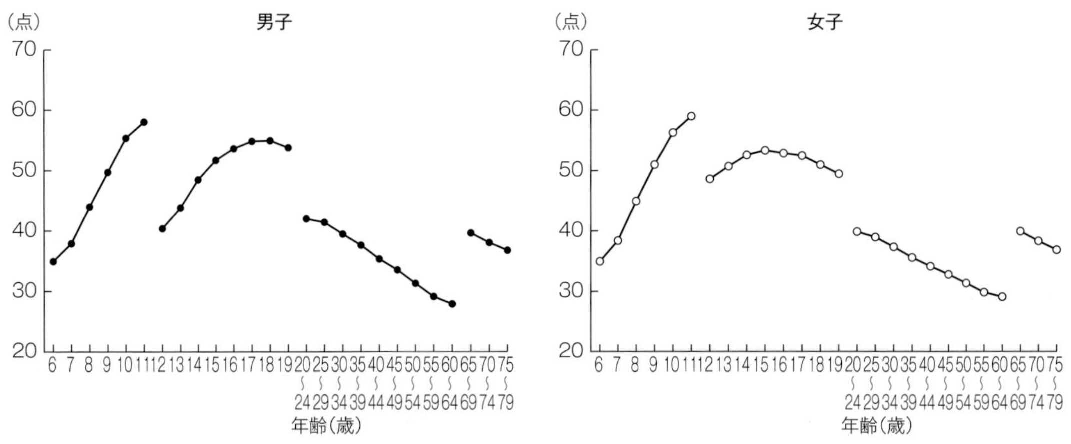

図5−6　加齢に伴う新体力テストの合計点の変化
（スポーツ庁（2022）令和3年度体力・運動能力調査報告書）

表5−1　1985年および1999年と2022年の小学生（11歳）と青少年（19歳）の体力テスト

年齢	小学生(11歳)				青少年(19歳)			
性別	男子		女子		男子		女子	
年	1985	2022	1985	2022	1985	2022	1985	2022
握力(kg)	21.1	19.5	20.5	18.7	47.5	39.5	29.8	26.2
50m走(秒)	8.8	8.6	9.0	9.3	7.3	7.5	8.8	9.1
ソフトボール投げ ハンドボール投げ (m)	34.0	25.4	20.5	15.2	29.5	23.3	17.2	13.4
年	1999	2022	1999	2022	1999	2022	1999	2022
上体起こし(回)	19.8	21.6	16.8	19.5	26.4	28.6	18.4	22.9
長座体前屈(cm)	34.6	36.6	38.7	41.1	45.0	47.3	44.5	48.3
反復横とび(回)	42.4	45.5	38.7	42.2	51.5	56.7	43.3	48.3
20mシャトルラン(回)	55.7	57.5	42.1	45.1	77.0	76.5	44.0	44.0
立ち幅とび(cm)	168.9	166.1	155.4	154.7	228.1	223.1	168.6	169.3

（e-Stat統計で見る日本；スポーツ庁，2023より作表）

フトボール投げが2022年の方が低い値を示し，50 m走は男子で同程度，女子で遅いタイムを示している．1999年と2022年の小学生の上体起こし，長座体前屈，反復横とび，20 mシャトルラン，立ち幅とびをみると，男子，女子ともに立ち幅とびを除くすべての項目で2022年の方が高い値を示している．

1985年および1999年と2022年の子どもの体力について，特にソフトボール投げに大きな違いがみられた．ソフトボール投げの体力要素には筋パワーの他に敏捷性も含まれ，協応性や巧緻性のような能力も関与している．学校保健統計調査をみると，1985年の子どもたちの平均身長（男子：143.2 cm，女子：145.5 cm）と比べて，2022年の子どもたちの平均身長（男子：146.1 cm，女子：147.9 cm）の方が高い（e-Stat統計で見る日本；文部科学省，2023）．単に「身長が高い」「体格が優れている」だけでなく，体を上手く扱うことができるか

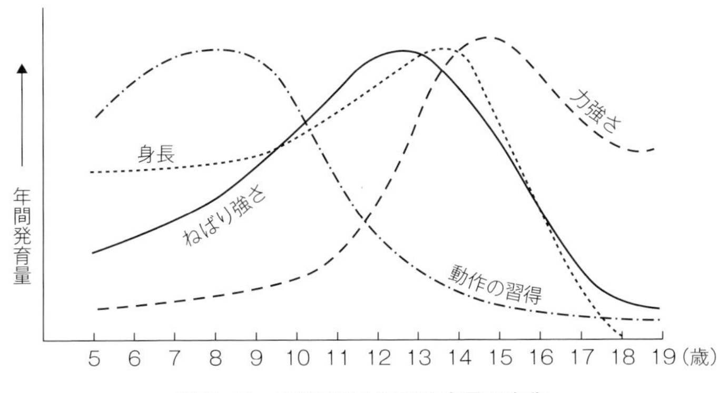

図5−7　加齢に伴う年間発育量の変化
（宮下充正（1980）子どものからだ．p163，東京大学出版会）

がソフトボール投げの記録に影響を及ぼしているかもしれない．

宮下（1980・1986）によると，10歳ごろまでは動作の習得に関する発育量が高く，12〜13歳ごろにねばり強さ（全身持久力），14〜15歳ごろに力強さ（筋力・筋持久力）がピークを迎えると報告している（図5−7）．したがって，幼児や低学年の児童の体力を高めるという場合，単に発揮できる力や持久力といった体力要素を向上させるのではなく，敏捷性や平衡性，協応性，柔軟性といった体の動きの質を高めるような体力要素を向上させることが求められる．そのために，多様な運動や動き，運動遊びを取り入れ，楽しく運動を行わせることが望ましいのではないだろうか．

おわりに

本章では体力について考えてきた．体力が一体どのようなものなのか，整理できただろうか．ところで，自分の身を守るために必要なものは何だろうか．健康な体だろうか，それとも元気だろうか．いくら健康で元気でも，体力がなければ命を落とすこともある．たとえば，突然，海や川に落水してしまった場合，泳ぐ技術を身に付けていなかったとしても，もがき続けることができるだけの体力があれば，助かる可能性も出てくるかもしれない．予測困難な現代社会を生き抜いていくためも，自分の身を守るために十分な体力を養い，それぞれの豊かな人生を歩んでいただけたら幸いである．

文　献

Era P, Lyyra AL, Viitasalo JT, et al.（1992）Determinants of isometric muscle strength in men of different ages. Eur J Appl Physiol Occup Physiol, 64: 84－91.

e-Stat 統計で見る日本．https://www.e-stat.go.jp/stat-search?page=1&query= 体力テスト（参照日 2023 年 12 月 28 日）

e-Stat 統計で見る日本．https://www.e-stat.go.jp/stat-search/files?page=1&toukei=00400002&tstat=000001011648（参照日 2023 年 12 月 28 日）

Hunter SK, Thompson MW, Adams RD (2000) Relationships among age-associated strength changes and physical activity level, limb dominance, and muscle group in women. J Gerontol A Biol Sci Med Sci, 55: B264 - B273.
Ikai M (1962) Physical Fitness Studies in Japan. 体育学研究 (海外版), 6 (3-4): 1-14.
健康・体力づくり事業財団 (2012) ロコモティブシンドロームってなに？　pp3 - 4.
ロコモチャレンジ！推進協議会 (2020) ロコモパンフレット2020年度版. (https://locomo-joa.jp/assets/pdf/index_japanese.pdf, 参照日：2022年9月12日)
宮下充正 (1980) 子どものからだ. 東京大学出版会.
宮下充正 (1986) 子どもの成長・発達とスポーツ. 小児医学, 19 : 879 - 899.
文部科学省 (2000) 新体力テスト実施要項 (12歳～19歳対象). (https://www.mext.go.jp/a_menu/sports/stamina/05030101/002.pdf, 参照日2022年9月9日)
文部科学省 (2000) 新体力テスト－有意義な活用のために－. ぎょうせい.
文部科学省 (2023) 令和4年度学校保健統計 (学校保健統計調査の結果) 確定値. (https://efaidnbmnnnibpcajpcglclefindmkaj/https://www.mext.go.jp/content/20231115-mxt_chousa01-000031879_1a.pdf, 参照日：2023年12月28日)
日本体育学会編 (2006) 最新スポーツ科学事典. p633, 平凡社.
日本老年医学会 (2014) フレイルに関する日本老年医学会からのステートメント. (https://jpn-geriat-soc.or.jp/info/topics/pdf/20140513_01_01.pdf, 参照日：2022年9月16日)
新村出編 (2018) 広辞苑. p1772, 岩波書店.
西谷明子, 石部安浩 (2006) 体育理論. pp67 - 72, 共立印刷.
S・A・N保健体育研究会 (1994) 保健体育. pp65 - 69, クイックス.
スポーツ庁 (2022) 令和3年度体力・運動能力調査報告書.
スポーツ庁 (2023) 令和5年度全国体力・運動能力, 運動習慣等調査報告書. (https://efaidnbmnnnibpcajpcglclefindmkaj/https://www.mext.go.jp/sports/content/20231218-spt_sseisaku02-000032954_12.pdf, 参照日：2023年12月28日)
首都大学東京体力標準値研究会編 (2007) 新・日本人の体力標準値Ⅱ. pp286 - 304, 不昧堂出版.
田中喜代次 (2007) 全身持久力, pp4 - 5, 田中喜代次, 木塚朝博, 大藏倫博編, 健康づくりのための体力測定評価法, 金芳堂.
長寿科学振興財団 (2019) 健康長寿ネット：健康に関連した体力. (https://www.tyojyu.or.jp/net/kenkou-tyoju/kenkou-zoushin/kenkou-tairyoku.html, 参照日：2022年9月12日)

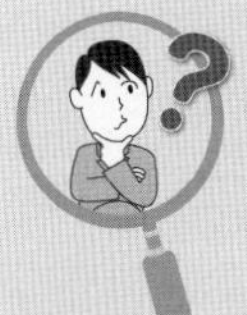

課 題

❶ あなたが考える体力とはどのようなものか説明しなさい.

❷「元気がある」と「体力がある」の違いについて説明しなさい.

❸ あなたが今後, 自身の健康を保持・増進するために必要と感じる体力は何か, また,「なぜ」そのように考えたか説明しなさい.

6章 自分のからだを知る

日本では，生後から定期的に身体の大きさを測定する機会がある．乳幼児健診，各種学校の定期身体測定で身長や体重などの体格や視力・聴力などの身体機能がチェックされる．成人期になれば，健康管理を目的とした企業や自治体の健康診断が行われる．このように，ほとんどの国民が定期的に自分の身体を知る機会が設けられている国は多くないのではないか．そこで本章では，健全な発育や健康な身体の管理，行動について理解するために，まず自分の「からだ」を知ることが大切であり，最も身近な身体測定の項目である身長や体重をはじめ，身体を構成する各要素について学ぶ．

1．身体検査の歴史

学校での健康検査の始まりは，「活力検査」として1878年日本初の体操教員養成所である体操伝習所で行われ，均斉な発育と健康保持を目的とした体操の実施後の効果判定として，体長，体重，臀囲，胸囲，指極，力量，握力，肺量が計測された．その後，活力検査は発育に関係のある項目に絞られ，「学生生徒児童身体検査規定」により身長は1900年から，体重は1930年から全国の小・中学校で定期的に身体測定が行われるようになった．身体測定は自分の身体を知るためだけではなく，当時の国策による徴兵検査のような狙いがあったとされている．さらに，この頃の身長，体重および座高の値とそれら年次推移は，当時の文部省が1948年より学校保健統計調査として全国の児童生徒を対象に行い，継続されている（山田，2012）．

乳幼児では，全国規模の身体測定として1940年からの2年間の結果を「乳幼児身体発育状態の判定基準」としてまとめられたものが初めてで，行政調査としては厚生省（当時）により「乳幼児身体発育調査」として1960年より10年毎にまとめられている．1970年の報告書において，「近年，乳幼児の身体発育状態が大幅に改善されてきたため，従来の発育値では実情に即さない点が多くなってきた」（横山ら，2012）と示し，身体測定は戦争といった社会情勢による不健全な発育の実情を知る指標となり，改善を知る役割を担ってきた．

成人を対象とした職場での健康診断は1938年に戦時の劣悪な生活環境で発生した結核が他の労働者に感染したことから，それら感染症の蔓延を防ぐことを目的に開始された．1947年に労働基準法により健康診断が法令となり，1972年の労働安全衛生法により労働者に対する健康診断が事業者に義務づけられた．当時の健康診断の項目は，身長や体重，視力，聴力，胸部X線などに血圧，尿検査が加えられたが，社会背景に従い1989年には血液検査や心電図検査が加わるなど，その時代の疾病構造の変化とともに健康診断の検査項目が変わっている．その時代，その環境にあった内容で各々の身体を知ることは，健康に育ち，健康に行動するために大切な要素である（堀江，2013）．

2．身長と体重

身長とは，ヒトが直立したときの地面から頭頂までの高さ（長さ）であり，身体の大きさを表す数値として一般的に用いられる指標である．身体測定が行われるようになった1900年以降身長は増大していくが，1941年頃からすべての年代で身長低下がみられた．この理由として，第二次世界大戦による食糧事情の悪化だけではなく，全国的な気象災害も影響しているとされている．一方，戦争などによる低下以降の時代では漸増している．

また，体重は身体の質量（重さ）を表す数値であり，身長とともに一般的に用いられる指標である．体重は本質的には身長の大きさに従い，健康な成人では一般的に1日に±0.1 kg以下の変動で恒常性が維持されているが，各身体構成要素を合わせた重さであるため，同身長であっても個人差があり，脂肪量や筋肉量の短・長期的な個人内変動もある．体重は生活や環境の要因によって短期的にも変化があるため，健康やコンディション管理の簡易的な指標として計測される．

終末身長にほぼ到達している17歳男女の身長について，文部科学省による1900年～2020年までの121年間の推移をみると，男子で12.8 cm，女子で10.9 cmの増加である（文部科学省，2022a）．一方，体重は男子が12.6 kgの増加であるのに対して女子は半分の5.3 kgと，男子と比べて明らかに小さい増加である（文部科学省，2022b）．第二次世界大戦の前後に分けてみると，1900年～1939年では男子は3.9 kg，女性は1.8 kgであったが，戦後の1948年～2020年では男子は10.9 kgと大きく増加している一方，女子は3.2 kgと少ない増加であり，男女で異なる傾向を示している．また，女子は2000年前後の身長158.0～158.1 cmがピークであり，2020年の157.9 cmとほぼ変わらないが，体重は1.4 kg低下している（53.7 kg → 52.3 kg）．

戦後，日本人の身体が大型化していることは多くで述べられているが，男女で大きく違う傾向を示したことには，現代社会特有の理由があると考えられる．なお，日本人は，第二次世界大戦後に身長の著しい伸び（大型化）とともに身長の最大発育年齢（後述）が早期化するなどの発育促進現象がみられたが，成人身長の大型化は1990年代に，身長の伸びの早熟化は2000年にほぼ終了したとされている（図6–1）．

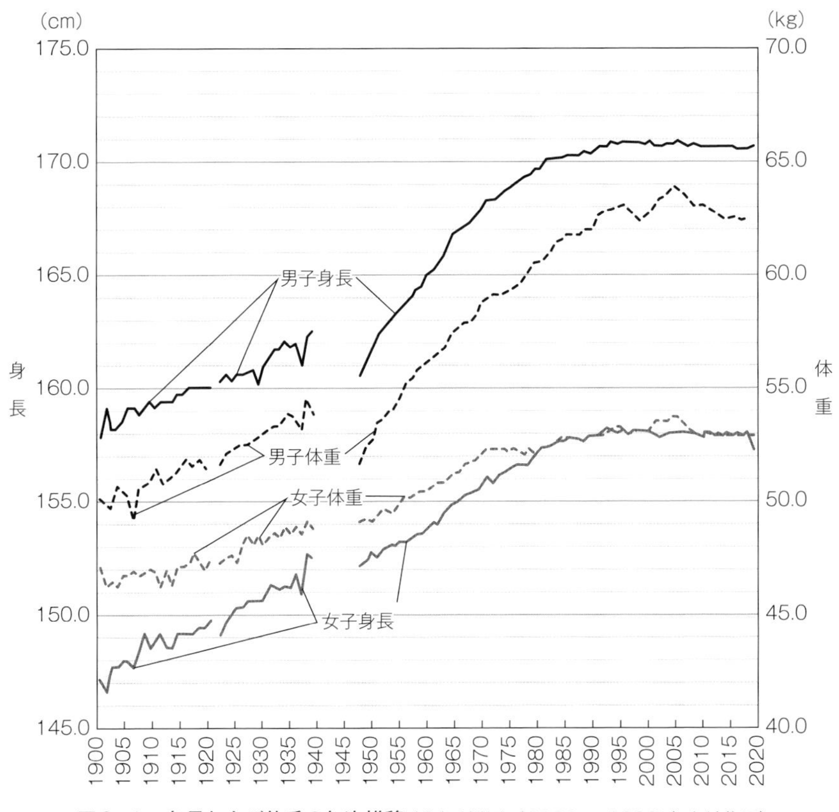

図6−1　身長および体重の年次推移（文部科学省（2022a・2020b）より作図）

3．身体の大きさを知るための体格指数

一般的に身長が高い人は体重も重い．そのため身体の大きさを表す指標として，体重（kg）を身長（m）の二乗で除して求める体格指数（Body Mass Index：BMI，kg/m^2）が用いられる．BMI は身長とはほぼ関係性を示さず，総体脂肪量と高い関係性を示すことから，肥満や痩せの程度を知る指標として国際的に用いられ，BMI＝22 となる体重は生活習慣病などの有病率が最も低いことから「標準体重」とされている（Tokunaga ら，1991）．日本肥満学会（2011）は，BMI が 18.5 以上～25 kg/m^2 未満を普通体重とし，18.5 kg/m^2 未満を低体重，25 kg/m^2 以上を肥満として，その程度を段階的に判定基準を設けている．

肥満は現代における国内外の健康問題であるが，経済協力開発機構（OECD）による報告「Obesity-Update 2017」によると，日本の成人における肥満者率（BMI ≧ 30 kg/m^2）は世界的に最も低いレベルにあるとされ，学校保健統計ではこの 15 年ほど肥満傾向児の割合は少なくなっている（田中，2017）．その一方，18.5 kg/m^2 未満である低体重は，近年その割合が急増している．成人男性では 25 kg/m^2 以上の者の割合がすべての年齢層で増加傾向にあるが，女性では，特に 20～30 歳代の肥満者の割合は減少傾向にある一方，18.5 kg/

m^2 未満の低体重者の割合は約2倍と急増している．

近年の調査では，青年期女性の約74％が痩せたいという願望をもっており，約58％が自身の体型を太り気味と評価している．しかし，太り気味と自己評価した女性の約50％は実際には太ってなく，自身の体型を誤認識していた．別の調査では，青年期女性は身長160.7 cm，体重47.7kgを理想として思い描いているが，BMIに換算すると18.5 kg/m^2 となり，日本肥満学会の低体重の基準に該当する値である（小宮・中尾，2002）．これは，発育期・青年期に，特に女性における痩身スタイルに強く憧れる「痩せ願望」に起因する体重コントロールが原因と考えられる．さまざまなマスメディアやSNSによる「痩身＝美しい」という価値観や社会に溢れるダイエット情報が影響している．そしてこの傾向は低年齢化しており，中学生・高校生の女子では約70～90％が痩せを願望し，不健康な痩せが約20％も存在するとされる．

また，男子中学生でも女子ほどではないが増加しており，今後男性の摂食障害患者の増加も予測されている（井ノ口，2019）．しかし，わが国の痩せに対する問題意識は乏しく，肥満と合わせて痩せについても社会的な健康課題と捉え，自身の身体を知ること，適正なボディイメージをもつための健康教育を進める必要がある．

ただし，BMIは身長に対する身体の重さ（バランス）を評価した指標に過ぎず，体重の構成要素を知ることができない．そのため，自身の身体組成を評価することが自分の身体を知るためには必要である．

4．身体組成

ヒトの身体を構成する要素（身体組成）の最小単位は元素であり，酸素（O），炭素（C），水素（H），窒素（N）の4つが身体全体の96％を占める．これらを含む原子で組み立てられている化合物で最も多いのは水であり，成人の体重の約60％，新生児では約75％にもなる．その次に多いのは脂質であり，生命維持の作用をする必須脂質とエネルギー貯蔵や断熱作用をもつ非必須脂質に分けられる．たんぱく質は筋肉や臓器などの生体にとって重要な要素の基であり，成人男性の約15％を占める．その他は，無機質（ミネラル，5.3％），グリコーゲンなどである．

近年，手足部の電極からの微弱な交流電流で身体抵抗値を測り，身体組成を推定する生体電気インピーダンス測定器が普及しており，簡便に身体組成を知ることができる．身体組成の測定では二成分モデルに基づいて，体重を体脂肪量とそれ以外の除脂肪量に二分する．除脂肪量に含まれる要素は筋肉，骨，水分，内臓などである．筋組織と骨組織は除脂肪量の50％以上を占め，全身の代謝や生理機能と密接に関連している（図6−2）．

一方，体脂肪は2つに分類され，1つは皮下などの脂肪組織や内臓器官を保

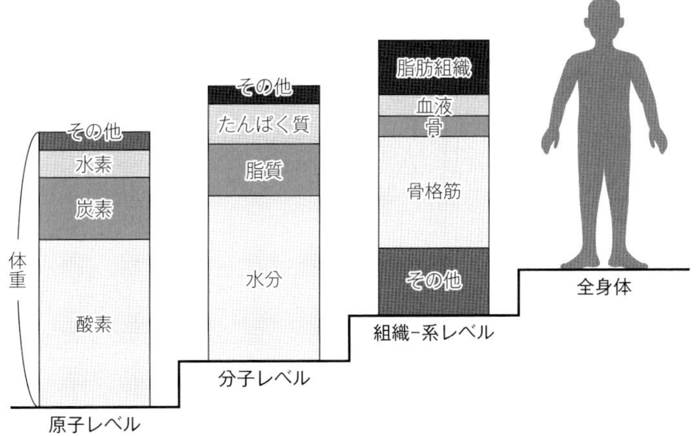

図6-2　人体の構成要素
（Wang ZM, Pierson RN Jr, Heymsfield SB（1992）The five-level model: a new approach to organizing body-composition research. Am J Clin Nutr, 56: 19–28）

護する脂肪などの非必須脂肪（貯蔵脂肪）であり，もう1つは組織の生理機能を調整し，健康を維持するために不可欠な必須脂肪である．成人では，男女の貯蔵脂肪の相対的な分布はほぼ同じであるが，女性の必須脂肪は性固有の脂肪を含むため男性より約3倍高い．必須脂肪は男性では体重の約3～4％，女性では約9～12％が下限値となる．つまり，ヒトの最低体重とは「除脂肪量＋必須脂肪」となる．青年期の女性では，性ホルモンの代謝に最低必要な体脂肪量を知る必要があり，月経が起こるには体重の約17％，正常な月経周期の維持には約22％の体脂肪量が必要とされる（小宮・中尾，2002）．

5．身長からみる発育の速度

身長の定期的な測定値を個人内で縦断的に示すと，一様に増加していき，思春期後に終末身長となる．終末身長には当然個人差があり，190 cm と高身長になる者もいれば165 cm の者もいる．しかし，仮に身長160 cm への到達が暦年齢のいつに当たるかには個人差がある．成長期の発育発達，そのスピードには個人差が大きく，暦年齢だけではなく発育年齢（骨年齢など）を知ることは有益な情報となる．骨年齢はX線検査が必要であるために，簡便な方法として身長成長速度曲線が用いられる．これは身長の測定値差（身長発育量）を記す方法で，たとえば小学6年生4月（151.5 cm）から小学5年生4月の測定値（145.3 cm）の1年間の伸び（差）を値（6.2 cm）として算出する．図6-3左が暦年齢の身長値（発育曲線），右が身長発育量（成長速度曲線）を示し，どちらも同じ測定値から描かれている．一様にみえる身長の伸びも見方を変えるとその変化がみえる（高石，1977）．

身長の発育は4つの区分で定義される．第I期は胎児期から幼児期前半まで

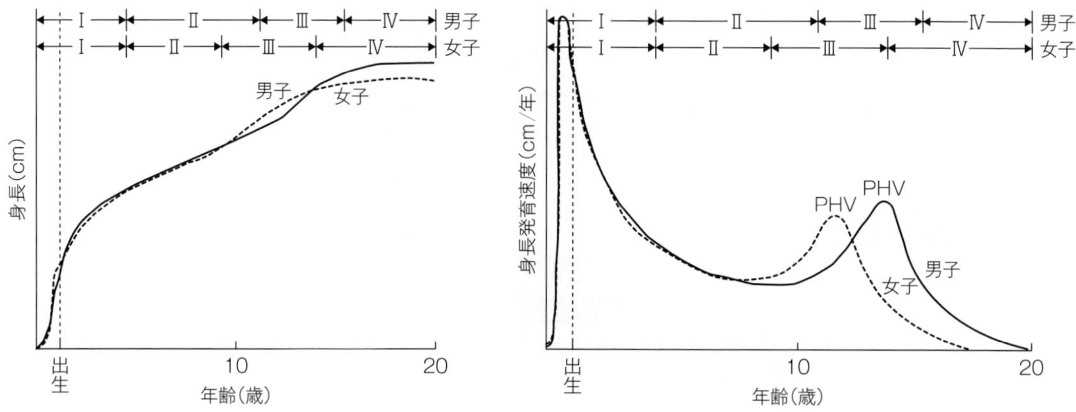

図6-3　身長の経年発育と発育速度曲線の区分
(高石昌弘 (1977) スポーツと年齢. p3, 大修館書店)

の急激な発育を示す第一発育急進期（第一次性徴）の時期である．第Ⅱ期は第Ⅰ期以降，10歳頃までの比較的発育が緩やかな時期である．第Ⅲ期は再び急速に発育が起こる時期であり，思春期もしくは第二発育急進期（第二次性徴）と呼ばれる．この時期に急激に身長が伸び始める年齢をTake Off Age（TOA），身長の伸びが最大となる身長最大発育年齢をAge of Peak Height Velocity（PHV）やPeak Height Age（PHA）という．その後，緩やかな発育となり，発育停止に至るまでの時期が第Ⅳ期であり，身長の伸びが1 cm/年未満となる最終身長年齢（Final Height Age：FHA）が思春期終了の目安と考えられている．PHVは，男子13歳（10 cm/年），女子11歳（8 cm/年）（Suwaら, 1992）や男子12.5歳，女子10.4歳（村田, 2011）と報告され，平均的に男子は女子よりもPHVが遅く，ピーク時の発育量も大きく，性差が生じる．さらに個人差も大きい．

ヒトの身体発育や発達は，量の変化として目に見える身長や体重と同じ発育スピードで起こらず，各臓器や器官は多様なパターンで発育する．それ故に発育途上の身体は相対的脆弱さやアンバランスを生じさせる．除脂肪量発育のピークは身長発育のピークに遅れてみられる（鳥居ら，2016）．身長最大発育期には相対的に筋の発育が追いつかず，筋の柔軟性の低下や硬さの増大が生じ，未成熟で脆弱な骨に強い負荷が生じることが想定される．たとえば，平均的に男子のPHVは13歳頃であるが，PHVが14歳の男子は発育が晩熟であると考えられ，14歳前後の時期は急激な発育の状態であることが推測できる．もし，発育状態の理解がないまま過度な身体負荷をかければ，オスグット病や野球肘といった障害を引き起こすことは容易に推測できる．

6．ホメオスタシス

生体が外界の急激な変化に対応して，形態的にも生理的にも生命の安定を維持しようとする働きのことで，生体の内部環境は常にほぼ一定の範囲で維持さ

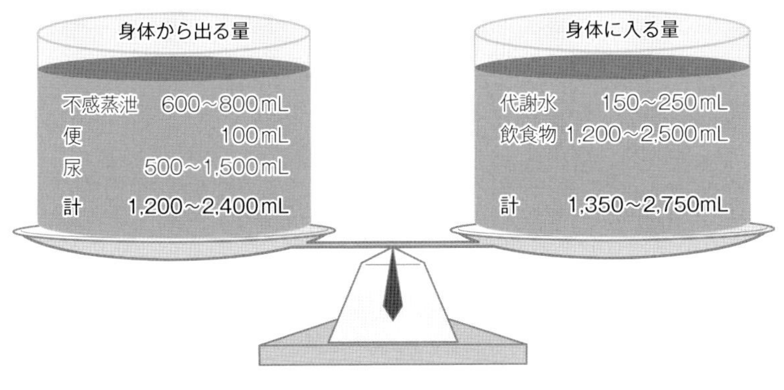

図6−4　水分出納

れる．この機構をホメオスタシス（恒常性の維持機能）という．たとえば，四季により気温が変化しても体水分量はほぼ一定であり，気温が高い場合は発汗により熱を体外で放出し，気温が低い場合は震えにより産熱し，その熱を体液により全身に行き渡らせ体温を一定に保つ．また，血液や体液は膨大な化学物質を身体の隅々まで運んでおり，それらの成分をそれぞれ特定の濃度範囲内にコントロールしている．これらのような働きで，外界環境のストレスから生命維持のために細胞の活動を安定させているのである．

以下に，生命維持に無意識下でコントロールされている身体要素・機能のうち，体水分，体温，脈拍，血圧について記す．

1）体水分

生体を恒常的な状態に保つうえで重要な役割を果たしているのが，身体を巡る体水分（体液）である．体水分は体重の60％程度であり，40％は細胞内液，20％は細胞外液であり，さらに細胞外液は血管やリンパ管を流れる5％の循環液と血管外にあって細胞を浸している15％の間質液（組織液）に区分される．体水分はさまざまなものを溶かし，身体へ運ぶ溶媒として重要な働きをする．体液にはたんぱく質やミネラル，糖やアミノ酸，電解質など生命維持に必要な成分を溶かし，運ばれ，代謝が行われて生命維持されている．そして，不要となった老廃物を血液によって運び，腎臓で濾過し，便や尿として体外に排出している．

水分量はほぼ一定に保たれ，多く摂取すればその分排出される．安静時の一般的な排出量は汗として感じることのない水の蒸発（不感蒸泄）で，皮膚や呼吸時に蒸発する水分として600～800 mL，便として100 mL，尿として500～1,500 mLである．次に摂取量は，代謝の産物と生成される代謝水として150～250 mL，飲食物として直接摂取する水は1,200～2,500 mLであり，いずれも個人差がある．そして，この均衡を保つためには水分を経口摂取する必要があり，この過不足は生命維持に悪影響を与えることは想像できる（図6−4）．

ヒトは体重の1～2％（500～1,000 mL）を失うと乾きを覚え，14～15％（7

～8 L）を失うと死に至る．高温多湿の夏季における水分排泄量の増加と水分摂取量の不足は目眩，脱力，吐き気，頭痛などの脱水症状を引き起こし，これらの症状を熱中症という．これは水分不足，塩分不足による症状であるが，酷い場合には意識障害や痙攣を伴い，体温調整機能が破綻する熱射病（日射病）を引き起こす．その場合, 死に至ることや重度な障害が残ることも少なくない．また，日頃からの水分不足は血液濃縮状態となり，脳梗塞や心筋梗塞の引き金にもなる（13章参照）．

運動や入浴の前後の体重減少のほとんどは体水分の排出によるものである．1 kg の減少を体脂肪に換算すると約 7,000 kcal となる．一般的に体重 60 kg の人がジョギング（160 m/分）を 30 分行うと約 300 kcal を消費すると推定される．つまり，短期間の体重減少は体水分によるものであり,「痩せた」と勘違いをしてこの消失を放置することは，生命維持を脅かす行動である．したがって，運動などの前後に体重の測定を行い，消失分を補う水分と塩分をともに補給することが必要となる．

2）体　温

ヒトの体温は最も効率的に機能を発揮するために 36 度から 37 度で一定に保たれる（セットポイント）．しかし，42 度以上の体温となるとたんぱく質が変性して細胞死に陥り，その状況では臓器は機能不全となる．つまり，生存が危うい体温である．通常起床時の体温は低く，活動により筋肉でエネルギーの産生が高まり体温上昇を起こす．また，食事後は消化吸収作用に発熱を伴って一時的に体温が上昇するが，いずれも 1 度程度以内の変動である．

体温を調整するのは視床下部にある体温調整中枢であり，対処する器官は汗腺，血管，骨格筋，内分泌腺である．暑熱環境では，皮膚温あるいは血液温が上昇すると，毛細血管を拡張させて末端の血流により熱放出を高め，さらに汗として皮膚表面で水分が蒸発する際に皮膚表面の熱を奪う（気化熱）ことで体温低下を促す．

通常，心拍出量の約 5％が皮膚血管を還流しているが，暑熱環境における熱放出のために皮膚の毛細血管を拡張させて 4 倍程血流量を増大し，体表面と深部との熱交流を促進させる．一方，寒冷環境では毛細血管を収縮させて血液量を低下させることで熱が逃げないようにし，筋肉の震えにより熱を生み出し体温を高める．

運動によって体内で産生される熱は，主として汗の蒸発によって放出される．運動を開始してから発汗が起こるまで時間はきわめて短く，暑熱環境では数秒で汗の分泌が開始される．高温環境での高強度運動では，多いときには 1～2 L の発汗が起こり，長距離ランナーなどのように長時間のトレーニング後には発汗により 6～10％も体重が減少することがある．しかし, 多湿環境では, 汗が出てもその汗が蒸発しにくいために熱放散の効率が悪くなる．そのため,

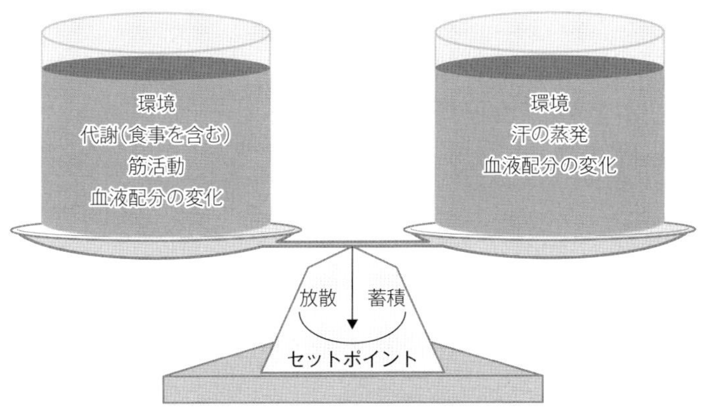

図6−5 体温調節の機構

多湿環境下での運動は通常環境に比べて体温の上昇度が高くなる.

身体のサイズおよび身体組成も体温調整に影響する.体表面積と体積との関係が熱の放出に関与し,たとえば,身体の体積(体重),体表面積ともに子どもの方が小さいが,体重に対する体表面積(比)は一般的に成人の方が小さくなる(体表面積/体重).つまり,身体サイズが大きい成人ほどその比は小さくなり,身体が大きい方が熱を放出しにくく,熱産生量に対して相対的に広い放熱面積をもつ子どもは物理的に熱しやすく冷めやすい特性をもつ.これは「哺乳類の体格は暖かい環境では小さくなり(ツキノワグマ:140〜170 cm),寒い環境では大きくなる(ホッキョクグマ:250〜300 cm))」というベルクマンの法則に従っている(岸,2015).とはいえ,子どもの発汗機能は未発達のため大人より発汗量が少なく,その差は発汗量を必要とする条件下ほど顕著になる.そのため,子どもは発汗能力で劣る分,頭部や躯幹部の皮膚血流量を大人より増加させて熱放散を促進する特性がある.また,身体のサイズが同等で体脂肪の割合が高い場合,寒冷環境下では体温が低下しにくく,高温環境下では熱が放出しにくい.それは,脂肪は他組織と比べて熱伝導度が低く,断熱材のような作用をするためである.

世界中の新型コロナウイルス感染症の蔓延により,健康状態の重要なパラメーターとしてこれまで以上に体温測定が習慣化されている.ヒトの正常体温(平熱)は腋窩測定で36.89±0.34度とされ(田坂,1957),発熱は37.5度以上,高温は38.0度以上を呈した状態をいう.一旦ウイルスや細菌(抗原)が体内侵入すると,それを外敵として免疫細胞が活性化して抗原を攻撃し,抗原の増殖を防ぐために外敵の侵入情報を視床下部に伝達し,体温調整中枢を刺激する.この指令に基づき筋肉の震えや代謝の亢進を促し,熱を産生し,皮膚血管は収縮して熱放散を減少させ,寒冷環境にいるような症状により体温を上昇させる.その後一定の免疫反応が終了すれば体温は低下する.つまり,発熱という現象は身体が身を守るための「生体防衛機能の1つ」と理解され,近年では投薬による体温低下(解熱)を否定する考えもある(図6−5).

3）脈　拍

血液は全身の細胞に栄養分や酸素を運搬し，二酸化炭素や老廃物を運び出すための媒体として主要な体液である．血液を全身に送り出すポンプの役割が心臓であり，心臓が拍動して血液を送り出す1分間あたりの回数を心拍数という．心臓の拍動によって各部の血管に血液が送り出され，その際血管が拍動する回数を脈拍数と呼ぶ．心拍数と脈拍数は不整脈がない健康状態では一致するため，心拍数を知る際に，健康であることを前提として一般的に手首の拍動数（脈拍数）を計測している．しかし，脈の頻度が高い場合や病的原因による不規則な拍動（不整脈）では心拍数と脈拍が一致しない場合がある．

心臓が拍動する音（心音）を「ドッ・クン」や「ドッ・キン」と表現するが，これはカスタネットを閉じて音を鳴らすのと同じように，心臓の弁が閉じて弁どうしがぶつかって鳴る音である．Ⅰ音（ドッ）は，肺もしくは全身から心臓の心房に血液が入り，心房からポンプの役割である心室へ送り出された後に弁が閉じる音，Ⅱ音（クン・キン）は心室から全身もしくは肺へ血液が送り出された後に弁が閉じる音である．しかし，異常などにより弁が完全に閉じない，弁が十分に開かない場合や血液の流れに乱れ（逆流や狭間を流れる）がある場合，心音は「ドックン・ドックン…」と規則的な音ではなく，心音の乱れが生じる．これを心雑音という．そして，心臓が正しく拍動できているか，異常があるかを知る方法として，聴診器を用いた音からの情報だけでなく，心臓が生み出す電気信号を波形として示す心電図検査が健康診断などで行われている．

一般的に安静時の脈拍数は1分間に60～80拍である．身体が必要としている1分あたりの血液量が心拍出量であり，それは1回の拍動で心臓が送り出す血液量（1回拍出量）と心拍数（脈拍数）の積で求められる．安静時に必要な心拍出量はおおむね決まっているので，心臓のポンプ機能が高い場合，1回の拍動による血液量は多いので心拍数は少なくなる．運動時は，身体の組織に酸素などを多く運搬しなければならないために心拍出量は増加する．そのため心拍数を高くして心拍出量を増加させる．ただし，心拍数は際限なく増加するわけではなく「最大心拍数＝220−年齢」程度である．長年トレーニングを行ってきたスポーツ選手では心臓のポンプ機能が向上し（スポーツ心臓），1回心拍出量が大きいため，安静時の心拍数が40拍/分であることも稀ではない．

4）血　圧

心臓により血液を全身に送り出す際に血管（動脈）の内側にかかる圧力を血圧という．血圧は心臓に近い血管ほど高く，手や足など末梢の血管ほど低くなるため，血圧検査では上腕部で計測することが一般的である．血圧は「上」と「下」で表現することが多く，上は心臓から血液を送り出そうと血管に圧力をかける際の最も高い値（収縮期血圧）であり，下は心臓が緩んで血液が戻ってくる際の最も低い値（拡張期血圧）である．全身に必要な血液を送り出す際には，①

血液の量（心拍出量），②ポンプの力（1 回拍出量，心拍数），③流れる道の太さ（血管），の 3 つの条件が血圧に影響する．

たとえば，多くの血液（心拍出量）が必要であれば，心臓が強く働いて（心拍数），血液を送り出す．その際に血液が流れる血管が太ければ，そして血管が拡張すれば血管にかかる圧力（血圧）は大きく（高く）ならない．しかし，血管が細い，血管が固くて拡張しなければ，血圧は高くなる．血圧は激しい運動時や環境の温度差，急に立ち上がるなどの動作など，環境や身体負荷で大きく変化する．

日本高血圧学会（2009）は，病院などで測る診療室血圧では収縮期/拡張期が 140/90 mmHg，自宅で測る家庭血圧では診療室血圧のそれぞれ −5 mmHg を超えたら高血圧と示している．血圧が高すぎると血管が圧力に耐えきれず破裂することがある．これが脳で起こる脳出血やくも膜下出血である．また，長期的な喫煙による血管の収縮，乱れた食習慣による血管内へのコレステロールの沈着（詰まり），加齢により血管が細く硬くなるなどにより動脈硬化を起こす．その結果，破裂しなくても血液が十分に流れず，組織の機能低下を導く．高血圧は家族性要因（遺伝子＋家族類似性）が 60％近くあることやサイレントキラーと呼ばれ自覚症状がなく進行する．近年ではデジタル血圧計を安価に購入できるため，家庭での定期的な測定が重要である．

文　献

堀江正知（2013）産業医と労働安全衛生法の歴史．産業医科大学雑誌，35：1−26．

井ノ口美香子（2019）やせに関わる諸問題−わが国における現状と近年の課題−．慶應保健研究，37：99−103．

金田芙美，菅野幸子，佐野文美ほか（2004）我が国の子どもにおける「やせ」の現状−系統的レビュー−．栄養学雑誌，62：347−360．

春日規克（2003）生体の高性能冷暖房機能−運動と体温調整−，pp143−162．春日規克，竹倉宏明編，運動生理学の基礎と発展．フリースペース．

勝田茂編（2015）入門運動生理学 第 4 版．pp44−50，84−91，杏林書院．

岸茂樹（2015）北アメリカのノウサギはアレンの法則に従わない．日本生態学会誌，65：61−64．

小宮秀一，中尾武平（2002）痩せと身体組成，身体組成学．pp1−12，69−84，110−118，技報堂出版．

文部科学省（2022a）学校保健統計調査．身長年次統計．（https://www.e-stat.go.jp/stat-search/files?page=1&query=%E8%BA%AB%E9%95%B7%E3%80%80%E5%B9%B4%E6%AC%A1%E7%B5%B1%E8%A8%88&layout=dataset&stat_infid=000032216694&metadata=1&data=1，参照日：2022 年 9 月 23 日）

文部科学省（2022b）学校保健統計調査．体重年次統計．（https://www.e-stat.go.jp/stat-search/files?page=1&query=%E4%BD%93%E9%87%8D%E3%80%80%E5%B9%B4%E6%AC%A1%E7%B5%B1%E8%A8%88&layout=dataset&stat_infid=000032216695&metadata=1&data=1，参照日：2022 年 9 月 23 日）

村田光範（2011）幼児期・子ども期のからだの特徴．体育の科学，61：171−178．

日本高血圧学会編（2019）高血圧の話．ライフサイエンス出版．（https://www.jpnsh.jp/data/jsh2019_gen.pdf，参照日：2022 年 9 月 22 日）

日本肥満学会（2011）肥満症診断基準 2011，肥満の判定と肥満症の診断基準．日本肥満研究，17（臨時増刊号）：巻頭図表ｐｉ．

日本スポーツ協会．体温調節の基礎知識．（https://www.japan-sports.or.jp/Portals/0/data0/publish/pdf/guidebook_part4.pdf，参照日：2022 年 9 月 23 日）

霜田幸雄（2003）体液調節の機構，pp190－199．霜田幸雄，城座映明編著，からだのしくみ－生理学・分子生理学Ⅱ－．日本看護協会出版会．

Suwa S, Tachibana K, Maesaka H, et al.（1992）Longitudinal standards for height velocity for Japanese children from birth to maturity. Clin Pediatr Endocrinol, 1: 5－13.

高石昌弘（1977）スポーツと年齢．大修館書店．

田中茂穂（2017）国際的な視座から見た日本の健康感のあり方．日本健康学会誌，83：171－173．

田中越郎（2021）好きになる生理学．pp53－61，62－69，講談社サイエンティフィク．

田坂定孝（1957）健常日本人腋窩温の統計値について．日新医学，44：633－638．

冨樫健二編（2013）スポーツ生理学．pp139－151，化学同人．

Tokunaga K, Matsuzawa Y, Kotani K, et al.（1991）Ideal body weight estimated from the body mass index with the lowest morbidity. Int J Obes, 15: 1－5.

鳥居俊，岩沼聡一朗，飯塚哲司（2016）日本人健康男子中学生における身長，除脂肪量，骨量の最大増加時期．発育発達研究，70：11－16．

上平恒，多田羅恒雄（1998）水の分子生理．pp5－6，メディカル・サイエンス・インターナショナル．

横山徹爾，加藤則子，瀧本秀実ほか（2012）乳幼児身体発育評価マニュアル．pp6－14．（https://www.niph.go.jp/soshiki/07shougai/hatsuiku/index.files/katsuyou_130805.pdf，参照日：2022 年 9 月 22 日）

山田浩平（2012）小学生における身体組成の経年的変化と性差．愛知教育大学研究報告教育科学編，261：75－82．

Wang ZM, Pierson RN Jr, Heymsfield SB（1992）The five-level model: a new approach to organizing body-composition research. Am J Clin Nutr, 56: 19－28.

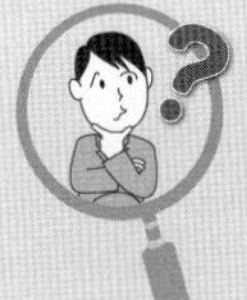

課 題

❶ 自身の身長と体重からBMIを算出し，さらに自身の標準体重を算出して，ウエイトコントロールの方策を考えなさい．

❷ 自身もしくは参考データの身長値より発育曲線と成長速度曲線を描きなさい．

❸ 自身の体温について，起床時および食事の前後で測定し，比較しなさい．

7章 食事と栄養のバランス

健康であるためには，運動・栄養・休養が大切である．私たちは毎日食事をしている．それは食事によって食物からの栄養素を身体に吸収し，栄養素の働きによって生きていくなかで，体を動かしたり，身体をつくったり，体の調節をしながら毎日を過ごしている．しかしながら，その食事の方法や量を間違うと健康を害してしまうことがある．また，食事を通して人と交流を行っていることから，食事は社会生活の1つでもあると考えられている．そこで本章では，食事の役割，食事の基本と食事の材料となる食品に含まれる栄養素の働き，何をどう食べるかについて述べる．

1．食事の役割

食事は，「食生活指針」（文部省，厚生省，農林水産省，2000年制定，2016年6月一部改定）より，バランスよく食事をとること，生活のリズムをつくること，楽しく食べること，食文化や地域の産物による地域の味の継承をすることがあげられている．また，食生活を豊かにするものとして食事は，一家団らんや行事，冠婚葬祭などの社会性をもつ儀式といった食文化の伝承のほかにも，マナーや味覚，嗜好においても大切といわれている．

したがって，私たちにとって食事は生きていくためにただ食べるのではなく，コミュニケーションづくりを行うことで，心豊かな生活や社会生活を送るために大切な手段でもあることから，心身の健康にとって重要であると考えられている．

2．食事と健康

食事は，健康や生活習慣病の要因の1つでもあること，食事を通して生活リズムをつくっていることから，不適切な食事によるエネルギー摂取や栄養素の偏り，食事時間の乱れは，健康を損なう．私たちの体では食物を摂取することで必要な栄養素を取り入れ，体では食物から栄養素を取り入れるための準備をする消化とそれを体に取り込む吸収，そして，その栄養素の働きを行う代謝が行われていることから，これらを行う身体の消化器系の器官が必要となっている．このように，食事によって身体ではさまざまな働きが行われている．また，食事は身体に食物という異物を入れることになることから，体に栄養素を効率よく取り入れるために調理という作業がある．

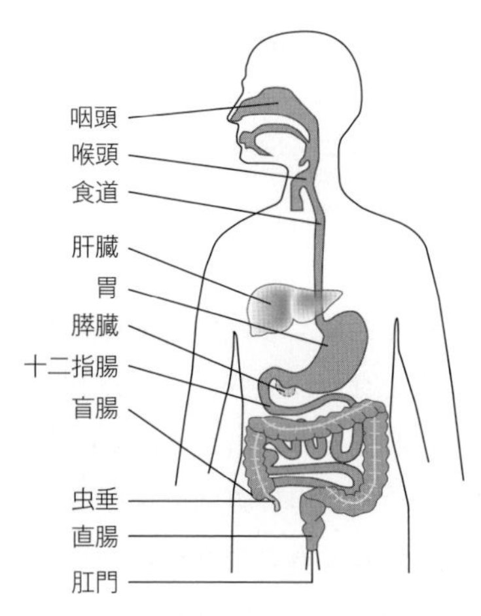

図7−1　消化器系（その1）（鈴木（2018）を参考に作図）

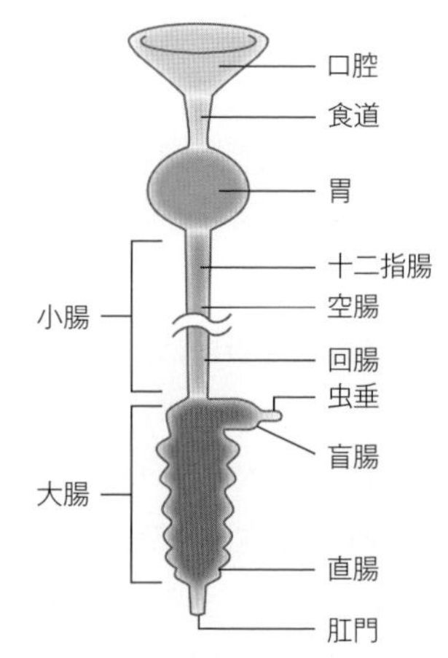

図7−2　消化器系（その2）（田中（2016）を参考に作図）

1）生活リズムと食事

バランスのとれた食事や規則的な食事といった食生活習慣は，生活のリズムを形成するのに大切である．そこで，健康づくりに役立つものとして生活リズムと食事について考えてみよう．食事は基本的には朝，昼，夕の3食を食べることが望ましいと考えられている．朝食は身体と脳を目覚めさせるため，昼食は午後からの身体を動かすため，夕食は1日の疲れをとり，体を次の日に備えるためにとるといわれている．

特に朝食は，私たちの体内時計をリセットするために大切である．私たちの体には体内時計が備わっているが，その体内時間は地球の時間より15分ずれているため，毎日15分のずれが生じると1週間後には1時間以上のずれとなってしまう．そして，そのずれが生じたままだと体調不良や疾患を引き起こす原因となる．また，体内時計は中枢と末梢に分かれている．中枢には脳，末梢には臓器があり，臓器についてもそれぞれ体内時計がある．そのため，脳は朝日を浴びること，末梢の臓器は朝食を摂ることで体内時計をリセットできる．

2）消化と吸収

私たちが食物から体に栄養素を取り入れるには，消化と吸収が大切である．それは体の消化器系という器官で行われている．消化器系は食物の摂取と消化，吸収および排泄のための臓器を示している．また，消化器系では吸収された栄養素をつくりかえるといった代謝が行われれている．（**図7−1**）．

図7−2に示したように，消化器系は口から肛門まで1つの管でつながっており，私たちは食物を口に入れてから消化器系を通過するうちに消化が行われ，その後に食物の中にある栄養素が吸収されて，その残りを便として排泄している．消化器系には口腔（口の中：歯，咽頭，舌，唾液腺）⇒喉頭（のど）⇒食道⇒胃⇒小腸（十二指腸，空腸，回腸）⇒大腸（盲腸，虫垂，上行結腸，横行結腸，

下行結腸，S状結腸，直腸）⇒肛門，そしてこの管には肝臓・胆嚢，膵臓，腎臓がつながっている．食物が口から入って消化し，栄養素を吸収し，残ったものを便として排泄するまでに消化器系がどのような働きをするかについて述べる．

3）摂取から排泄までの器官の一連の働き－口腔から肛門まで－

（1）口腔では，歯で食物を噛み砕いて唾液腺から出る唾液と混ぜる咀嚼（そしゃく）が行われる．唾液には消化酵素や口の中が食物で傷つかないように粘液が含まれていることから，消化は口の中で始まっており，よく噛んで食べることは消化を促し，その後に食物が通る胃の動きの負担を少なくするということからも「よく噛んで食べる」ということは大切だということがわかる．そして食物をよく噛んで飲み込むときに，舌が噛んだ食べ物（食塊という）を咽頭に向かって押し込むことで飲みこみ（嚥下）が行われる．

（2）咽頭では，嚥下の際に呼吸で空気の通り道となっている口腔内の鼻側と肺側の気管支の入り口に蓋をして，食塊が食道に運ばれるようにしている．

（3）口腔から咽頭と喉頭を経て食道に運ばれた食塊は，すぐに胃へ落ちるわけではなく，蠕動運動という働きにより少しずつ胃に運ばれていく．

（4）食道から胃に運ばれた食塊は，胃で出された消化液と胃の蠕動運動（消化管が食べ物を送るために，伸びたり縮んだりと収縮する動きのこと）により撹拌されて粥状（じゅくじょう：おかゆの状態）にしておおまかな消化状態で小腸へ送る．

（5）小腸ではほとんどの栄養素がさらに消化されながら吸収される．小腸に運ばれた粥状の食塊は，十二指腸，空腸，回腸を通ることで，その部位に特有な栄養素の吸収を行い，蠕動運動によって大腸へと運ばれる．

（6）大腸では，蠕動運動において盲腸（虫垂），上行結腸，横行結腸，下行結腸を通過していくうちに，水分とミネラル（ナトリウム（Na），塩素（Cl），マグネシウム（Mg），カルシウム（Ca），鉄（Fe））の吸収を行い，大腸に入ったときには流動状であったものがS状結腸にくる頃には固形状となる．大腸内の横行結腸の前部からS状結腸にかけては，胃に新しい食塊が入ると急激な強い運動（大蠕動）が起きることで，S状結腸や直腸にある便が肛門から排泄される．

4）消化器系につながっている臓器の働き

消化器系につながっている肝臓・胆嚢，膵臓，腎臓には，次のような働きがある．

（1）肝　臓

肝臓は，生体の化学工場にたとえられ，肝臓と腎臓に例えて「肝心（肝腎）かなめ」といわれるほど生体に欠かせない多種多様の働きをもっている．その働きは，①胆汁の生成，②栄養素の貯蔵と加工，③解毒作用，④生体防御，⑤血液凝固作用物質の産生，⑥造血作用と血液量の調節などがある．このうち，栄養素の関するものとしては，消化吸収され肝臓に送られてきた栄養素について，糖質はグルコース（単糖類）をグリコーゲン（多糖類）として貯蔵して，必要に応じてグルコースにして全身の血糖値を維持している．脂質は，消化で分解された脂肪酸2個と1個の脂肪酸にグリセロールがついたものをトリグリセリド（中性脂肪）に作り直す働きをしている．たんぱく質は，アミノ酸までに消化されたものをたんぱく質に作り変える働きをしている．

（2）胆　嚢

胆嚢の働きは肝臓で作られた胆汁を蓄えて小腸へ排出し，脂肪の乳化を促して消化酵素の作用を受けやすくする．中性脂肪（トリグリセリド）は消化されて2つの脂肪酸と1つの脂肪酸にグリセリドが結合したものに分解されるが，胆汁は脂肪酸と結合して脂肪を水溶化して小腸での脂質の吸収をしやすくすること，そして小腸の蠕動運動を高める働きがある．

（3）膵　臓

膵臓は，体内の三大栄養素の消化液をすべて含んでいる．また，胃から運ばれた糜粥（びじゅく：食物が胃のなかで消化されて粥状になったもの）は胃の消化液で酸性となっているため，この糜粥を中和するための酵素を含んだ消化液を出す．そして，膵臓内に散在するランゲルハンス島というところから血糖を調節するホルモンのインスリン（血糖値を低下させる）とグルカゴン（血糖値を上昇させる）を血液中に分泌する．

（4）腎　臓

腎臓は，体内器官の系列でいうと泌尿器系に含まれるが，血液中の不要な老廃物をろ過して尿中に排泄する一方で，必要な物質を再吸収して，排泄されるのを防ぐことや，体の水分（体液量）を保つ働きをしている．

5）栄養素の消化と吸収

（1）糖　質

糖質は，単糖類，小糖類，多糖類に分類される．単糖類は糖質の最小単位であり，前述したように食物として食べる糖質は多糖類のデンプンとして摂取され，糖質は口腔内で唾液に含まれる消化酵素と混ぜられて胃に運ばれ，消化されたのち，小腸においてほとんどが単糖類で吸収される．単糖類のうちグルコースは，肝臓の門脈より肝臓に運ばれて，前述したように血液中の糖分（血糖）となり肝臓や筋肉で多糖類のグリコーゲンとして貯蔵され，それぞれ生命維持と活動のエネルギー源となっている．

（2）脂　質

脂質は，中性脂肪（トリグリセリド：トリアシルグリセロール⇒グリセロールに3つの脂肪酸が結合したもの）といわれるものを私たちは摂取している．

脂質は，胃を通過して十二指腸に運ばれて胆汁によって乳化され，脂質の消化酵素の作用を受けやすくしてから，膵液と小腸液によって脂肪酸とモノグリセリド，グリセリンに消化され，吸収される．吸収された後は，たんぱく質に覆われた状態（カイロミクロン）となり，水分の多い血液になじむような形でリンパ管，血液中へ運ばれる．

（3）たんぱく質

たんぱく質は，20種類のアミノ酸が集まったものである．アミノ酸が2つ以上結合したものはペプチドといわれており，その数によってオリゴペプチド（約10個以下），ポリペプチド（約10個以上）となっており，約80個以上つながったものがたんぱく質といわれている．

たんぱく質は，胃に入ってから胃の消化液によって消化されペプトン（たんぱく質の結合が部分的に分解された状態）となり，それから小腸に運ばれてポリペプチド，オリゴペプチド，アミノ酸まで消化されてから吸収される．アミノ酸は肝臓の門脈を経て肝臓でたんぱく質に作り変えられる．

（4）栄養素の消化と吸収から食事のとり方を考える

胃で消化された内容物は，チューブから絞り出されるように少量ずつ小腸の入り口の十二指腸に送り出され，この移送時間は食塊の量や質（栄養素）で異なる．液体は固形物より早く移送され，三大栄養素別の移送時間は，炭水化物2〜3時間，たんぱく質4〜5時間，脂質7〜8時間となっている．このことから，脂質やたんぱく質が多い食事は炭水化物に比べて腹持ちがよい，言い換えると炭水化物は消化によいということになる．また，摂取量が多いと移送時間が長くなる．そのため，消化のよいものを食べるときはお粥をとる，運動時間に合わせて消化のよいおにぎりやバナナ，ゼリー飲料をとるなど，体調やタイミングに合わせた食事のとり方を考えて食べることが望ましい．

3．食事の基本と栄養バランス

栄養バランスのよい食事といわれているものは，糖質（炭水化物），脂質，たんぱく質，ビタミン，ミネラルといった栄養素がすべてそろっている食事が考えられている．その栄養素がそろっている食事には，「一汁三菜」という和食であげられている食事の基本がある．

1）食事の基本としての一汁三菜

「一汁三菜」（図7−3）は，和食の献立の基本で，主食，汁物，主菜，汁物の組み合わせを示し，主食に汁物，主菜，副菜2つからなり，いわゆる定食スタイルといわれている．

・主食は，食事の中心となるごはんやパン，麺類といった栄養素では糖質・炭水化物を多く含むものとなる．

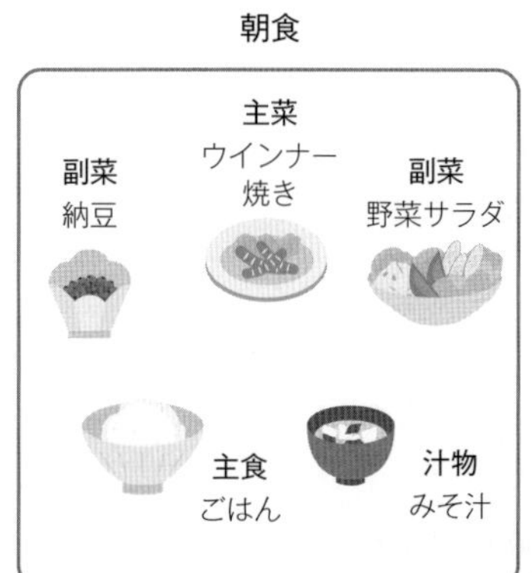
朝食
主菜
ウインナー焼き
副菜
納豆
副菜
野菜サラダ
主食
ごはん
汁物
みそ汁

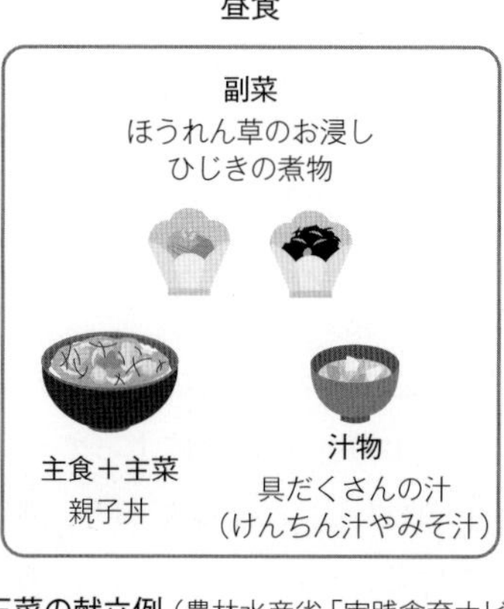
昼食
副菜
ほうれん草のお浸し
ひじきの煮物
主食＋主菜
親子丼
汁物
具だくさんの汁
(けんちん汁やみそ汁)

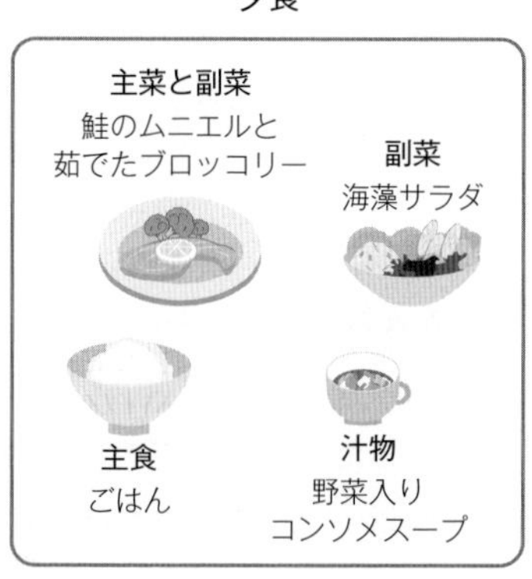
夕食
主菜と副菜
鮭のムニエルと
茹でたブロッコリー
副菜
海藻サラダ
主食
ごはん
汁物
野菜入り
コンソメスープ

図7−3　一汁三菜の献立例（農林水産省「実践食育ナビ」を参考に作図）

・主菜は，肉や魚，卵，大豆製品などを主原料とする食事のなかで主となるもの（メインディッシュといわれている），栄養素では主にたんぱく質を多く含むおかずとなる．

・副菜は，野菜やいも類，キノコ類，海藻などを主原料とする，栄養素ではビタミンやミネラルを多く含むおかずとなる．

・汁物は，主菜や副菜で足りない栄養素を補うものとなる．

2）身体にとって必要な栄養素

私たちは食事によって，食物から栄養素を得ている．栄養素には，糖質，脂質，たんぱく質，ビタミン，ミネラルがある．また栄養素には含まれないが水分，食物繊維，機能性成分なども体に必要な成分である．栄養素のうち，糖質，脂質，たんぱく質は三大栄養素，三大栄養素にビタミンとミネラルを加えたものは五大栄養素といわれている．

また，栄養素の働きには，①エネルギー源となるもの，②体をつくるもの，③体の調子を整えるものがある．五大栄養素とその働きとの関係について6つの基礎食品群を用いたものを図7−4に示した．

6つの基礎食品群は，3つの働きの食品群のそれぞれの働きを2つに分けて6つにしており，五大栄養素がそれぞれの群の主な栄養素となっている．また，体の調子を整えるビタミンを種類によって分けているのが特徴である．それぞれの栄養素の働きは，①エネルギー源となるものは三大栄養素の糖質（炭水化物），脂質，たんぱく質，②体をつくるものにはたんぱく質とミネラル，③体の調子を整えるものにはビタミンとミネラルがある．6つの基礎食品群では，この3つの働きを次のようにそれぞれ分けている．

働き①：エネルギー源となるものは，5群に主に炭水化物を多く含む穀類，いも類，砂糖類，6群に主に脂質を多く含む油脂類，種実類がある．

働き②：体をつくるものは，1群に主にたんぱく質を多く含む肉，魚，卵，大豆・大豆製品，2群に主にミネラルを多く含む牛乳，乳製品，海藻，

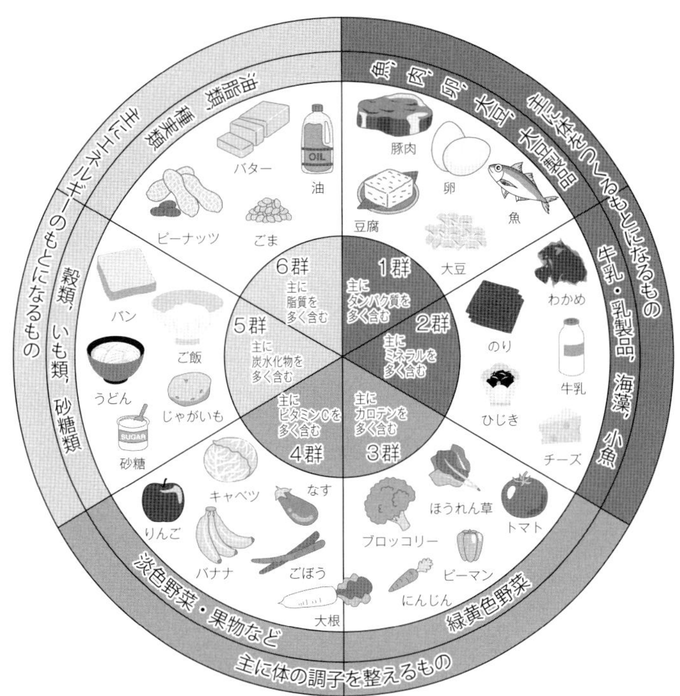

図7−4　6つの基礎食品群
（飯田薫子，寺本あい監修（2019）一生役立つきちんとわかる栄養学．p62，西東社）

小魚がある．

働き③：体の調子を整えるものは，3 群に主にカロテン（ビタミン A の種類）を多く含む色の濃い緑黄色野菜，4 群に主にビタミン C を多く含む淡色野菜・果物，また栄養素以外に体に必要なものに水，食物繊維，機能性成分がある．

（1）エネルギー源となる栄養素

エネルギー源となる栄養素には糖質のほかにも脂質，たんぱく質があるが，そのなかでも糖質は，脂質やたんぱく質より消化吸収が早いため，エネルギーになりやすい．

①糖質

糖質は，デンプンとして食べられ，消化吸収され，血液中に血糖として放出される．糖質の摂取により血糖値が上昇すると，膵臓からインスリンが分泌され，その働きにより血液中の糖分を肝臓や筋肉に運びグリコーゲンとして貯蔵される．肝臓と筋肉に蓄えられたグリコーゲンはそれぞれ役割が異なり，肝臓のグリコーゲンは血糖の維持，筋肉のグリコーゲンは筋肉活動のエネルギー源として使われる．

このことから，糖質はエネルギー源となっていることがわかる．しかしながら，糖質を多く摂取すると，急激に血糖値が上昇し，エネルギー源として利用できずに余った糖質はインスリンの働きにより脂肪として蓄えられる．

近年，糖質は体脂肪を増やすということから糖質制限ということがいわれているが，それは前述したように糖質はとり過ぎると体脂肪として貯蔵されるということからいわれている．そうすると，糖質制限でやせる，つまり体脂肪を減らすには，エネルギー源となる糖質を制限することで血糖値を上げないようにすると，体脂肪としての蓄積を防ぐことができる．しかしながら，過剰や無理な糖質制限は栄養バランスを悪くして体調不良や病気を引き起こしかねないといわれていることから，控えるくらいにとどめておくことがすすめられる．

②脂質

脂質も糖質と同様に，エネルギー源となる栄養素であるが，1 g あたりのエネルギーが 9 kcal となっていることからエネルギー効率がよい栄養素といわれている．脂質は中性脂肪として体脂肪として貯蔵される．体脂肪はつきすぎると体によくないが，細胞膜の構成要素となったり，体のクッションとなったり，血管の弾力性を保ったりと体には必要な栄養素となっている．

脂質のなかには血中に存在するコレステロールがある．血中コレステロールには，いわゆる善玉（HDL）コレステロールと悪玉（LDL）コレステロールがある．善玉コレステロールは血管の中の脂質を肝臓に運んでいき，悪玉コレステロールは血管に脂質を運んでいき，血管についた脂質が大きくなると心疾患につながる動脈硬化を引き起こすといわれている．運動をすると悪玉コレステロールが減少して，善玉コレステロールが増加するといわれていることから，適度な運動をすることで血中のコレステロールの改善をすることが望ましい．

(2) たんぱく質・ミネラル

体をつくる栄養素にはたんぱく質とミネラルがある．たんぱく質は筋肉・内臓・血液・皮膚の材料となる．ミネラルのうち，体をつくる成分にはカルシウム，リン，マグネシウムが骨や歯の成分，イオウはたんぱく質とともに皮膚，爪，髪，軟骨，腱などに多く存在している．また，鉄は血液中の赤血球のなかにあるヘモグロビンの材料となっている．

たんぱく質の一種に，肌のみずみずしさを保つ働きをもつコラーゲンがある．コラーゲンはたんぱく質のもととなるアミノ酸が結合してできており，細胞同士をつなぐ接着剤の役割を果たすことで，血管や筋肉，骨，皮膚などの体の組織の維持に欠かせないものである．コマーシャルや雑誌で「コラーゲンを食べたらお肌がツルツルになった」という話があるが，コラーゲンを食べるとコラーゲンは消化されてアミノ酸の形で分解されて体に吸収されてまたコラーゲンとなるわけではない．そのため，テレビや雑誌では説明書きで本人の感想だと注意書きがみられる．しかしながら，その本人の感想から考えると，分解され吸収されたアミノ酸は，コラーゲンの材料でもあるため，不足した部分を補うことから肌がよくなるということが考えられる．また，コラーゲンの生成にはビタミンCが必要であることから，ビタミンCもコラーゲンと一緒に摂取することがすすめられている．

(3) ビタミン・ミネラル

体の調子を整える栄養素には，ビタミンとミネラルがある．ビタミンはエネルギーや体の組織をつくるのを助け，生殖機能や免疫機能などの体の機能を維持する働きをもっている．ミネラルも生体のさまざまな機能の維持に必要で，ビタミンと同じように三大栄養素からエネルギーを作り出したり，古くなった細胞を新しく作りかえたり，神経や筋肉を正常に保ったり，体の恒常性を維持する（体内水分量を調整して血圧をコントロールしたり，血液の pH を保つ）という働きをもっている．

①ビタミン

ビタミンの種類は 13 種類あり，脂肪に溶けやすい脂溶性のビタミンと水に溶けやすい水溶性のビタミンに分けられる．脂溶性ビタミンは，ビタミン A，D，E，K があり，水溶性ビタミンは，ビタミン B 群（B_1，B_2，B_6，B_{12}，ナイアシン，葉酸，パントテン酸，ビオチン）とビタミン C がある．脂溶性のビタミンは体内に蓄積されやすいことから過剰摂取に注意が必要で，水溶性のビタミンは尿中に排泄されることから体内に蓄積されないために毎日摂取することが大切である．またそれぞれのビタミンの働きでは，ビタミン B 群は三大栄養素がエネルギーに変わるのに必要であることから，欠乏するとエネルギーが回らなくなり疲労を感じたりする．

そして，ビタミン A，C，E（3 つそろえて ACE エース）は細胞の酸化を防ぐことで，組織の老化を防ぐ働きをもっている．特にビタミン C は食品の劣化を防ぐために使われている（食品によっては，ビタミン C 以外にも化学名のアスコルビン酸と表示されている場合がある）．

②ミネラル

ミネラルの種類は 13 種類あり，体内に比較的量が多く存在する多量ミネラル（ナトリウム（Na），カリウム（K），カルシウム（Ca），マグネシウム（Mg），リン（P））があり，量が少ない微量ミネラル（鉄（Fe），亜鉛（Zn），銅（Cu），マンガン（Mn），ヨウ素（I），セレン（Se），クロム（Cr），モリブデン（Mo））にわけられる．

多量ミネラルのうち，ナトリウムとカリウムは細胞膜の活動，カルシウム，マグネシウム，リンは骨や歯の成分に多く含まれる．微量ミネラルのうち，鉄は赤血球中のヘモグロビンの材料となることから，貧血の予防には鉄の摂取が大切だといわれている．また，鉄の他にも銅も赤血球をつくるために役立っている．亜鉛は味覚にかかわるミネラルで，欠乏すると味覚がわからなくなる味覚障害を起こしたりする．

(4) 水　分

体の水分は成人で約 60％あり，体内では血液や体液，筋肉，内臓，骨など，体内のあらゆる場所に存在している．体内での水分の働きは，細胞内の代謝，血液や体液となり，酸素や栄養素を運んだり，老廃物を運んで体外に排泄したり，体温を一定に保つ働きをしている．1日に体内を出入りする水分は，約2,500 mL 前後といわれている．入る水分には，食事や飲み物で約 2,200 mL，残りの 300 mL は体内で作られる水分（三大栄養素の代謝の際に出る水分で代謝水といわれている）があり，出る水分には呼気や皮膚から知らないうちに失われる不感蒸泄約 900 mL と排便や排尿で約 1,600 mL と汗がある．

毎日約 2,500 mL 前後の水分が失われるからといって水分だけでとらなければならないことはない．それは，私たちは水分を水だけでとらなくても食事からとれているからである．たとえば水分を含む食品やご飯もお米に水を加えて炊いているので，水分が含まれているし，野菜や果物は水分を多く含んでいることから，食事をしても水分がとれるということになる．

（5）食物繊維

食物繊維は水溶性と不溶性に大きく分けられる．水溶性の食物繊維は血中の脂質の吸収を抑えて体外に排泄したり，血糖値の上昇をゆるやかにしたりする．また，不溶性の食物繊維は腸を刺激することで，排便を促す働きをもっている．

近年，食事の前に野菜を食べることで血糖値の上昇を抑え，脂質の吸収を抑えるという効果から，ベジタブルファーストがいわれている．ベジタブルファーストは，野菜を食べてから5分経った後に食事をとることで血糖値の上昇を緩やかにするといわれている．しかしながら，食物繊維は不要なものだけではなく，必要なものの吸収を抑制する．そのため，ほしい栄養素もいらない栄養素も排泄してしまうことも頭に入れて食事をしてほしい．

（6）機能性成分

機能性成分は，食品に含まれている健康の保持や病気の予防に効果が期待されている成分を示しており，成分を添加した食品が市場に出ている．ビタミン様物質，ポリフェノール，カロテノイド，その他の成分の種類がある．

よく知られている機能性成分には，ポリフェノール中のアントシアニン（ブルーベリーや赤ワインなどに含まれている色素成分で，動脈硬化や老化防止，視力回復が期待されている），カテキン（緑茶などに含まれている渋味の成分で，抗酸化，抗菌，抗ウイルス作用がある），リコペン（トマトに含まれている赤い色素の成分で，抗酸化力が高く，抗がん作用も期待されている），クエン酸（いちご，オレンジ，みかん，梅，酢などに含まれている酸味の成分で，血流改善効果，代謝を促し疲労を回復する効果が期待されている）などがある．

4．何をどれだけ食べたらよいのか－食事バランスガイドの利用－

食事のバランスは基本の食事をとることで，すべての栄養素が摂れることは理解できたと思うが，量はどれくらい食べたらよいのだろうか．その目安となるものに「食事バランスガイド」（図 7−5）がある．

食事バランスガイドは，2005 年に厚生労働省と農林水産省が策定したもの

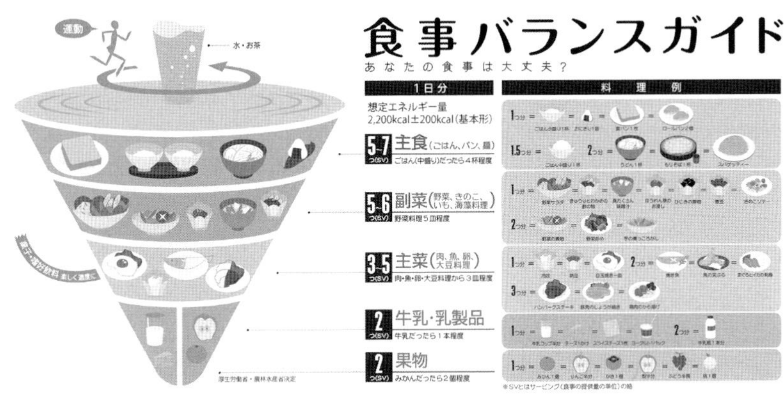

図7−5　食事バランスガイド（厚生労働省・農林水産省，2005）

で，1日に主食，主菜，副菜，牛乳・乳製品，果物をそれぞれどれだけとれば栄養バランスが整うかをコマのイラストを使って示したものである．前述したバランスのよい食事では食品を示していたが，バランスガイドは料理単位になっていることから，食べる量をチェックする基準は，「つ（SV：サービング）」という単位となっている（厚生労働省）．

その特徴を以下に示す．

・1日分の目安を図にして，何をどれだけ食べればよいかがわかるようになっていることから，食事の栄養バランスとおおよその量がわかる．
・コマをイメージして描き，食事のバランスが悪くなると倒れてしまうということを示している．
・コマを回転することは，運動をすることを連想させるということで，運動によって初めて安定することも併せて表す．
・水分をコマの軸にして，食事のなかで欠かせない存在であることを強調している．
・お菓子や嗜好飲料はコマのヒモの部分にあたり，楽しみの範囲でバランスよくとるようになっている．

この食事バランスガイドは1日分の目安となっているが，1回の食事や毎日毎食に食事のバランスを整えるというのは大変であるため，食事バランスガイドでは，1日で全体を調節すればよいということになる．また，みなさんが行っているように，食べすぎた次の日は調節するといった数日間で調節することもよい．以上，食事は毎日のことであることから，バランスのよい食事を行うには無理のないように習慣化できることが望ましい．

文　献

飯田薫子，寺本あい監修（2019）一生役立つきちんとわかる栄養学．p62，西東社．

厚生労働省．「食事バランスガイド」について．（https://www.mhlw.go.jp/bunya/kenkou/eiyou-syokuji.html，参照日：2022年10月5日）

牧野直子監修（2019）図解眠れなくなるほど面白い栄養素の話．日本文芸社．

文部省，厚生省，農林水産省（2016）食生活指針．（https://www.mhlw.go.jp/file/06-Seisakujouhou-10900000-Kenkoukyoku/0000129379.pdf, 参照日：2022年10月5日）

新出真理監修（2021）かしこく摂って健康になるくらしに役立つ栄養学．ナツメ社．

堺　章（2014）新訂目でみるからだのメカニズム．医学書院．

鈴木志保子（2018）理論と実践スポーツ栄養学．pp212－215，日本文芸社．

田中越郎監修（2016）マンガでわかる基礎生理学．p53，オーム社．

上西一弘（2020）女子栄養大学のスポーツ栄養教室．女子栄養大学出版部．

吉田企世子監修（2020）効率よく栄養をとる食べ方＆保存のコツの事典．pp19－22，ナツメ社．

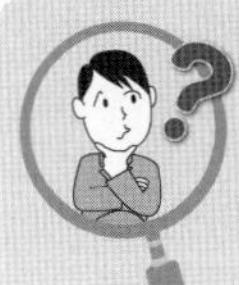

課 題

❶ 食事は私たちの生活において，どんな役割があるかをあげよう．

❷ 自分の生活のなかで，消化・吸収を考えて食べてみたいと思う状況を考えてみよう．

❸ 昨日とった1日分の食事を思い出し，食事バランスガイドのチェックシートに記入してみよう．そして記入したチェックシートから，自分の適量であった食事かをふりかえってみよう．

8章 脂肪の役割を知る

私たちの身体のなかには一定量の脂肪が存在する．一般的に体脂肪は絶対量（体脂肪量）や身体のなかに占める割合（体脂肪率）として認識されており，身体組成を把握する重要な指標の1つである．また血液中の脂肪は生活習慣病である肥満の指標としても広く知られている．体脂肪の多い・少ないは見た目や健康状態を決めることからも，私たちの生活に身近な存在であるといえる．一般的に「脂肪＝身体に溜まるとよくないもの」というイメージが浸透しているが，本章では脂肪の役割やその適正な値に関して学んでいく．

1．体内の脂肪の役割とは

1）エネルギー源としての脂肪の蓄積

ヒトを含む生物は肉，魚や食油などの脂質を食事によって体内に摂取する．摂取された脂質は小腸で消化されトリグリセリドやコレステロールとして血液中に吸収される．これらは血液中で過剰になると脂肪細胞に取り込まれ，エネルギー源として体内に蓄えられる．脂肪を蓄えた脂肪細胞は大きく膨らみ，通常よりも1.5～2倍に肥大化する．脂肪細胞には白色脂肪細胞や褐色脂肪細胞などの種類があるが，このなかでも白色脂肪細胞が脂質の貯蔵庫としての役割をもつ．

脂肪細胞内に蓄えられたトリグリセリドは，運動などのエネルギー代謝の増加に応じて遊離脂肪酸（FFA）に分解され，血液中に放出される．その後FFAは骨格筋に取り込まれ，骨格筋内でのエネルギー産生に利用される．このように体内に存在する脂肪は骨格筋を動かすための貴重なエネルギー源となる．

2）脂肪細胞から分泌されるホルモン

近年，脂肪細胞は生理活性物質と呼ばれるホルモンをつくる重要な臓器の1つとして認識されつつある．脂肪細胞から分泌される生理活性物質はアディポカインと呼ばれ，私たちの身体が正常な代謝機能を維持するうえで重要な役割を担う．脂肪細胞は，その大きさによって身体によい影響を与えるアディポカイン（善玉アディポカイン）と悪い影響を与えるアディポカイン（悪玉アディポカイン）を分泌する点が特徴である．たとえば通常サイズの脂肪細胞からは，アディポネクチンと呼ばれるアディポカインが分泌される．アディポネクチンは血糖値のコントロールに重要なインスリンの働きを正常に保ち動脈硬化を防ぐ作用をもつことから，善玉アディポカインとして認識されている．またレプチンも善玉アディポカインであり，間脳の視床下部にある満腹中枢に働き食欲を抑制することで食べ過ぎによる肥満を防ぐ働きがある．

一方で，過度な脂質の摂取や運動不足を繰り返すことで脂肪細胞が肥大化すると，これらの善玉アディポカインの分泌量が減少する．それに加えて動脈硬化を促進させるMCP-1，血液を固めて血栓を作るPAI-1，糖尿病発症にかかわるTNF-αなどの悪玉アディポカインの分泌量が増加する．

アディポカインの他にも，脂肪細胞は女性ホルモンであるエストロゲンの分泌に関係する．女性が痩せすぎるとエストロゲンの分泌量が減ることでホルモンのバランスが崩れる．その結果，生理不順や無月経が起こる．特に思春期を含む若齢女性や女性アスリートにおける痩せすぎは社会問題の１つとして認識されつつある．

2．体内の脂肪の評価方法

体重は誰もが知る体格の指標の１つである．しかし，体重だけでは身体を構成する脂肪や筋などの組織に関する詳細な情報（身体組成）を知ることはできない．自身の身体組成を正確に把握していないがために，十分でないにもかかわらず体脂肪を減らそうと努力したり，気づかないうちに体脂肪が増え過ぎてしまったりする．適度な脂肪量を体内に維持することは，エネルギー源の貯蔵とホルモン分泌の観点からも重要であるが，まずはその第一歩として正確な体脂肪量（あるいは体脂肪率）を知ることが大切である．

1）密度計測法

密度計測法とは体重と体積から全身の密度を求めて，その密度から体脂肪率を推定する方法である．水中にて息を吐き切った状態で体重測定を行い，陸上での体重との差から体積を推定する方法（水中体重秤量法）や，密閉されたカプセル容器に入り空気の圧をかけて圧力の変化から体積を推定する方法（空気置換法）がある．これらの方法は被験者の身体的負担が大きいこと，すべての年齢層・人種において精度が確認されているわけではないこと，さらには機械が高額であることから，現代ではこれらに代わる測定方法が主流となっている．

2）二重エネルギーX線吸収法（DXA法）

二重エネルギーX線吸収法は，生体に２種類の波長のX線を照射し，照射された放射線が体内を通過する際の減衰率を利用して，組織の組成を推定する方法である．脂肪量や除脂肪量（具体的には骨格筋量や骨量）の推定において高い信頼性を有していることから，身体組成測定方法のスタンダードとされている．さらに，腕，体幹，脚などの部位別での値を測定することが可能なことも特徴である．しかしながら少量の放射線を用いることから，被験者には被ばくのリスクがあるとともに機械の管理や取り扱いに専門知識が必要である．

3）生体電気インピーダンス法（BIA法）

生体電気インピーダンス法は，身体に微弱な電流を流し，その電気抵抗（インピーダンス値）を測定するものである．水分をほとんど含まない脂肪組織は電気を通過しにくいのに対して，水分と電解質を多く含む除脂肪組織は電気を通過しやすい性質を利用して，体内の脂肪量や除脂肪量を定量化できる．BIA法は低侵襲かつ安全で誰でも簡単に測定することができる．また測定に要する時間も数分程度であることから，今日では最も使用されている身体組成測定方法といえる．現在ではさまざまなメーカーからBIA法を用いた一般家庭向けの体組成計が販売されており，安価な値段で手に入れることができる．ただしインピーダンス値は体水分量やその分布によって変化するため，発汗，飲水，月経周期，皮膚表面の水分量，測定環境などの影響を受ける．またインピーダンス値から体脂肪量を推定する推定式が各メーカーによって異なるため，測定値が製品間で異なる可能性がある．

4）医用画像法

磁気共鳴画像法（MRI）やコンピュータ断層撮影法（CT）を用いることで全身の縦切り・輪切り画像を取得することができる．MRIはCTよりも解像度が高く鮮明な画像を取得できるが測定時間が長い．一方でCTは測定時間が短いものの，測定の際に少量の被ばくを伴う．医用画像法では脂肪量を面積や体積として実測することから，その他の推定法よりも妥当性が高い．またこれらの画像からは脂肪や筋，内臓を明確に識別することが可能で，皮下脂肪や内臓脂肪を分けて定量化できる．しかしながら，MRIやCTを所有する施設が限られていることや，全身の場合は150～200枚の画像の解析が必要で，それに膨大な時間と手間が必要であることから実用的な方法とはいい難い．今後の画像解析技術の進歩によって解析の簡易化や解析時間の短縮が期待される．

3．健康のための適正な体脂肪とは

健康とは広義な言葉であるが，ここでは「病気がないこと」や「虚弱（身体が著しく弱った状態）でないこと」を健康と定義する．体脂肪は多すぎても少なすぎても病気などの健康障害を引き起こすことから適正な範囲内にコントロールする必要がある．ここでは体脂肪が多すぎる場合あるいは少なすぎる場合に起こる健康障害について紹介する．

1）肥満と肥満症

肥満は体脂肪が身体のなかに過剰に蓄積した状態で，糖尿病，脂質異常症や高血圧などの生活習慣病を引き起こす要因とされている．肥満は体格指数（Body Mass Index：BMI）で判断される．BMIは体重（kg）を身長（m）の二

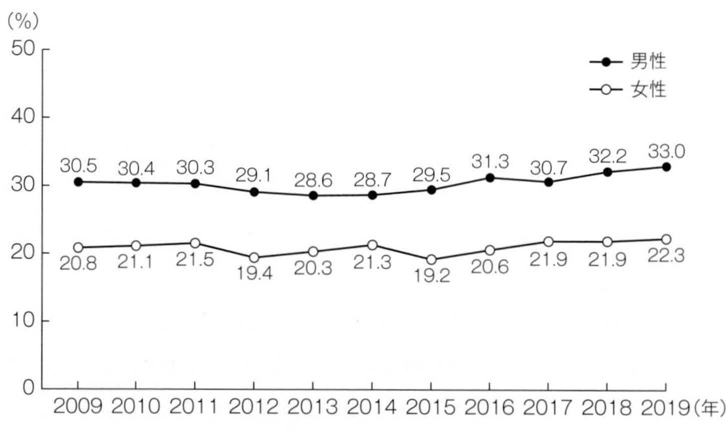

図8−1　肥満者（BMI25以上）の割合の年次推移
（厚生労働省（2020）令和元年国民健康・栄養調査結果の概要）

乗で除したものである．世界保健機関（World Health Organization：WHO）が示す肥満の基準はBMI 30 kg/m^2 以上であるのに対して，日本肥満学会の基準は25 kg/m^2 以上とされている．つまり日本肥満学会によって定義された基準はWHOの基準よりも厳格なものであることがわかる．これはBMIが低くても内臓脂肪の蓄積などによって健康障害のリスクが顕在化しやすいアジア人の特性に起因する．

近年，わが国の女性における肥満者の割合は，20％前後を示し大きな増減はない．一方，男性では2013年の28.6％から2019年の33.0％に増加がみられる（図8−1）．肥満は体脂肪率によっても判定されているが，そのエビデンスは十分でない．あるデータによると男性は体脂肪率20〜25％以上，女性は25〜30％以上が軽肥満とされている．ただしこれはDXA法で測定された体脂肪率を基準にしたものであり，人種，年齢，運動量や使用する機器によって誤差が生じる可能性があることに留意しなくてはいけない．

たとえ肥満であっても体脂肪分布の違いによって健康障害の発症頻度に差がみられる．腹腔内の腸間膜などに脂肪が過剰に蓄積している肥満を「内臓脂肪型肥満」という．下半身よりもウエスト周りが大きくなることから「リンゴ型肥満」とも呼ばれている．一方，皮下組織に過度な脂肪が蓄積する「皮下脂肪型肥満」は，お尻や太ももなどの下半身が大きくなることで「洋ナシ型肥満」と呼ばれている（図8−2A，Rospleszczら，2019）．内臓脂肪型肥満は皮下脂肪型肥満よりも糖尿病，脂質異常症や高血圧などの発症リスクが高いことが知られている．したがって，内臓脂肪の過度な増加を防ぐことが生活習慣病の予防につながる．肥満であることに加えて糖尿病，脂質異常症，高血圧などの健康障害がある場合は，医師の判断のもと「肥満症」と診断され，食事管理や運動による治療が必要となる．肥満症の改善には減量が効果的であり，肥満症診療ガイドラインによると健康障害の改善のためには体重の3％以上の減量が必要とされている．

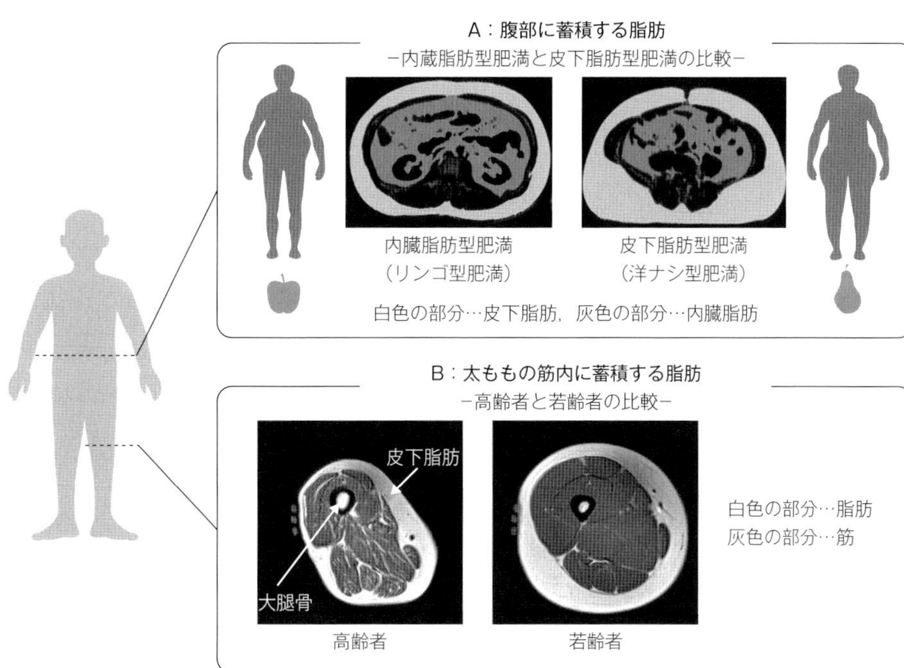

図8−2　全身に分布する脂肪
（A．Rospleszcz S, Lorbeer R, Storz C, et al.（2019）Association of longitudinal risk profile trajectory clusters with adipose tissue depots measured by magnetic resonance imaging. Sci Rep, 9: 16972；B．Akima H, Yoshiko A, Hioki M, et al.（2015）Skeletal muscle size is a major predictor of intramuscular fat content regardless of age. Eur J Appl Physiol, 115: 1627−1635）

2）メタボリックシンドローム

メタボリックシンドロームは別名「内臓脂肪症候群」と呼ばれる．体脂肪のなかでも特に内臓脂肪の過剰な蓄積を認め，それに加えて高血糖，脂質代謝異常，高血圧などが重積した病態である．メタボリックシンドロームと診断された場合，非メタボリックシンドロームよりも糖尿病の発症リスクが3倍，心血管疾患の発症リスクが2倍に増加する（Ford, 2005）．メタボリックシンドロームの診断にはウエスト周囲径が使われ，へその高さの腹囲が男性85 cm，女性90 cm以上であることがメタボリックシンドロームの必須条件とされている（図4−4，p40参照）．

3）異所性脂肪と健康障害

内臓脂肪や皮下脂肪に加えて肝臓，骨格筋，膵臓や心臓などにも脂肪が過剰に蓄積する．これらは第三の脂肪として「異所性脂肪」と呼ばれている．そのなかでも特に注目されているのが肝臓と骨格筋に蓄積する脂肪である．肝臓に蓄積する脂肪は“フォアグラ”，骨格筋に蓄積する脂肪は“霜降り肉”として表現するとイメージしやすいのではないだろうか．

（1）脂肪肝

脂肪が体内で過剰になると，まずは内臓脂肪や皮下脂肪として蓄積される．

そこで対応しきれなくなると，異所性脂肪として脂肪組織外にも脂肪が蓄積する．肝臓はもともと中性脂肪を溜め込む臓器であるが，肝細胞の30％以上に脂肪の取り込みが確認された場合には，脂肪肝として診断される．食べ過ぎや運動不足が原因となって発症する脂肪肝のことを非アルコール性脂肪肝といい，このうち約10～20％が肝硬変に進行したり肝がんを発症したりする．一方で，明らかなアルコールの多飲が原因となって発症する脂肪肝をアルコール性脂肪肝という．日本人を含むアジア人は，欧米人などと比較すると皮下脂肪に十分な脂肪貯蔵スペースをもっていないことから，脂肪が肝臓に蓄積して脂肪肝になりやすいことがわかっている．

（2）筋内脂肪

骨格筋内に蓄積する脂肪，いわゆる霜降りは筋内脂肪と呼ばれている．健常な若者では5～10％の脂肪が骨格筋のなかに含まれている．一方，高齢者や肥満者の筋内脂肪は15～20％で若齢者よりも高い値を示す（Kent-Braunら，2000）．筋内脂肪は可逆的な特性をもっており加齢，運動不足や脂質の多い食事によって増加する一方で，エネルギー摂取量の制限やトレーニングによって減少することが報告されている．最近の研究では，過剰な筋内脂肪の蓄積が血糖をコントロールするホルモンであるインスリンの効きを悪くしたり，筋の伸び縮みを物理的に制限したりすることが明らかにされている．つまり筋内脂肪の過剰な増加は，糖尿病の発症や筋力低下と強く関連する．筋内脂肪は，局所麻酔下で筋を取り出し顕微鏡で観察する方法（筋生検法）に代わり，MRI，CTや超音波画像法などの医用画像を使って測定することが可能である（図8-2B，Akimaら，2015）．しかしながら健康のための具体的な基準値などが未だ設けられておらず臨床的に応用できる段階ではない．

4）痩せ体型の問題点と日本の現状

スマートな容姿のタレントやモデルを雑誌やメディアで頻繁に目にする．痩せ体型であることを美化する風潮がある現代では，痩せ体型に憧れるものも多い．痩せているかどうかを判断するにはBMIが用いられる．WHOおよび日本肥満学会によると，BMI 18.5 kg/m^{2}未満のものが低体重（いわゆる痩せ）として判断される．痩せ体型女性の体脂肪量は，標準体型女性の87％程度との報告もあるが（Someyaら，2011），体脂肪量や体脂肪率など身体組成の観点から痩せを定義した基準はみられない．

日本人男女35万人を対象に10年以上を追跡した疫学研究によると，BMIが低い痩せのグループ（BMI：14.0～18.9 kg/m^2）に分類されたものは，BMIが標準のグループよりも死亡リスクが高いことが報告されている．さらにこの研究では，痩せのグループのものはBMIが高い肥満のグループ（BMI：30.0～39.9 kg/m^2）のものよりも死亡リスクが高いことが明らかにされている（Sasazukiら，2011）．つまり痩せ体型であることは将来的に健康障害を引き起こす可能性が高く，その結果，標準・肥満体型よりも死亡リスクが高くなる．

痩せ体型の健康障害には極端に少ない食事量や偏った食生活が関係している．体重減少を目的としてダイエットに励むものの多くは，食事量を減らすことでエネルギー摂取量を減少させる．これによって日々の生活に必要なエネルギーが生成できず，疲れ，冷えや怠さを引き起こす．また鉄分やカルシウムなどが不足することで貧血や骨粗鬆症などのリスクが高まる．これらに加えて痩せ体型は特に女性において深刻な影響を及ぼす．痩せ体型の女性の場合，ホルモンバランスの異常によって月経不順や無月経となる可能性が高い．また痩せ体型では2,500 g 未満の低出生体重児の出産のリスクが1.6倍に増加することが報告されている（Han ら，2011）．低出生体重児は成人後に生活習慣病になる可能性が高いことから将来生まれてくる子どもの健康のためにも適正な体型の維持が必要である．

日本は他の先進国と比較しても痩せ体型のものが多い．その理由は定かでないが，現代では肥満やメタボリックシンドロームと並ぶ問題として認識されている．2010年度に行われた国民・健康栄養調査では20歳代女性の約30％が痩せ体型であることが報告されている．これを受けて厚生労働省が進める健康日本21では「2022年度に20代女性の痩せの割合を20％とすること」が目標として掲げられている．2019年度に行われた調査において，20歳代女性の痩せ体型の割合は21％であり，未だ目標の達成には至っていない．適正な体脂肪や体格に関する正しい知識を獲得し無理な減量や食事制限をしないことが重要である．

4．適正な体脂肪にコントロールするためのポイント

健康を維持するためには，体重，BMIや体脂肪率を適正な値にコントロールすることが必要である．体脂肪量や体脂肪率はエネルギーの消費と摂取バランスによって決まる．たとえば体内の脂肪量は，食事によって摂取した量と活動によって消費した量がイコールであれば維持され，摂取量が消費量を上回れば増加し，摂取量が消費量を下回れば減少する．このシンプルな関係を前提に適正な体脂肪のコントロールのためのポイントについて解説する．

1）エネルギー消費量と運動

エネルギーとは熱量であり，カロリー（cal）で表される．エネルギー消費量は，基礎代謝量，活動代謝量で全体の90％が構成されている（基礎代謝量60％，活動代謝量30％，食事誘発性熱産生10％）．基礎代謝量とは，体温の維持，心臓や肺などの臓器の活動など，ヒトが生命を維持するために最低限必要なエネルギー消費量である．基礎代謝量は年齢や体格に依存するが，基礎代謝基準値をもとに概算値を算出することができる（**表8−1**）．たとえば，20

表8-1　基礎代謝標準値（kcal/体重（kg）/日）

年　齢	男　性	女　性
1～2歳	61.0	59.7
3～5歳	54.8	52.2
6～7歳	44.3	41.9
8～9歳	40.8	38.3
10～11歳	37.4	34.8
12～14歳	31.0	29.6
15～17歳	27.0	25.3
18～29歳	23.7	22.1
30～49歳	22.5	21.9
50～64歳	21.8	20.7
65～74歳	21.6	20.7
75歳以上	21.5	20.7

（「日本人の食事摂取基準」策定検討会（2019）日本人の食事摂取基準（2020年版）．p74，厚生労働省）

歳代男性の基礎代謝量は1,530 kcal/日（参照体重64.5 kg），20歳代女性では1,110 kcal/日（参照体重50.3 kg）である．

活動代謝量とは労働，家事やスポーツなど日常生活での身体活動に伴う消費エネルギーのことである．身体活動レベルが低い場合は1.35～1.55，身体活動レベルが普通の場合は1.35～1.75，身体活動レベルが高い場合は1.75～2.00を算出した概算値の基礎代謝量に乗じることで，基礎代謝量と活動代謝量を合わせたエネルギー消費量を算出することができる．

身体活動時のエネルギー消費量（基礎代謝量＋活動代謝量）をより細かく算出することも可能である．これには活動の強度を示す「メッツ（METs）」が用いられる．メッツとは，座位安静時の基礎代謝量を1としたとき，その何倍のエネルギー消費量に相当するかを示す単位である．たとえば，料理や洗濯は2.0メッツ，ウォーキングは3.0メッツ，テニスは7.3メッツに設定されている（国立健康・栄養研究所，2012）．メッツから身体活動時のエネルギー消費量を求めるためには，以下の式を用いる．

身体活動時のエネルギー消費量＝体重(kg)×メッツ×時間(時)×1.05

たとえば，体重60 kgのものがウォーキング（3.0メッツ）を30分（0.5時間）行ったとすると，「エネルギー消費量＝60 kg×3.0メッツ×0.5時間×1.05＝94.5 kcal」となる．1日のエネルギー消費量は体格や生活スタイルに左右されるため個人差が大きい．まずは自身のライフスタイルでのエネルギー消費量を知ることが食事や運動の具体的な目標設定に役立つ．

身体活動は，日常生活における労働や家事に伴う生活活動と，体力の保持や健康状態の改善のために計画的かつ継続的に行われる運動に分けられる．では健康づくりのためにはどのような運動をどれだけ行うべきだろうか．厚生労働省は健康づくりのための運動のキーワードとして「3メッツ以上の強度の運動」「毎週60分」を掲げている．さらに運動を習慣にするために「30分以上の運動

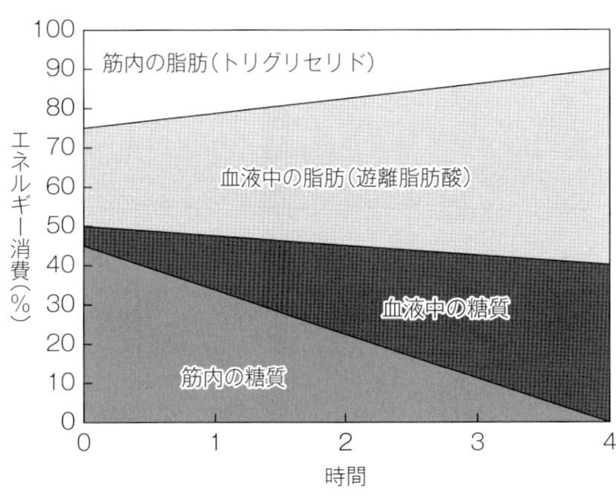

図8–3　長時間運動時におけるエネルギー供給源の割合
中強度（最大酸素摂取量の65〜75％の強度）の持久的運動時のエネルギー供給源を示す．主要なエネルギー源である筋内の脂肪，血液中の脂肪，血液中の糖質および筋内の糖質がエネルギー消費量に占める割合を示している．
（Coyle EF（1995）Substrate utilization during exercise in active people. Am J Clin Nutr, 61（4 Suppl）: 968S–979S）

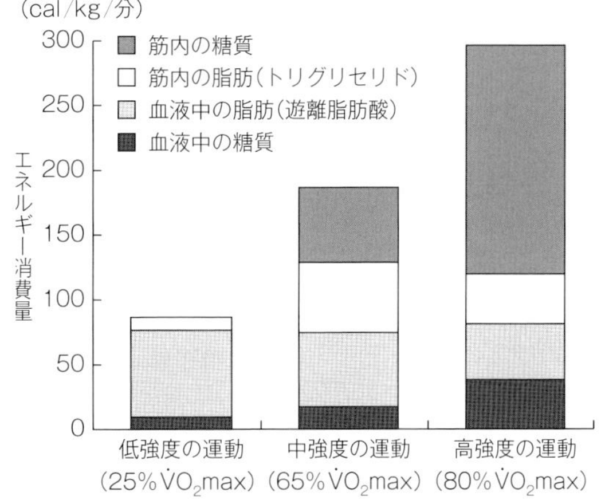

図8–4　各運動強度におけるエネルギー消費量とその供給源
（Romijn JA, Coyle EF, Sidossis LS, et al.（1993）Regulation of endogenous fat and carbohydrate metabolism in relation to exercise intensity and duration. Am J Physiol, 265（3 Pt 1）: E380–E391）

を週2回以上に分けて行うこと」が推奨されている．「運動は毎日やらなくてはいけない」「運動は疲れるまでやらなくてはいけない」と思っているものは，まずこれら2つのキーワードを意識して運動を始めてみてはいかがだろうか．

さらに図8–3・4をみていただきたい．図8–3は運動時間とエネルギー源の内訳を示している．これによると運動開始直後から脂質がエネルギー源となっているのがわかる（Coyle，1995）．また図8–4は低強度（ゆったり），中強度（軽く息が弾む程度），高強度（呼吸が激しくなる程度）の運動時のエネルギー消費量とその内訳を示している．すべての強度の運動において一定量の脂質がエネルギーとして使われていることがわかる（Romijn ら，1993）．

「体脂肪を燃焼させるためには20分以上の運動をしなくてはいけない」「キツイ運動でなくては意味がない」と考えているものはその考えを改めてほしい．まずは怪我せず無理のない強度および時間の運動を継続的に続けることが重要である．

2）エネルギー摂取量

食料品のパッケージの裏面をみてみるとエネルギー量や栄養素が記されている．日本では食品表示基準に基づきエネルギー量，たんぱく質，脂質，炭水化物およびナトリウム量の表示が義務付けられている．1日に必要なエネルギー摂取量は，年齢・体格および身体活動量に依存するが，厚生労働省が示す「日本人の食事摂取基準」によると，20歳代男性で2,300〜3,050 kcal/日，20歳代女性で1,700〜2,300 kcal/日とされている．体重，BMIや体脂肪率が適正な範囲内である場合は，まずこの値を参考にするのがよい．

一方で，健康障害を引き起こす可能性の高い肥満や痩せ体型の場合には，エネルギー摂取量を調節する必要がある．たとえば肥満者に対する減量のための食事療法では，1日あたりのエネルギー摂取量を1,000〜1,800 kcalに設定する．また妊婦，授乳婦，子ども，高齢者やアスリートなど，さまざまな身体条件によってエネルギー摂取量が変わってくる点にも注意が必要である．

3）栄養素

食品に含まれるたんぱく質，脂質，炭水化物（糖質）は，「エネルギー産生栄養素（あるいは三大栄養素）」と呼ばれ，身体を作ったり身体を動かしたりするため重要である．

（1）たんぱく質

たんぱく質は肉，魚，卵や豆などに多く含まれており，20種類のアミノ酸から合成されている．アミノ酸は体内で合成できない必須アミノ酸（9種類）と合成が可能である非必須アミノ酸（11種類）に分けられる．たんぱく質は骨格筋を合成する素材としてのイメージが強いが，臓器や血液などの身体の組織の構成成分であり，またホルモンや酵素などの調節機能成分でもある．18〜49歳におけるたんぱく質の摂取目標量は，男女ともエネルギー摂取量の13〜20％とされている．また同年齢における具体的な推奨量は，男性65 g，女性50 gとされている．ただしこの量は，幼児期，青年期，高齢期および妊婦において異なる．

（2）脂　質

脂質は体内の重要なエネルギー源であり，また脂溶性ビタミンの吸収を助ける働きをもつ．1歳以上における脂質の目標摂取量は，摂取エネルギー量の20％以上30％未満とされている．脂質のなかでも飽和脂肪酸は，牛や豚の油，バターなどに多く含まれる脂肪で，過剰な摂取によって心筋梗塞などの循環器疾患のリスクが増加する．そこで飽和脂肪酸の摂取はエネルギー摂取量の7％以下にすることが推奨されている．一方で植物由来の油や魚に含まれているn-6系脂肪酸やn-3系脂肪酸などの「不飽和脂肪酸」は，動脈硬化を防ぎ，血圧を下げる効果が期待されていることからも積極的な摂取が推奨されている．このように脂質には摂取するべき種類と摂取を調節するべき種類が細かく規定されていることから，それぞれが含まれる量を理解して，規定に基づいた量を摂取することが重要である．

（3）炭水化物

炭水化物は糖質と食物繊維に分けられる．そのなかでも糖質は，米，小麦，いも類などに多く含まれ，脳や筋の主要なエネルギー源となる．日本人の食事摂取基準によると，糖質の目標摂取量は摂取エネルギー量の50〜65％とされている．つまり1日に摂取するエネルギーの半分以上を糖質で賄う必要がある．

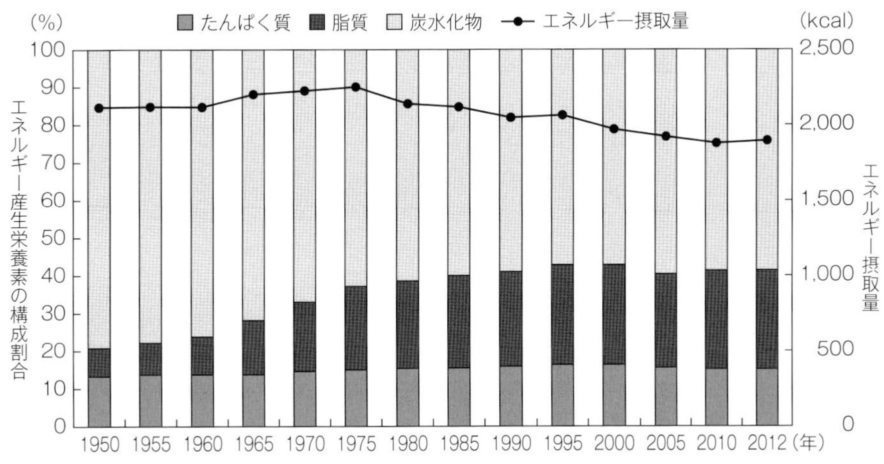

図8–5　日本におけるエネルギー摂取量とエネルギー産生栄養素の推移
(厚生労働省 (2014) 日本人の長寿を支える「健康な食事」のあり方に関する検討会報告書．p13より改変)

4) エネルギー摂取量と栄養素バランスの変化

街には飲食店が立ち並び，スーパーやコンビニで手軽に食料品が手に入る．好きなものを好きなだけ食べることが可能で，食品が溢れかえった結果「食品廃棄・食品ロス」といった問題も提起されている．そのような状況下で日本国民のエネルギー摂取量はどのように推移しているのだろうか．国民健康・栄養調査によると1950年におけるエネルギー摂取量は2,098 kcal/日であり，その後1975年までは増加がみられたものの (2,226 kcal/日)，2000年代に入ってからは2,000 kcal/日を下回っている (図8–5)．このデータの解釈には少子高齢化に伴う年齢構造の変化も考慮する必要があるが，20歳代のデータに限定しても同様の傾向が観察される．

戦後の日本では食が豊かになったにもかかわらず，摂取エネルギー量の大きな変化はみられない．しかしながら，肥満や糖尿病などの食と関係する生活習慣病が増加している．その要因の1つとなるのが「栄養素バランス」の変化である．元来から日本で食されてきた和食の主食は米であり，それに汁物，おかずや漬物を加えたものが一般的な組み合わせであった．

1950年のエネルギー産生栄養素の割合をみてみると，たんぱく質が13.0％，脂質が7.7％，炭水化物が79.3％であり，その大部分を炭水化物が占めている (図8–5)．しかし近年になると脂質と炭水化物の割合に変化がみられる．脂質の割合の増加と炭水化物の割合の減少は，言い換えれば主食が減り脂質中心のおかずが増えたことになる．この栄養素バランスの変化 (とりわけ脂質の割合の増加) が現代での肥満者や糖尿病患者の増加の理由の1つとされている．

近年では体重や体脂肪を減らすことを目的として糖質の摂取を制限する「低糖質ダイエット」や「糖質制限ダイエット」がブームとなっている．「低糖質」や「糖質 off」を謳っている商品も多い．これは摂取エネルギー量に占める糖質の割合を低くすることで血糖値の上昇の抑制し，それに伴うインスリン分泌の減少を目的としている．ただし糖質制限や低糖質の効果については，現在も研究が進められており，議論の余地が多く残されている．糖質は脳や筋の主要なエネルギーであるため，過度な制限によってエネルギー不足になることを避けるべきである．特に健康障害がない場合はやみくもに糖質を制限するのではなく，食事摂取基準に準じた摂取量を目指すのがよい．

文　献

Akima H, Yoshiko A, Hioki M, et al.（2015）Skeletal muscle size is a major predictor of intramuscular fat content regardless of age. Eur J Appl Physiol, 115: 1627－1635.

Coyle EF（1995）Substrate utilization during exercise in active people. Am J Clin Nutr, 61（4 Suppl）: 968S－979S.

Ford ES（2005）Risks for all-cause mortality, cardiovascular disease, and diabetes associated with the metabolic syndrome: a summary of the evidence. Diabetes Care, 28: 1769－1778.

Han Z, Mulla S, Beyene J, et al.（2011）Maternal underweight and the risk of preterm birth and low birth weight: a systematic review and meta-analyses. Int J Epidemiol, 40: 65－101.

Kent-Braun JA, Ng AV and Young K（2000）Skeletal muscle contractile and noncontractile components in young and older women and men, J Appl Physiol, 88: 662－668.

国立健康・栄養研究所（2012）改訂版『身体活動のメッツ（METs）表』．

Romijn JA, Coyle EF, Sidossis LS, et al.（1993）Regulation of endogenous fat and carbohydrate metabolism in relation to exercise intensity and duration. Am J Physiol, 265（3 Pt 1）: E380－E391.

Rospleszcz S, Lorbeer R, Storz C, et al.（2019）Association of longitudinal risk profile trajectory clusters with adipose tissue depots measured by magnetic resonance imaging. Sci Rep, 9: 16972.

Sasazuki S, Inoue M, Tsuji Y, et al.（2011）Body mass index and mortality from all causes and major causes in Japanese: results of a pooled analysis of 7 large-scale cohort studies. J Epidemiol, 21: 417－430.

Someya Y, Tamura Y, Suzuki R, et al.（2018）Characteristics of glucose metabolism in underweight japanese women. J Endocr Soc, 2: 279－289.

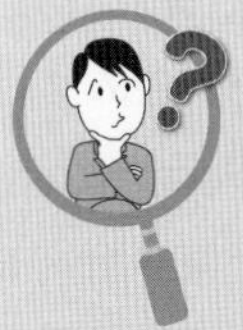

課 題

❶ 体脂肪の役割について説明しなさい．

❷ 体脂肪が過剰な場合と不足している場合の健康上の問題点について説明しなさい．

❸ 自身のエネルギー摂取量・消費量を見積り，改善すべき点があるかどうかを論じなさい．ある場合には具体的な改善策について，ない場合はその理由について説明しなさい．

9章 効果を高めるトレーニング法

スポーツパフォーマンス向上のためだけでなく，健康や体力の保持・増進のためにも運動（トレーニング）は欠かせない．しかし，体力にはさまざまな要素が含まれるため，「何を目的にするのか」により実践するトレーニング方法は大きく異なる．また，トレーニング効果を高めるためには休養，栄養も重要な要因となる．

一方，トレーニングの方法や休養が適切でなかった場合や，ウォーミングアップやクーリングダウンを怠った場合には，効果が得られないばかりか怪我やオーバートレーニングを誘起する場合もある．そこで本章は，トレーニングに関する基本的原理と方法論について解説する．

1．トレーニングの基本的理論

トレーニングを行う際には，3大原理・5大原則を理解，意識して行うことが重要である．さらに，トレーニングの3条件や超回復，成長に沿ったトレーニングを心掛ける必要がある．

1）3大原理

（1）過負荷の原理

身体は，日常レベルの負荷には適応している．トレーニングを行っている場合には，行っている負荷に対する能力は獲得できている．しかし，さらなる向上を目指す場合には，すでに獲得しているレベル以上の負荷を与える必要がある．このことを過負荷の原理という．体力の変化に応じて強度を上げたり，新しいトレーニングを取り入れたりすることが重要である．

（2）特異性の原理

スクワットを行った場合，その効果は下肢に表れ上肢にはみられない．有酸素性トレーニングを行えば持久力はアップするが，スプリント能力は向上しない．このように，トレーニング効果は行った部位や要素にのみ特異的に表れることを特異性の原理という．

（3）可逆性の原理

トレーニングにより体力が向上しても，トレーニングを中止すると元のレベルに戻ってしまうことを可逆性の原理という．トレーニング効果を維持，向上させるためには，トレーニングの継続が重要となる．

2）5大原則

（1）漸進性の原則

体力の向上に合わせて負荷をあげていくことを漸進性の原則という．過負荷の原理で述べたように，体力向上を目指す場合，すでに獲得したレベル以上の負荷をかける必要がある．トレーニングの初期や負荷を上げた際にはきついと感じるが，継続していくなかで楽だと感じ始めたら，負荷を上げていく．なお，急激に負荷を上げると怪我につながるため，徐々に段階的に負荷を上げることがポイントとなる．

（2）全面性の原則

さまざまな部位あるいは要素を含んだメニューを取り入れ，全般的にバランスよくトレーニングすることを全面性の原則という．特異性の原理で述べたように，トレーニング効果はトレーニングをした部位，要素に対してのみ特異的に現れる．たとえば，自分の好きな部位のみの筋力トレーニングを行うと，その部位に対する効果はあるが，一方で筋肉のつき方が偏ったバランスの悪い体となったり，疲労が集中して怪我につながることがある．したがって，怪我予防の観点，運動能力のバランスの観点からも満遍なくトレーニングを行う．

（3）反復性の原則

繰り返しトレーニングすることを反復性の原則という．可逆性の原理で述べたように，トレーニングは継続することに意義があり，中断すれば体力低下は避けられない．トレーニングは毎日行う必要はないが，月に1～2回のようにトレーニング頻度が低すぎても効果は得られない．また，1回のトレーニングで目的とする体力や技術が身に付くことはない．体力の向上には，日々の積み重ねが重要である．

なお，健康のためには週1回でもトレーニングすることが有効ではあるが，体力の向上を目的とする場合，筋力トレーニングでは週2～3回，その他であれば週3回以上を目安に行うとよい．

（4）個別性の原則

トレーニングの目的や体力水準は人それぞれ異なるため，個々に応じた方法やメニューでトレーニングすることを個別性の原則という．また，後述するように，年齢や性別によってもトレーニングの方針は異なるため，それぞれにあった最適のトレーニングを行うことが重要である．

（5）意識性の原則

何のためのトレーニングなのか，どこをターゲットとしたトレーニングなのか等を理解，意識してトレーニングに取り組むことを意識性の原則という．たとえば，いわゆる腹筋運動では腹直筋に意識を向けたり，腹部に手を添え筋の収縮を確認しながら行うことで，より高い効果が得られる．また，トレーニングの目的を理解して実践する場合と強制的にやらされた場合では心構えが変わるため，トレーニングの質も変わり，おのずと効果に違いが生じる．

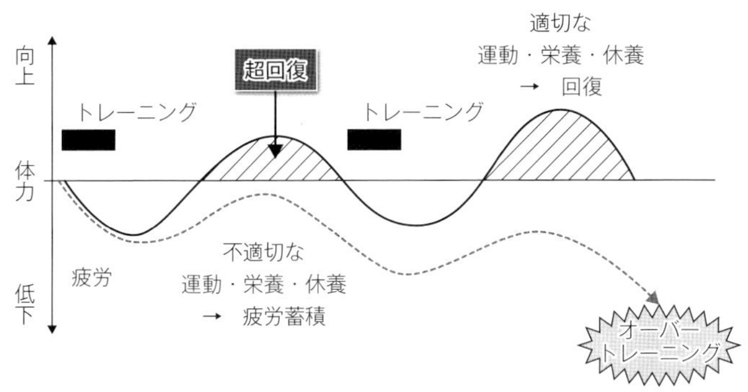

図9-1 超回復

3）トレーニングの3条件

トレーニングの3条件とは，強度，時間（回数），頻度である．強度には，重り，心拍数，スピード等があげられ，最大値に対する割合で設定されることが多い．時間（回数）は，運動継続時間，反復回数やセット数であり，頻度は週あたりないしは1日あたりのトレーニング回数である．トレーニングの目的によって3条件は異なるため，後述するように適切なプログラムを設定する必要がある．

4）超回復

トレーニングの原理・原則を基にしっかりトレーニングしても，栄養，休養が整っていないとその効果は得られない．トレーニングを行うと身体は疲労し一時的に体力は低下するが，適切な休養・栄養によって体力は元のレベルを上回って回復する．このことを「超回復」といい，この繰り返しによって体力は向上していく（図9-1）．しかし，トレーニング強度が高すぎたり，休養や栄養が適切でなければ疲労が蓄積し，体力はむしろ低下する．この状態が，オーバートレーニングである．回復に要す時間は48～72時間程度であるため，休養日を設定する必要がある．栄養に関してはトレーニングに応じた過不足のない，バランスのよい食事を心掛ける（7章参照）．

ジョギングやランニングは毎日行う人も多いが，強度や時間を軽減して行う日や休養日を設けた方がよい．筋力トレーニングに関しては，同じ部位を連続して行わないようにトレーニング日を設定することが推奨される．たとえば，月曜日と木曜日は上半身，水曜日と土曜日は下半身のように部位別に分けて行うか，1回で全身をトレーニングする場合には，月，水，土曜日にトレーニングする，というように設定するとよい．

5）発育発達とトレーニング

スキャモンの発育曲線とは，20歳時の身体の組織や機能の発育度を100％とし，生後どのように変化するのかを示したもので，一般型，神経型，リンパ型，生殖器型がある（図9-2）．最も発育が早いのは脳や視聴覚等を含む神

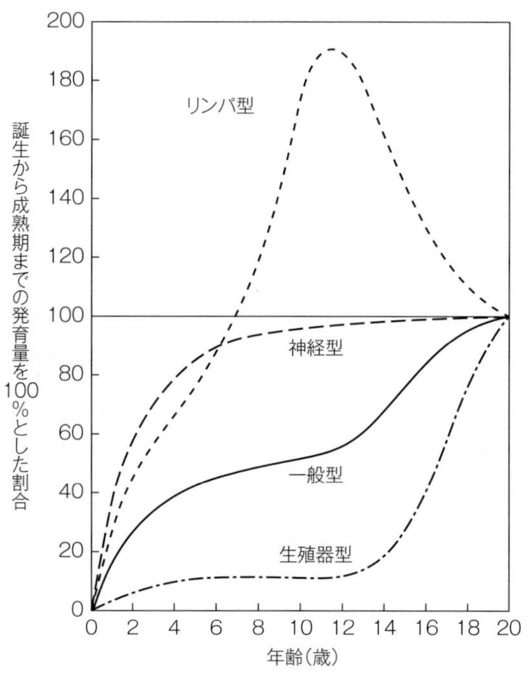

図9−2　スキャモンの発育曲線

（Scammon RE（1930）The measurement of the body in childhood, pp173−215. Harris JA, Jackson CM, Paterson DG, Scammon RE（Eds.）, The Measurement of Man. University of Minnesota Press）

経型である．幼児期に約80％までに達し，12歳前後でほぼ完成する．この時期に経験したことの吸収力は高いため，走，跳，投，蹴や，リズム感覚やバランス感覚などのさまざまな要素を含んだ運動を数多く経験させることが重要である．しかし身長，体重，筋量等の一般型は未成熟の状態にあるため，トレーニングというよりは，遊びや経験重視で実践させた方がよい．また，専門的な筋力トレーニングや激しいトレーニングの開始は思春期以降がよい．思春期以前の骨は，構造的にも成分的にも弱く，強い負荷によりオスグッド病のようなスポーツ障害を引き起こすことがある．女性の場合，初経遅延や無月経の原因にもなりうる．女性ホルモンの低下は，骨量減少や子宮の発育発達にも悪影響を及ぼすため，月経状況を把握しながらトレーニングを調整すべきである（11章参照）．一方，男性では思春期以降，男性ホルモンの増加によって，筋量の増加が顕著となる．なお，発育発達には個人差があるため，個々の状態を判断してトレーニングをする必要がある．

2．ウォーミングアップとクーリングダウン

1）ウォーミングアップ

ウォーミングアップの目的は，トレーニングを行える状態にすることや怪我

の予防であるが，その意義は体温（筋温）の上昇である．筋温上昇の効果として，筋や腱の粘性抵抗の低下，神経伝達速度の短縮，血流量増加による酸素運搬能の向上等があげられる．このため，動きがスムーズになったり，関節可動域や柔軟性が向上し怪我の予防につながる．また，筋温上昇は運動パフォーマンスの向上をもたらす（永井ら，2019）．さらに，心の準備としての心理的な側面も持ち合わせている．

筋温を上げるためには，走運動が最も効果的である．その後，ストレッチ等を行う．この際，静的ストレッチではなく動的（ダイナミック）ストレッチが推奨される．静的ストレッチとは，一定の姿勢を15～20秒程度キープする従来のストレッチであり，動的ストレッチとは，ラジオ体操やブラジル体操，膝関節の屈伸運動のような動きながら行うものである．

2）クーリングダウン

クーリングダウンの目的は，疲労からの回復である．効果としては，乳酸除去の促進，筋のポンプ作用（筋の収縮・弛緩により血液を心臓に戻す働き）による静脈還流量（心臓に戻る血液量）の確保および一過性の血圧低下や立ちくらみの予防，過換気症候群の予防等があげられる．

トレーニング後はすぐに安静にするのではなく，しばらく体を動かすことが重要である．その後，しっかりとストレッチを行う．なお，クーリングダウンでは静的ストレッチが推奨される．この他，アイシングやマッサージ，ストレッチポール等を使用したケアも有効である．また，自宅においても疲労した部位のケアを積極的に行い，疲労回復に努めることも重要である．

3．トレーニングの種類と強度設定

1）筋力トレーニング

スクワットや腕立て伏せ等の運動は，筋力トレーニング，ウェイトトレーニング，あるいはレジスタンストレーニングともいわれ，ここでは筋力トレーニングとして扱う．筋力トレーニングでは，筋力，筋持久力，パワーの向上や筋肥大が期待されるが，怪我をした際のリハビリテーションとしても重要なトレーニングである．トレーニングマシンやダンベル等の器具を用いたものと，器具を使用せずに行う自重トレーニング等があげられる．

（1）器具を用いたトレーニング

マシンやダンベル等の器具を用いたトレーニングのメリットは，効果を数値で確認できる点である．一方，デメリットとしてはマシン等の専用器具が必要となるため，トレーニングできる場所が限定されること，また誤ったフォームでトレーニングすると怪我をしやすいことがあげられる．

マシン等の重りを使用する際には，目的に合った適切な負荷設定が必要であ

表9−1　1RMを基準とした目的別運動プログラムの設定

反復可能最大重量(RM)	負荷強度(%1RM)	目的・効果	回　数	セット数	休息時間
1	100	筋力アップ（筋肥大しない）	~5	2~6	2~5分
2	95				
4	90				
6	85	筋肥大（筋肥大の効果により筋力もアップ）	6~12	3~6	30~90秒
8	80				
10	75				
12	70				
18	65	筋持久力向上（筋肥大・筋力アップの効果は期待できない）	12~	2~3	30秒以下
20	60				

（有賀（2017），Gregory & Travis（2018）より作表）

る．連続して最大で何回挙上できるかを示したものが最大反復回数（repetition maximum：RM）である．1回しか挙上することができない負荷が最大値で1RMとなり，最大で10回連続して挙上できる負荷が10RMとなる．1RMが100％挙上重量であり，10RMは1RMの75％程度に相当する（有賀，2017；Gregory & Travis，2018）．

目的別の至適強度，回数，セットおよびセット間インターバルを**表9−1**に示す（有賀，2017；Gregory & Travis，2018）．筋肥大を目的とする場合は6〜12RM，すなわち1RMの70〜85％位の強度で，セット間のインターバルを30〜90秒程度に設定し，3セット以上行うのがよい．また，動作速度も重要である．ターゲットとする筋を収縮させる際には1〜2秒で，戻す際には2〜3秒かけて行う．一方，筋力やパワー向上を目的にする場合には，1〜6RMの高めの負荷設定で，2〜6セット，セット間インターバルは2〜5分程度で行う．収縮させる際には素早く，戻す際に1〜2秒かけて行う（有賀，2017）．なお，スクワット等のフリーウェイトを用いたトレーニングの際は，安全面への配慮として，1人で行わず複数で行うことが必須である．

（2）自重トレーニング

自重トレーニングは自分の体重が負荷となるため，過剰な負荷がかかりにくいこと，いつでもどこでもトレーニングできる点がメリットである．しかし，負荷や効果を数値で確認しにくいというデメリットがある．また，誤ったフォームで行えば効果は得られない．

自重トレーニングには，腹筋や腕立て伏せ，重りを使用しないスクワット等の運動，あるいは空気椅子やプランクのような一定の姿勢をキープする運動があげられる．前者では，回数を設定する，時間制限で行う，ゆっくり行う（スロートレーニング）等，バリエーションを工夫した実践が可能である．一方，後者では時間設定となるため，まずは15〜20秒程度から開始し，60秒程度を目標に行うとよい．プランク等でさらに負荷をかけたい場合には，片手や片脚をあ

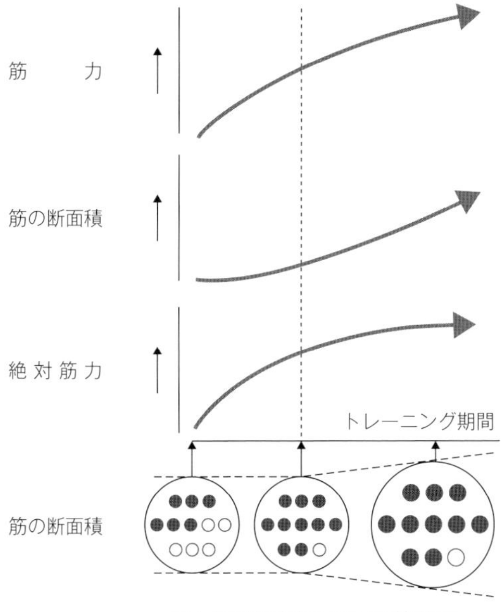

図9−3　筋力と筋断面積の変化
（福永哲夫（1978）絶対筋力に及ぼすトレーニングの影響，p220．ヒトの絶対筋力−超音波による体肢組成・筋力の分析−．杏林書院より改変）

げる等のバリエーションがある．

また，体幹をメインに体の安定性を高めるために行うトレーニングをスタビリティトレーニングあるいはコアトレーニングという．筋肥大への効果は少ないが，姿勢維持，体の軸の安定やバランス能力の改善に有効である．種目はプランクやサイドプランク等があげられる．器具を用いた運動や腹筋のような運動では，大きな筋肉や身体の表面にある表層筋（アウターマッスル）が主として動員されるが，スタビリティトレーニングでは，深層筋（インナーマッスル）が動員される．

（3）筋肥大

トレーニングによる筋力と筋肥大の変化を図9−3に示す（福永，1978；竹倉，2010）．トレーニング開始初期は，神経系の改善により筋収縮に参加していなかった筋線維が動員されるようになり，絶対筋力（単位面積あたりの筋力）が増加するため筋力は増加する．一方，筋肥大はほとんどみられない．筋肥大がみられるようになるには，少なくともトレーニング開始から4週間程度過ぎてからである．したがって，筋肥大を目的とする場合には，ある程度の期間が必要であることを理解し，効果を確認するためには少なくとも3カ月は継続する必要があることを念頭にトレーニングするとよい（竹倉，2010）．

（4）筋力トレーニング時の注意点

正しいフォームで行うことが重要である．トレーニングに不慣れな場合は負

表9-2　主観的運動強度（RPE）

	日本語	英　語
20		
19	非常にきつい	very very hard
18		
17	かなりきつい	very hard
16		
15	きつい	hard
14		
13	ややきつい	somewhat hard
12		
11	楽である	fairly light
10		
9	かなり楽である	very light
8		
7	非常に楽である	very very light
6		

（小野寺孝一，宮下充正（1976）全身持久性運動における主観的強度と客観的強度の対応性−Rating of perceived exertionの観点から−．体育学研究，21：191−203）

荷を低めに設定し，フォームの修得後に適切な負荷へ変更する．誤ったフォームとは，腰の反りすぎ，ニーイン（膝が内側に入る），反動動作の多用や目的と異なる筋を動員して挙上することであり，怪我の原因となる．

また，呼吸も重要となる．筋力トレーニング中は血圧が上昇しやすい．特に息こらえは急激な血圧上昇を招くため，呼吸は止めずに行う．ターゲットとなる筋を収縮させる際に息を吐き，戻す際に息を吸う．たとえば，アームカールであれば屈曲の際に息を吐き伸展の際に息を吸う，スクワットであれば腰を下ろす際に息を吸い立ち上がる際に息を吐く，といったように行い，前述の動きのカウントに呼吸を連動させる．

2）有酸素性トレーニング

有酸素性トレーニングは，減量や全身持久力向上目的で行われる．15分以上を目安に行うことが推奨される．運動強度は心拍数をもとに設定するとよい．心拍数は，手首の触診にて簡易に計測できるが，スマートウォッチ等のウェアラブルデバイスを用いてリアルタイムで確認することも可能である．触診の場合は，10秒間ないしは15秒間の心拍数を計測し，6倍あるいは4倍するとよい．また，主観的運動強度（表9-2，小野寺・宮下，1976）をもとに行うことも有効である．

（1）心拍数を用いた運動強度の設定

運動強度は最大酸素摂取量から算出することが望ましいが，測定には特別な機器が必要であり，疲労困憊まで追い込むテストであるため容易に計測することはできない．一方，心拍数は最大酸素摂取量との相関が高いこと，簡便に測定できることから，運動強度の指標として用いられる．

表9−3　有酸素性運動時の強度の目安

体力分類	強　度		
	%HRmax	%HRR	RPE
劣る～やや劣る	64～74	40～55	軽～中等度
やや劣る～普通	74～84	55～70	中等～高強度
普通～良好	80～91	65～80	中等～高強度
良好～優秀	84～94	70～85	やや高強度～高強度

（西牟田守，勝川史憲（2011）運動処方の一般原則，p172．American College of Sports Medicine編，日本体力医学会体力科学編集委員会監訳，運動処方の指針−運動負荷試験と運動プログラム−原書8版．南江堂より改変）

1分間あたりの心拍数の最大値を最大（最高）心拍数（Heart Rate max：HRmax）という．最大心拍数は「220−年齢」によって推定することができる．

最大心拍数に対する割合によって目標心拍数を算出できる．簡易に算出するには，以下の式を用いる．

目標心拍数（%HRmax）＝最大心拍数（220−年齢）×運動強度（%）

運動強度の目安として，減量を目的とした場合は60～70%程度，全身持久力の向上のためには70%以上が推奨される．20歳で減量目的（運動強度60%）の場合には，

（220−20）×60%＝120拍/分（目標心拍数：%HRmax）となる．

一方，トレーニングのレベルや状況によって安静時の心拍数は異なる．一般の健康な成人の安静時心拍数は，60～80拍/分程度であるが，継続的にトレーニングを行っている人では，60拍/分未満であることがしばしば観察される．一流のマラソン選手では40拍/分未満であることもある．たとえば，40歳の人が60%強度で運動する場合，目標心拍数（%HRmax）は108拍/分となる．しかし，安静時心拍数が50拍/分である人と80拍/分である人では，目標心拍数までの負担度は異なる．このような安静時の心拍数の相違を考慮して目標心拍数を設定する方法に，予備心拍数（最大心拍数−安静時心拍数；Heart Rate Reserve：HRR）を用いたHRR法がある．カルボーネン法ともいわれ，以下の式によって算出される．

目標心拍数（%HRR）＝（最大心拍数−安静時心拍数）×運動強度（%）＋安静時心拍数

減量を目的とする場合の運動強度は50～70%程度となる．20歳で安静時心拍数が60拍/分，減量目的の場合（運動強度50%）には，

（220−20−60）×50%＋60＝130拍/分（目標心拍数：%HRR）となる．

現在はHRR法を用いて運動強度の設定をすることが多い．なお，有酸素性運動時の体力別運動強度の目安は，表9−3のとおりである（西牟田・勝川，2016）．

（2）主観的運動強度を用いた運動強度の設定

主観的運動強度（Rating of Perceived Exertion：RPE）は提唱者の名前をとっ

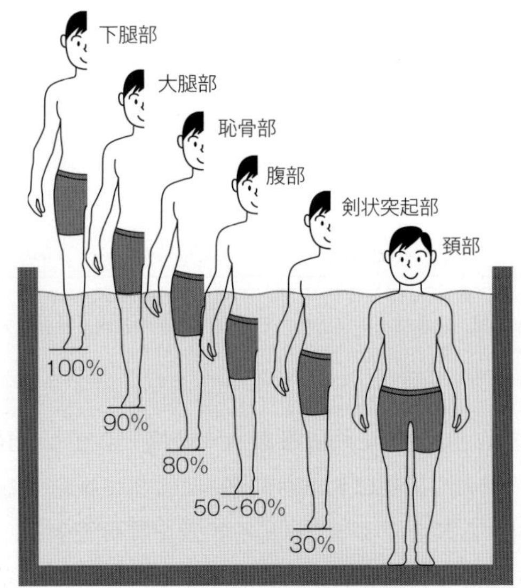

図9−4　水深と荷重負荷の割合
（山本利春（2018）アクアコンディショニング，p264．日本体育協会，公認アスレティックトレーナー専門科目テキスト第6巻，予防とコンディショニング．日本体育協会より改変）

て Borg（ボルグ）のスケールともいわれる．運動時の主観的なきつさを数値化したもので，6〜20 で評価される．心拍数が計測できない場合に利用できる．若年者においては数値に 10 を乗じるとそのときの心拍数におおむね相当するよう算出されている．

トレーニングに不慣れな場合，まずは 10〜12（楽である）程度から開始するとよい．減量を目的とする場合には，13（ややきつい）以上を目安に強度設定する．また，外部環境（気温，湿度）や体調によっても主観的なきつさは変化するため，規定の負荷で行っている場合でも，いつもよりもきついと感じた場合には状況に応じて強度を調整する．

4．水中運動

水中運動には，水泳，水中ウォーキング，アクアビクス等がある．水中は特殊環境となるため，陸上とは異なる効果が得られる．湿度も高いことから，喘息を患っている場合には環境的にも適したトレーニングとなる．

水中運動の力学的特性として，浮力，抵抗，水圧，熱伝導効果があげられる（山本，2018）．水中運動の利点は，浮力により重力の影響を軽減できるため，関節にかかる負担を減らすことができる点である．水深によって浮力は変化し，剣状突起部以上であれば 70％以上の重力が軽減される（図9−4）．そのため関節に問題を抱える人や体重過多の人に適したトレーニング様式となる．一方，水の抵抗が負荷となるため，水中での動きを速くするほど抵抗が大きくなり，運動強度を高めることができる．しかし，陸上のような素早い動きはできない

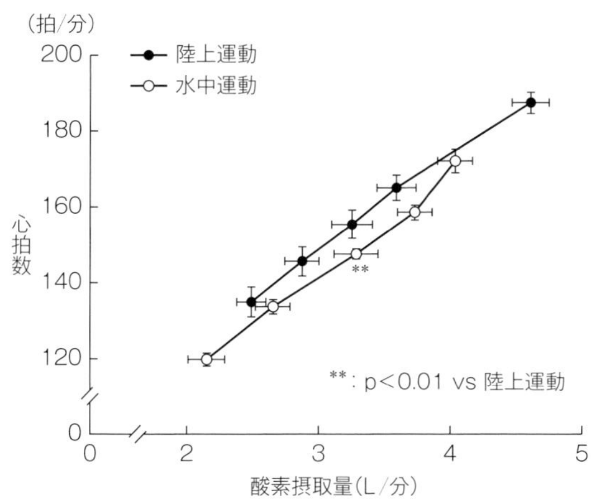

図9-5　陸上運動と水中運動時の心拍数の変化
(Svedenhag J, Seger J (1992) Running on land and in water: comparative exercise physiology. Med Sci Sports Exerc, 24: 1155-1160)

ため，瞬間的な大きな負荷はかかりにくい．このため，リハビリテーションとしても推奨される．また，水圧により筋のポンプ作用が高まり血液循環が亢進するため，疲労やむくみの解消につながるとともに，呼吸筋が鍛えられるため心肺機能も向上する．さらに，水の熱伝導率は空気の20倍以上である．プールの水温は体温よりも低いため体温が奪われる．このため，熱産生がアップし消費エネルギーも増加する．このように，水中運動の効果は非常に高い．

水中運動時の注意点として，運動強度の設定と熱中症があげられる．水中と陸上で酸素摂取量を基準に同じ強度の運動を行った場合，心拍数は陸上よりも10拍/分程度低く推移する（図9-5，Svedenhag & Seger，1992）．したがって，水中運動時には陸上運動の際より低い目標心拍数に設定するか，主観的運動強度をもとに設定するとよい．さらに，水中運動中にも発汗により水分やナトリウム等が失われる．陸上でのトレーニングと同様に，運動前・中・後に糖やナトリウムを含んだ水分補給を忘れないことが重要である．

まとめ

本章では，効果的なトレーニングの理論と方法について解説した．トレーニングは科学的根拠に基づいて行われているため，知識がないまま行うよりも，これらに基づいてトレーニングした方が，効率がよく効果は高い．

目的と目標を決め，自分の体力や状況に即したメニュー（トレーニングの種類・負荷強度・時間等）で行うことが重要である．この際，3大原理5大原則を意識する．また，トレーニングだけではなく，休むことの重要性や栄養に関する理解を深めておくことも大切である．

文　献

有賀誠司（2017）筋力トレーニングのプログラム作成，pp38－53．日本トレーニング指導者協会編著，トレーニング指導者テキスト実践編 改訂版．大修館書店．

福永哲夫（1978）絶対筋力に及ぼすトレーニングの影響，pp182－227．ヒトの絶対筋力－超音波による体肢組成・筋力の分析－．杏林書院．

Gregory HG，Travis TN 編，篠田邦彦，岡田純一監修（2018）ストレングストレーニング＆コンディショニング－NSCA 決定版－第 4 版．pp513－564，ブックハウス・エイチディ．

永井将史，山本利春，笠原政志（2019）筋温がパフォーマンスに及ぼす影響．臨床スポーツ医学，36：620－625．

西牟田守，勝川史憲（2011）運動処方の一般原則，pp158－187．American College of Sports Medicine 編，日本体力医学会体力科学編集委員会監訳，運動処方の指針－運動負荷試験と運動プログラム－原書 8 版．南江堂．

小野寺孝一，宮下充正（1976）全身持久性運動における主観的強度と客観的強度の対応性－Rating of perceived exertion の観点から－．体育学研究，21：191－203．

Scammon RE（1930）The measurement of the body in childhood, pp173－215. Harris JA, Jackson CM, Paterson DG, Scammon RE（Eds.）, The Measurement of Man. University of Minnesota Press.

Svedenhag J, Seger J（1992）Running on land and in water: comparative exercise physiology. Med Sci Sports Exerc, 24: 1155－1160.

竹倉宏明（2010）運動と筋肉，pp55－82．春日規克，竹倉宏明編著，運動生理学の基礎と発展 改訂版．フリースペース．

山本利春（2018）アクアコンディショニング，pp264－271．日本体育協会，公認アスレティックトレーナー専門科目テキスト第 6 巻，予防とコンディショニング．日本体育協会．

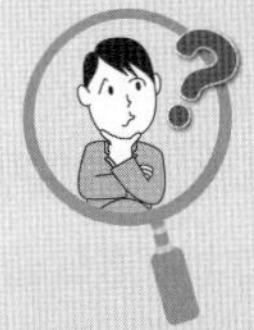

課 題

❶ HRR法を用いて，減量時の目標心拍数を求めなさい．運動強度は60％とする．

❷ トレーニングの3大原理5大原則について，それぞれ簡潔に説明しなさい．

❸ 超回復について説明しなさい．

10章 手軽に始めるウォーキングのすすめ

ウォーキングの愛好者は多い．笹川スポーツ財団の調査によると，2020年における「散歩・ウォーキングを年1回以上実施する成人」の割合は47.5％（人口推計で4,913万人），「週1回以上実施する成人」の割合は35.7％（人口推計で3,692万人）に上っている（笹川スポーツ財団，2020）．ちなみに1996年の時点では，それぞれの割合は22.3％，13.6％であり，大幅にウォーキング愛好者数が増えていることがわかる．では，なぜウォーキングを行う人々がこれほどまでに増えているのであろうか．

健康志向が高まっている現代では，生活に運動を取り入れる必要性が強く叫ばれている．歩行はもともと日常的に行われている動作であり，その動作の延長線上ですぐに始められる運動がウォーキングである．他の運動を始める際にはルールや基本技術を覚えたり，専用の道具を多数揃えたり，活動場所を探したり，同好の仲間を見つけたりする必要があるが，ウォーキングではそのいずれも必要がないか，必要性が小さい．つまり，ウォーキングは運動初心者にとってのハードルが低いのである．

健康スポーツにかかわる指導者や医療関係者なども，手軽で気軽に始められる運動としてウォーキングを勧めることが多い．そのため，ウォーキングに関する情報は世の中に溢れている．そこで本章では，そうした情報を参考にしながら，効果的なウォーキングの方法について考えていく．

1．ウォーキングを始めるに当たって

専用の道具を揃える必要性が小さいウォーキングでも，シューズとウェアは必要である．いずれも他のスポーツ用のものを用いて行えなくもないが，シューズは快適に歩けるように作られている「ウォーキングシューズ」，あるいは「ジョギングシューズ」「ランニングシューズ」を履いて行うことが望ましい．

ウォーキング人口が多いこともあり，ほとんどの靴屋でウォーキングシューズが販売されており，ウォーキングシューズのコーナーを設けている店舗も多い．他のスポーツ用品同様，インターネットでの購入ももちろん可能である．とはいえ，サイズ上は足の大きさに合うようでも，足の形に合わないシューズもある．足の形に合わないシューズは，マメや靴擦れの原因となり，ウォーキングの時間をつらいものにしてしまう．ウォーキングシューズは実際の店頭で，試着をしたうえで購入することが望ましい．試着時は，座った状態で片方の足に履くだけではなく，両足に履いて店舗から許可される範囲で実際に歩いてみ

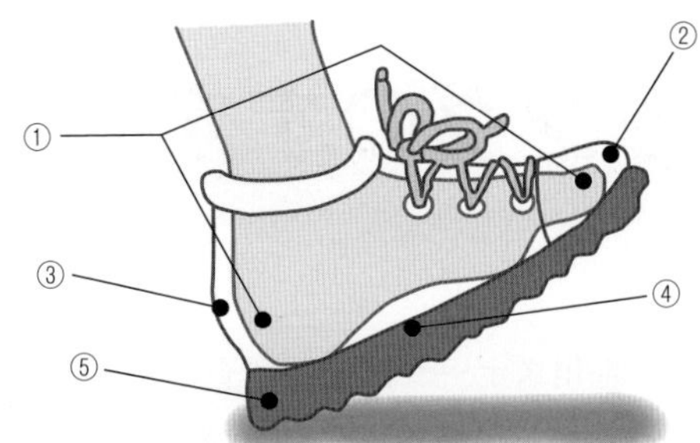

図10−1　ウォーキングシューズの選び方のポイント（とちぎ健康づくりロードWEBサイトより）
①かかと，つま先，足の甲などに靴ずれを起こしそうな心配はないか．②指先が余裕をもって動かせる．③かかとの部分がしっかりと包み込まれている．④パッド※が土踏まずにフィットしている．⑤かかとの部分の靴底は少し広めで十分にショックを吸収できる厚さがある
※：パッドはシューズ内部の中敷きのことで，取り外し可能のものが多い．パッド部分のみ別途購入することも可能なので，元のパッドに重ねて，あるいは元のパッドと取り換えて足へのフィット感を高める方法もある．取り外したまま他のパッドを入れずに歩くことは，たとえ足に合ったとしても衝撃吸収力が低下するのでお勧めできない（筆者注記）．

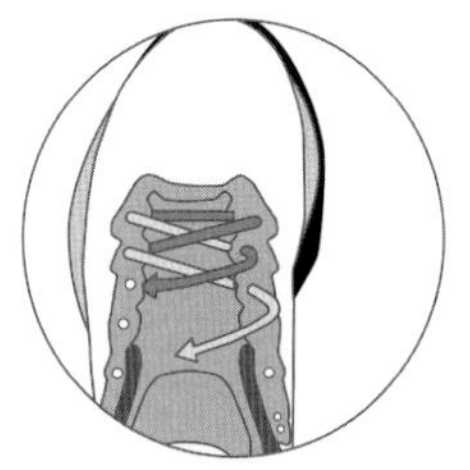
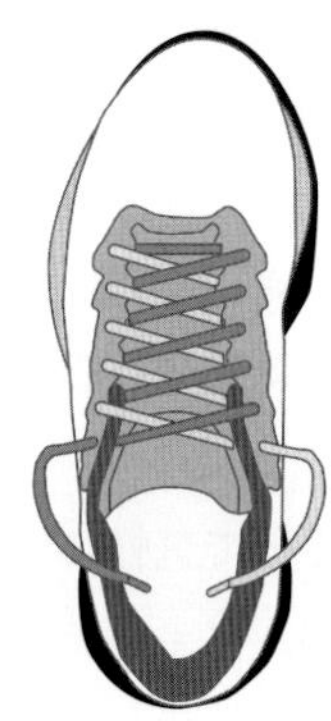

靴ヒモを下から
シューレースホールへ通す

図10−2　アンダーラップ（アシックスWEBサイトより）
左右交互に穴の下から上に靴ヒモを通す方法である．履いている内に足に適度になじみ，圧迫感が少ないため，長距離ランナーに適しているといわれている（足の甲が高い方にもおすすめ）．

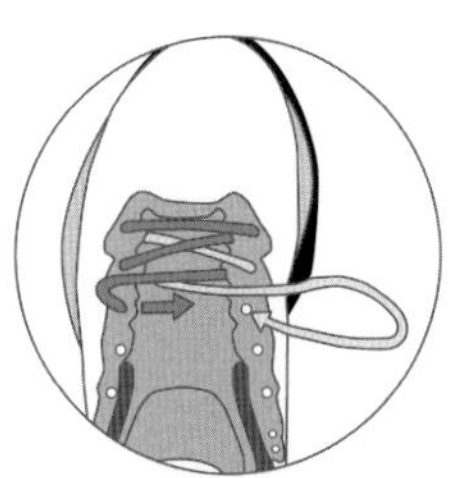
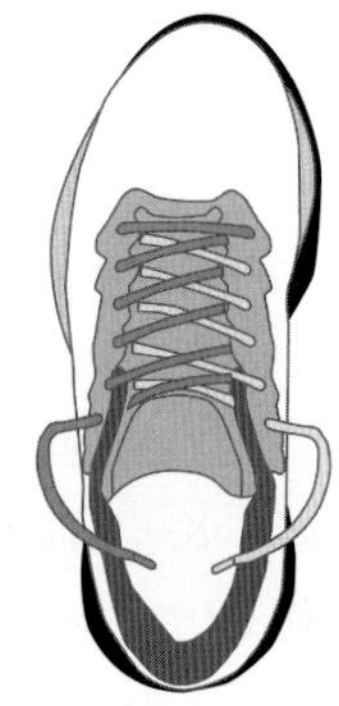

靴ヒモを上から
シューレースホールへ通す

図10−3　オーバーラップ（アシックスWEBサイトより）
アンダーラップとは逆に，穴の上から下に靴ヒモを通す方法である．締りがよく緩みにくいため，短距離ランナーに適しているといわれている．

ることを勧めたい．

1）ウォーキングシューズの選び方

ウォーキングシューズの選び方のポイントは，**図10−1**に示したとおりである．指先が余裕をもって動かせ，特にかかとがしっかりした靴を使用するとよい．

2）スポーツシューズの靴ひもの代表的な通し方

靴ひもの通し方や結び方によっても動きやすさ，歩きやすさは変わる．現代では，インターネット上でイラストや動画による解説も閲覧，視聴できるので参考にして欲しい．特に，スポーツシューズメーカーの公式WEBサイト上では的確でよくまとまった解説を目にできる．

アシックスの公式WEBサイトには，靴ひもの通し方のポイントとして，①左右均等に締められること，②緩みにくいこと，③弾力的であること，の3点があげられている．代表的な2種類の靴ひもの通し方を図10−2・3に示した．

3）ウォーキングウェアの選び方

ウェアは運動しやすい服装であればどのようなものでも構わない．現代はスポーツ用品店やファストファッションショップで，多種多様なスポーツウェアの購入が可能である．速乾性，吸湿性にすぐれており，軽量で体を動かしやすいウェアも数多い．季節に合ったウェアを選ぶこともウォーキングを気持ちよく行ううえで重要な要素である．シューズと同様，材質や肌に触れたときの感触を実際に確かめながら選び，購入したい．

2．歩く時間，距離，コースの決定

ウォーキングを始めてすぐの段階では，無理をして長い時間，長い距離を歩く必要はない．継続し，習慣にしたいのであれば，「つらくなく，心地よい疲労を感じる」「これぐらいなら定期的に歩けそう」と思える時間，距離を歩けば十分である．

日常生活にウォーキングを取り入れる際には，生活リズムや他のスケジュールを勘案する必要がある．「どの時間帯なら歩けるか」「どのぐらいの時間なら捻出できるか」といった要因から歩ける時間を見積り，その時間で歩ける距離を考慮してコースを決めればよい．

歩くペースは人それぞれ異なっており，同じ時間内に歩ける距離も異なる．当たり前のように感じられることであるが，自分自身が普段どのぐらいのペースで歩いており，どのぐらいの時間でどのぐらいの距離を歩けるのかを，誰もが把握しているわけではない．

成人向けには，「1分間の歩行距離は80 m」という目安がよく使われる．数字は平均的な数値としてはかなり的確であるが，歩くペースには個人差があるので，自分自身の目安を知っておくとよい．そのためには，「距離あたりの歩数」と「時間あたりの歩数」を計測することが有効である．

計測の際は，「歩幅×歩数＝走行距離」という単純な計算式を用いる．たとえば，100 mを何歩で歩き通せるかを数えて，結果が125歩だったとする．100 mは10,000 cmなので，10,000÷125を計算すれば，一歩あたりの歩幅が何cmかがわかり，この場合は80 cmとなる．次に，同じ人が1分間の歩数を数えて，100歩だったとする．するとこの人は，1分間に「80 cm×100歩＝8,000 cm」の歩行をしている，つまり1分間で80 m歩いている，という目安がわかる．

都合よく距離がわかるコースがなく，距離あたりの歩数がわからない状態で歩幅の目安を知りたい場合は，より簡便な方法がとれる．成人の歩幅は，その人の身長の約4割なので，「身長×0.4」という計算をすればよい．

厚生労働省「国民健康・栄養調査」では，日本人の平均身長や1日の平均歩数が示されている（厚生労働省，2020）．2020年の調査結果では，日本人の男性の平均身長は約171 cm，平均の歩数は6,793歩であり，女性の平均身長は約158 cm，平均の歩数は5,832歩である．上記の2つの式を用いて計算すると，男性の平均歩行距離は「171 cm×0.4×6,793歩」で4,646 m，女性の平均歩行距離は「158 cm×0.4×5,832歩」で3,685 mとなる．

宮下（1992）は，歩行速度によって歩幅が異なり，歩行速度別の歩幅を計算するための身長に対する割合の目安を示している．具体的には，ゆっくり歩く（70 m/分）際の歩幅は身長の37％，速く歩く（90 m/分）際の歩幅は身長の45％，かなり速く歩く（110 m/分）際の歩幅は身長の50％，としている．

現代では，こうした計測を歩度計に任せ，自身でカウントをせずにデータを得ることもできる．携帯電話のアプリにも，歩数をカウントしてくれるものがいくつもある．しかしそうしたものに頼るより，実際に頭の中で数えてみた方が歩くテンポが実感されて，自身の歩行動作の特徴が把握しやすい．授業などの機会に集団で行うと，他者との違いも認識でき，より自身の特徴が明確になるだろう．

表10−1は，ある専門学校の2年生を対象に計測を行い，歩くペースによる歩幅や歩行距離の変化を示したものである．計測では，まず運動の強さによる脈拍数の変化を測るために，安静時の脈拍数を測り，その後少しずつ速さを変えながら2分間歩いた（走った）直後に1分間の脈拍数を測る，ということを繰り返した（計算ミスが起こる可能性を懸念して，15秒の計測値を4倍するなどとはせず，1分間回数を数えた）．次に，50 mのコースを使って少しずつ速さを変えながら歩いた（走った）歩数を数え，歩幅を計算した．最後にもう1セット1分間ずつ速さを変えながら歩いて（走って），歩数を数えた．ゆっくり歩いたときの歩幅がおおむね身長の0.4倍，普通に歩いたときの1分あたりの歩行距離が80 mとなっている．

表の数字は平均化されているが，もちろん個人差はある．一人ひとり身長（足の長さ）も違えば筋力も違うのだから，歩幅や時間あたりの歩数（足の回転速度）も違って当然である．聞けばあたり前に思えるが，実際に集団で計測してみると歩幅や歩く速さの違いが目に見えてわかる．「ここまで人によって歩き方の特徴が違うとは思わなかった」という声もあがる．

こうした計測をした後，「歩く速さを合わせる練習」として集団全員が横に並んで歩くと興味深く行える．実際，お互い目配りをし合い，集団のペースが合えば合うほどきれいな横一線になり，歩いていても見ていても心地よい．

ウォーキングに慣れていない内は，どのぐらい歩いたときにどのぐらいの疲

表10-1　歩くペースによる歩幅や歩行距離の変化

歩行のペース	脈拍数 (拍/分)	歩幅 (cm)	1分間の 歩数(歩)	1分間の 歩行距離(m)	時速 (km)
ゆっくりの速さ	86	63	101	64	3.9
普通の速さ	89	69	116	80	4.8
はや歩きの速さ	96	81	128	103	6.2
小走り	112	109	169	185	11.1

計測対象者：S専門学校2年生34人(女子30人，男子4人).
安静時平均脈拍数：74拍/分，平均身長：159.3cm.

労があるか想像が付きにくい．そのため，1周あたりの距離がそう長くない周回コースを使って，歩行距離が調節できるようにしたい．ウォーキングコースがある公園をみてみると，500～1,500 m ぐらいのコースが多い．数 km の長いコースがある場合もあるが，大体短縮コースが用意されている．まずはそうしたコースから始めると取り組みやすい．近くに公園がない場合は，近所の道を使うことになる．地図上でも距離はおおむね正確に測ることができ，手頃な「自分専用のコース」を探すことができる．

いつも同じコースを歩く方がよいか，コースを何パターンも用意しておき，日々歩く場所を変える方がよいかは，好みによる．前者は日々の歩くペースの違いがわかり，体力の向上や体調の変化が確認しやすいというメリットがあるが，飽きやすいというデメリットもある．後者はメリット・デメリットが前者と逆になる．どちらをとるかは，人それぞれであろう．著者の私見を述べると，授業でウォーキングをする場合は飽きないように，大学周辺のさまざまな風景を味わえるように，毎回コースを変える方がよいだろう．

ウォーキングに慣れてきたら，坂道や階段，未舗装路などをコースに取り入れるのも変化が付いてよい．運動の強度も高まる．ペースや歩行場所と強度，消費エネルギーの関係については後述する．

3．歩くときのフォーム

最初はあまりフォームを気にしなくてよい．「健康や体力の保持向上のための運動として歩いている」ことを軽く意識しつつ，リラックスして歩けばよいだろう．「悪いフォームで歩かない」ぐらいのことを心掛けるとよい．

歩くことに慣れてきたら気持ちにもゆとりが生まれるので，よいフォームを意識するとよい．ウォーキングフォームの例を図10-4に示し，よいフォームを意識する際のポイントを以下8つにまとめる．

①頭は揺らさずしっかりと固定する．からだの上下左右の余分な揺れに注意して，頭の位置を無駄に動かさない．

②まっすぐ前を見る．美しい姿勢を作るためには，あごを軽く引き，やや遠

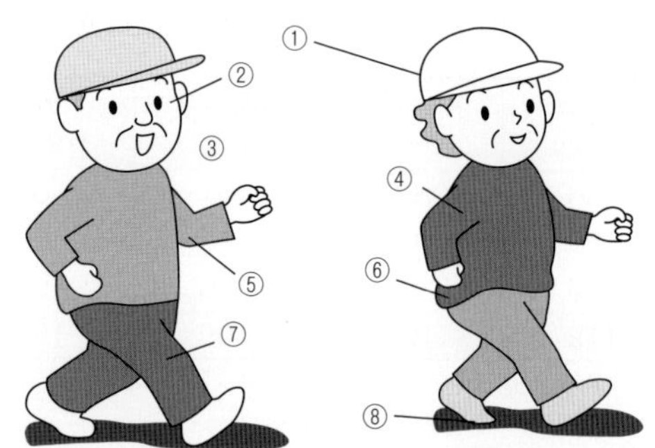

図10-4　ウォーキングフォームのポイント（「とちぎ健康づくりロード」WEBサイトより）（図中の①～⑧の内容は本文参照）

く（15 m先くらい）を見る感じを心掛ける．

③呼吸は無理しない．意識せず，自分の自然な息づかいで歩くのが大切である．

④肩の力を抜いてリラックスする．腕の振りはスムーズになり，歩きが軽快になる．

⑤肘を軽く曲げて振れば，腕は疲れにくくなる．さらに，大きく振れば歩幅は広くなる．

⑥腰の回転を意識すれば，自然と歩幅は広がる．また，股関節周辺の筋肉が使われ，運動効果も上がる．

⑦膝を伸ばして歩くと自然にかかとから着地することになり，歩幅が広がる．

⑧かかとから着地し，体重を親指の付け根へ移動させ，つま先で大地をしっかり蹴る．

4．歩くペースと強度

歩くことに慣れてきたら，「さらに効果を高めたい」という思いも生まれる．そして，ペースを上げることを考えてみたくなる．それでは，どのぐらいのペースのウォーキングがどのぐらいの強度になり，どのぐらいの効果をもたらすのだろうか．

運動と強度の関係を分析する手法としては，心拍数（脈拍数）を用いたカルボーネン法や主観的運動強度（Rating of Perceived Exertion：RPE）を用いた方法もよく知られているが，ここではメッツ（METs）を用いてウォーキングの強度について考えていく．

メッツとは身体活動の大よその強度を示す指標である．われわれが消費するエネルギーは，基礎代謝量（目覚めている状態で最低限必要なエネルギー量），安静時代謝量（座位で消費されるエネルギー量），運動代謝量（運動を行うことで増加するエネルギー量）に分けられる．安静時代謝量と運動代謝量の和は

表10−2　歩行動作・走行動作とメッツ

メッツ	活動内容
0.9	睡眠
1.0	安静に座っている状態
2.0	歩行：家の中
2.0	歩行：3.2km/時未満，水平な地面，散策，とてもゆっくり
3.0	歩行：4.0km/時，平らで固い地面
3.3	歩行：4.0km/時，下り坂
3.5	階段を降りる
4.3	歩行：5.6km/時，速い，平らで固い地面，運動目的で歩く
4.5	歩行：ふつうのペースで，耕された土や砂の上を歩く
4.8	歩行：芝のトラック
5.3	野原や丘の斜面をふつうのペースでハイキングする，または歩く
6.0	ハイキング：クロスカントリー
6.5	競歩
7.0	歩行：7.2km/時，平らで固い地面，きわめて速い
7.0	ジョギング：全般
8.0	ジョギング：その場で
8.3	歩行：8.0km/時，平らで固い地面
8.3	ランニング：8.0km/時，134.1m/分
9.4	ランニング：8.4km/時，139.4m/分
9.8	歩行：8.0km/時，上り坂，3%の勾配
10.5	ランニング：10.8km/時，179.7m/分
11.5	ランニング：12.1km/時，201.1m/分
12.8	ランニング：14.5km/時，241.4m/分
15.0	ランニング：階段を上がる

（国立健康・栄養研究所「改訂版『身体活動のメッツ（METs）表』」より作表）

運動時代謝量と呼ばれる．すなわちメッツとは，運動時代謝量が安静時代謝量の何倍であるかを示した値である．たとえば，椅子に座っているのと同じ強度の運動が，1メッツの運動ということになる．

2012年改訂版の「身体活動のメッツ（METs）表」の，歩行とランニングに関する記述から抜粋して作成したものが表10−2である（国立健康・栄養研究所，2012）．ペースを上げるほど，また上り下りがあったり柔らかい地面であったりするほど強度が高いことがわかる．

メッツを用いた消費エネルギー（kcal）の計算式は，「メッツ×運動時間（時間）×体重（kg）×1.05」である．たとえば，成人男性の平均に近い体重60kgの人が4.0km/時で2時間（合計8km）歩いた場合は「3.0×2×60×1.05」で，378kcalの消費となる．

安静時代謝量は，平均的な体格の成人男性が1,600kcal/日，平均的な体格の成人女性が1,200kcal/日ほどである．安静時には男性が1分間に1kcal強，女性が1分間に1kcal弱の消費をしていると考えるとよい（1日は1,440分であり，1,440kcalの消費であれば1分間にちょうど1kcalの消費となる）．「メッツ×運動時間（分）」という計算をしても，おおよその消費エネルギーがわかる．4.0km/時で2時間（120分）歩いた場合は，「3.0×120」で360kcalと，先の378kcalに近い数値が計算される．

また，ジョギングによるエネルギー消費量（kcal）の目安を推測する簡便な計算方法として「体重（kg）×走行距離（km）」という式が知られている．体重 60 kg の人が 8.0 km/時で 1 時間（合計 8.0 km）走った場合，「60×8.0」で 480 kcal の消費となるが，同じ人の同じ運動に対して「メッツ×運動時間（時間）×体重（kg）× 1.05」を用いて計算をした場合も「8.3×1×60×1.05」で 522 kcal と，ある程度近い数字が得られる．

速く歩こうとすれば，より多く筋肉を使うことになってより強度の高い運動になり，より多くのエネルギーを消費する（上記のように，4.0 km/時で歩いたときの消費は 2 時間でも 378 kcal であるが，8.0 km/時で走れば 1 時間でそれ以上のエネルギー消費となっている）．もちろん，高強度の運動ほど短期的にも長期的にも継続することが難しくなる．その時々の自身にとって，適度な強度のウォーキングをすることが長く続けていくコツであるといえよう．

5．ウォーキングからの発展

長く続けていくためには，たまに目先を変えてみることも有効である．ここでは，ウォーキング経験者が試してみたくなるような，類似の，あるいは発展的な活動を紹介する．

1）ノルディックウォーキング

ノルディックウォーキングは，クロスカントリースキー選手が雪のない期間にしていたトレーニングを専用のポールを用いて行う形にした運動である．1997 年のフィンランドで紹介され始めた．脚だけではなく，腕や背中といった上半身の筋肉も使用する全身運動である（日本ノルディックウォーキング協会）．

2）ジョギング，ランニング

ウォーキングは，歩行動作をスポーツ化した身体活動である．対して，走行動作をスポーツ化した身体活動がジョギングやランニングである．なお，歩行は終始必ずどちらかの足が地面に着いている動作で，走行は両足が地面から離れる局面がある動作である．走ることは，小刻みにジャンプを繰り返すことともいえる．

ジョギングとランニングの違いは，主に速さや負荷の違いと考えられている．ただし，明確な数値で区別できるわけではなく，複数の人が同じ速さで並んで走っていても，一方は「ジョギングをしている」という意識であり，もう一方は「ランニングをしている」という意識である，ということも起こりえる．

歩くことを気持ちよく感じられるのであれば，走ることも気持ちよく感じられる可能性が高い．ウォーキング，ジョギング，ランニングを織り交ぜて，歩

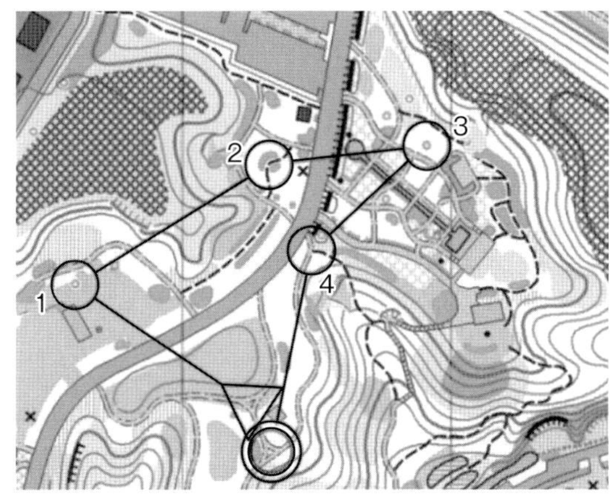

図10−5　オリエンテーリングのコース図（場所：佐鳴湖公園, 作図者：伊藤樹）
著者がH大学短期大学部の「野外教育活動」の授業で行ったオリエンテーリングのコース．公園のなかで，地図からも，実地の風景からもわかりやすい場所を使用している．

いたり走ったり，気ままにペースや動作を変えながら進んで行くのも楽しい．

3）ウォークラリー

歩くことにゲーム性を付加させる楽しみ方もある．ウォークラリーは，名前のとおり，歩くことにラリーの要素を加え，課題をこなしながらチェックポイントを回ってゴールを目指すレクリエーションである．

元々のルールは「コマ図」と呼ばれる分割された，コース上の特定地点を部分的に描いた地図を用いることになっているが，1枚の地図にコースやチェックポイントが描かれる方式もみられる．その場合，いわゆる「スタンプラリー」に近いものとなる．

地図に加えて，あるいは地図の代わりに，写真シートやクイズ，ヒントとなる文章などを手掛かりとしてコースを回る場合もある．

4）オリエンテーリング

ウォークラリーとオリエンテーリングは同じようなアクティビティと捉えられることもあるが，元々はかなり異なる．

オリエンテーリングは北ヨーロッパで生まれたナビゲーション・スポーツで，地図を読んで自分でルートを決め，コンパス（方位磁石）を使った方向維持などもしながらできるだけ短時間でコースを回ることを競う．

細かい地形まで正確に描写した地図が用いられ，判断力や戦略性も問われる．山野，森のスポーツというイメージが強いオリエンテーリングにも，公園や大学キャンパス，街中で行われる種目がある．そのようなタイプのオリエンテーリングは，大学の授業にも応用しやすい（図10−5）．

5）ロゲイニング

ロゲイニングもオリエンテーリング同様，ナビゲーション・スポーツの一種である．日本ロゲイニング協会も公式 WEB サイトでロゲイニングを「大規模なオリエンテーリング」と表現している．オリエンテーリングのコースは長くても 2 時間ほどで回れる場合がほとんどであるが，ロゲイニングはフルで行うルールの場合，制限時間 24 時間である．ただし，日本国内ではフルのロゲイニングが行われるのは稀であり，制限時間 3 時間から 6 時間ぐらいの大会が多い．

制限時間内に地図上に記されたポイントを周り，できるだけ多く得点を集める．一般的なオリエンテーリングがタイムを競うのに対し，ロゲイニングは得点を競う，というのも大きな違いである（オリエンテーリングには得点を競う「スコアオリエンテーリング」という方式もあり，ロゲイニングはその大規模なものだと考えるとよい）．

制限時間内に周り切れないほどのポイントが設けられており，ポイントごとに獲得できる得点が異なる．遠いポイント，辿り着くのが難しいポイントほど高い得点が設定される．コースを回る順番を決める作戦だけではなく，補給（食事）や休憩（場合によっては睡眠）をどうするか，という作戦も問われる面白さがある．

ポイントのなかに名所をふんだんに取り入れ，地域の魅力を再発見するイベントとしてロゲイニングが行われる場合もある．観光客を惹き付けるイベントとしても行えるロゲイニングは，今後も日本各所で大会が開催されるだろう（日本ロゲイニング協会）．

6）プロギング

プロギングは，ジョギングとごみ拾いを融合させた新しいアクティビティである．プロギング（plogging）とは，スウェーデン語のプロッカアップ（plocka upp，拾う）と英語のジョギング（jogging，走る）を足し合わせた造語である．スウェーデン人のエリック・アルストロム氏（Erik Ahlström）が 2016 年に始め，現在は世界 100 カ国以上に広がっている．

走る動作にごみを拾う動作（スクワットに近い動き）が加わるため，運動としての効果も高い．ごみを拾い，環境が美化されることにより，精神的満足感も得られる（プロギングジャパン）．

その他，ロゲイニングとプロギングを融合させた「プロゲイニング」も近年みられ始めた．今後もさらなる発展型，融合型のアクティビティが誕生するかもしれない．

おわりに

歩く動作はわれわれが日常的に行っており，ウォーキングは気軽に始めやすい．授業で行うにもうってつけである．授業でウォーキングをすると，クラスメイト同士の会話が弾む．プレイ中，絶えず他者との会話ができるスポーツはあまりないが，ウォーキングではそれが当たり前の光景となる．

試合中，体を動かさない時間があるスポーツも多い中，ウォーキングはスタートからゴールまで，低強度ながら終始体を動かし続けている．消費エネルギーという観点からも，運動としての効果はなかなかのものである．

「歩く動作はわれわれが…」と記したが，それはいつからだろう．人間が（…その祖先が？）二足歩行をするようになった時代からである．ウォーキングこそは，われわれが人間であることを最も実感できる活動なのかもしれない．

原始的で，単純なものほど奥が深く，多くの思索を生む場合もある．一生歩くことについて考えていられる，歩きながら考えるときを過ごしていられる人生が，かなり充実したものであることは間違いない．是非とも多くの人に，そのような人生を目指して欲しい．

文　献

アシックス．https://www.asics.com/jp/ja-jp/mk/support/help/shoes/lace（参照日：2022 年 10 月 3 日）

国立健康・栄養研究所（2012）改訂版『身体活動のメッツ（METs）表』．

厚生労働省（2020）令和元年国民健康・栄養調査結果の概要．（https://www.mhlw.go.jp/content/10900000/000687163.pdf，参照日：2022 年 9 月 27 日）

宮下充正（1992）あるく－ウォーキングのすすめ－．暮しの手帖社．

日本ノルディックウォーキング協会．https://www.jnwa.org/about（参照日：2022 年 10 月 3 日）

日本ロゲイニング協会．https://www.rogaining.jp/about（参照日：2022 年 10 月 3 日）

プロギングジャパン．https://plogging.jp/?mode=grp&gid=2559718&sort=n（参照日：2022 年 10 月 3 日）

笹川スポーツ財団（2020）スポーツライフ・データ 2020．

とちぎ健康づくりロード．http://www.kenko-choju.tochigi.jp/road/workingform.html（参照日：2022 年 10 月 3 日）

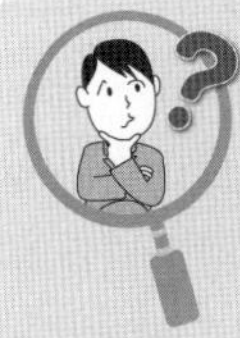

課 題

❶ 自分自身の身長から歩幅を推測し，1分間歩いた歩数（足踏みの回数でもよい）から，1時間の歩行距離を類推してみよう．

❷「悪いウォーキングフォーム」とはどのようなフォームだろうか．具体的に体の部分ごとに悪いフォームの要素をあげ，実際にそのフォームで，「悪い見本」を見せる要領で何歩か歩いてみよう．

❸ 大学の半期15回の授業で「ウォーキング」という科目を行う場合，各回をどのような内容で行えば効果的かつ受講者の興味を惹き付けられる授業となるか，考えてみよう．

11章 女性のからだと月経のしくみ

女性は平均12歳で初めての月経（初経）を迎え，50～51歳頃に月経の終わり（閉経）を迎える．40年近く長い期間を月経とともに過ごし，妊娠や出産，低用量ピル等のホルモン製剤の服用などがない場合は，生涯に2,400日（5日間×12カ月×40年）程度も膣からの出血を伴う月経を経験する．月経による心身への影響は大きいため，月経前や月経中に起こる心身の不調やその周期を把握し，適切に対処することは女性の健康管理を考えるうえでたいへん重要である．また，男性も同様に身近な女性たちの月経に対する理解を深めることが必要である．

そこで本章では，月経の基礎知識を理解するとともに月経周期に伴う心身の不調や適切な対処法，そして女性のさまざまな課題を解決できる製品として近年注目を集めている「フェムテック」を紹介する．

1．月経とは何か

月経とは，「約1カ月の間隔で起こり，限られた日数で自然に止まる子宮内膜からの周期的な出血」と定義されている．

日本人女性では平均12歳で初めての月経（初経）を迎える．初経の発来は身長の発育スパート時期から予測ができるとされており，最も身長が伸びる（1年間に7～9 cm程度）時期から約6カ月程度で初経を迎えることが一般的とされているため，身長の発育が初経発来の目安となる．初経から排卵周期が確立するまでは，2～5年程度かかるため，月経周期や日数，出血量は不規則なパターンを示すことが多い．

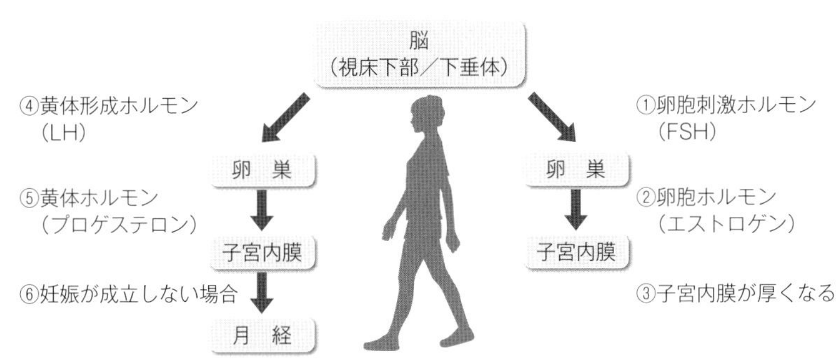

図11−1　月経が起こる身体の仕組み
（須永美歌子．女性アスリートにおける月経と女性ホルモン．を参考に作図，https://www.waseda.jp/prj-female-ath/conditioning/care/menstruation/，参照日：2022年9月27日）

月経が起こる仕組みとしては，まず脳（視床下部・下垂体）から卵巣に指令が入り，卵巣から女性ホルモンであるエストロゲンが分泌され，子宮内膜が厚くなる（図 11−1）．排卵後にはプロゲステロンが分泌され，子宮内膜をより妊娠しやすい状態に維持する．妊娠が成立しない場合は，エストロゲンとプロゲステロンともに減少し，子宮内膜が剥がれ落ち，膣から排出され，月経が起こる．このように女性の身体では約1カ月の周期で女性ホルモンの分泌量が大きく変化しており心身に大きな影響を与えている．

2．月経にかかわる女性ホルモンを知る

卵巣から分泌される女性ホルモンであるエストロゲンは，女性らしさを出すホルモンといわれており，妊娠に備えて子宮内膜を厚くする作用以外に，骨を強くしたり，血管を拡張させたり，皮膚にハリや潤いを与え，気分を明るくするなどの作用がある．プロゲステロンは妊娠を維持するホルモンであり，子宮内膜を妊娠しやすい状態に維持する作用以外に，体温を上昇させたり，眠気を引き起こしたり，身体に水分を溜めたり，食欲を上昇させる作用などがある．

女性ホルモンの変動に伴う周期は，月経周期と呼ばれ，月経が始まった日から次の月経の前日までを1周期とし，平均的な1周期は28日とされている．

月経周期は4つに分類され，経血が排出される時期を「月経期」，月経終了後の数日間を「卵胞期」とし，卵胞が成熟するに従って，エストロゲンの分泌量が増加し，子宮内膜は厚くなる（図 11−2）．卵胞期後には「排卵期」があり，この時期には排卵を促す黄体形成ホルモンの分泌量がピークを迎え，排卵が起きる．排卵とは，卵胞から成熟した卵子が放出される現象を指す．排卵を境に，次の月経が始まるまではプロゲステロンの影響を大きく受ける「黄体期」が続く．このようにホルモンの分泌量の周期的な変化は心身にさまざまな影響を与える．

たとえば，経血が排出される月経期には，下腹部の痛みや吐き気，胃の痛み，下痢，肌荒れなどの症状が起こる．排卵が起こる排卵期には，下腹部の痛みや出血，頭痛などの症状がみられ，月経期前の黄体期では，水分貯蔵の働きによるむくみやイライラ，下腹部の痛み，腰痛，乳房の痛み，体重増加，食欲の増加や眠気などの症状が起きる．

3．基礎体温の測定方法

女性の月経周期に伴う心身の変化を理解するためには，まず基礎体温を知ることが重要である．基礎体温とは，朝に目が覚めたときの起床前に舌下で測定する体温であり，1日のうち最も低い体温を示す．腋窩での測定は環境気温による変化が大きいため，必ず舌下での測定を行う．また，起床後にトイレへの

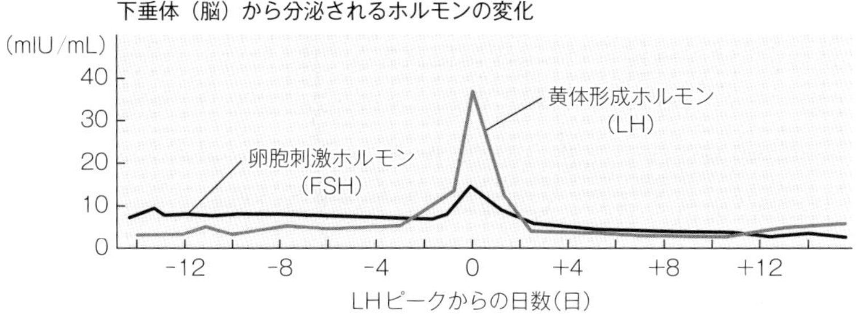

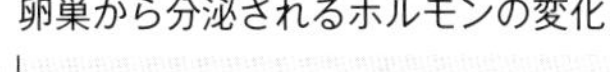

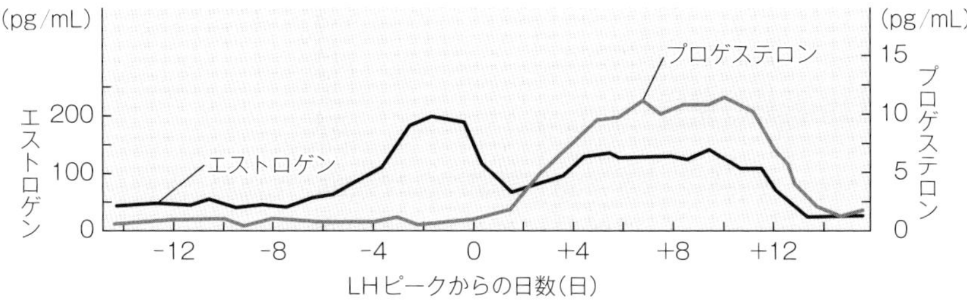

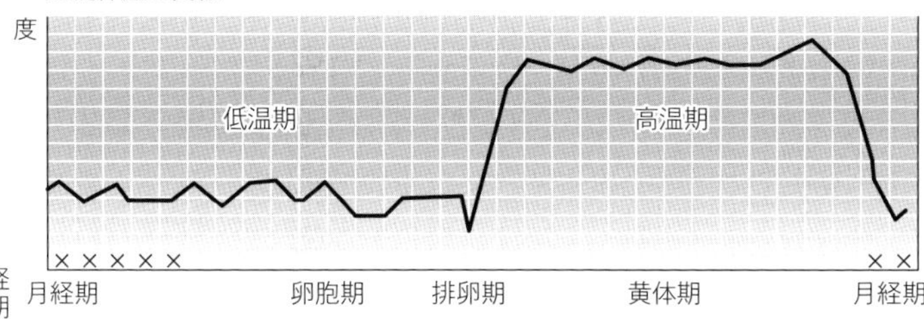

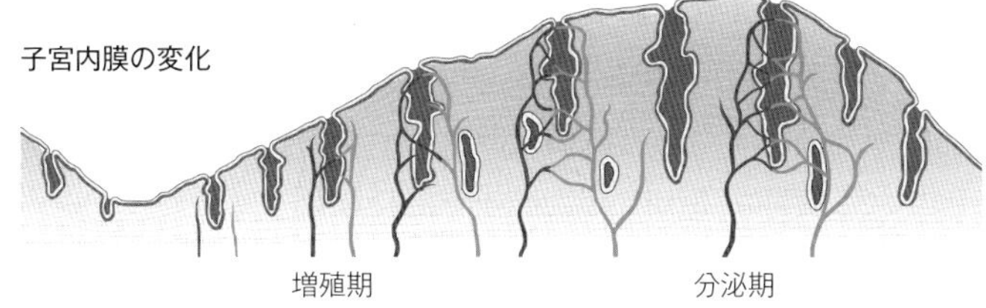

図11−2　ホルモン分泌と基礎体温，子宮内膜の変化
（東京大学医学部附属病院女性診療科・産科（2018）Health Management for Female Athletes Ver.3−女性アスリートのための月経対策ハンドブック−．p9より改変）

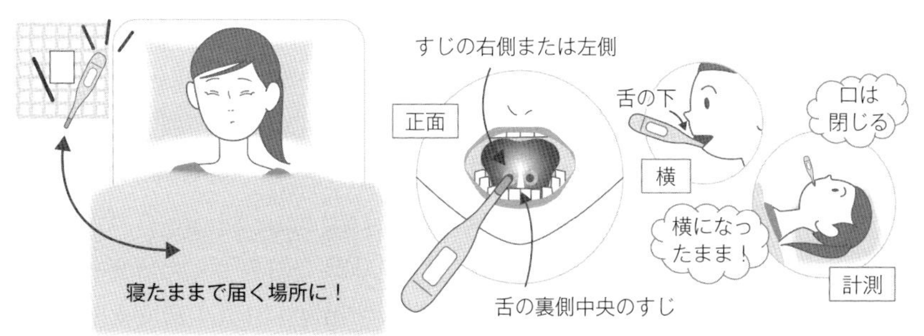

図11−3　基礎体温の測定方法

歩行などで体温は容易に上昇するため，起床後はなるべく身体を動かさずに横になったままの姿勢で測定することが大切である（図 11−3）．基礎体温の測定には，0.01℃刻みで測定できる婦人体温計を用いる．近年は，検温時間の短いデジタル計が市販されており，10〜20 秒程度の短時間で測定が可能で，スマートフォンのアプリを利用して基礎体温を管理することもできる．価格は 1,500〜3,000 円前後である．基礎体温は全日数の 2/3 程度が記録されていれば，おおむね月経周期を判別することが可能であるため，もし測定を忘れた場合も測定を断念せず，月経周期を知るために測定を継続するべきである．

4．基礎体温の見方

基礎体温は，1 周期のなかで低い体温を示す時期（低温相）と高い体温を示す時期（高温相）の 2 つに分類される．高温相の定義は低温相よりも 0.3℃以上の体温上昇が 7 日間以上継続することであり，排卵後に低温相から高温相に変化する．月経から卵胞期まではプロゲステロンの分泌量が少ないために低温相を示し，排卵後の黄体期にはプロゲステロンの分泌量が多いために高温相を示す．

基礎体温の変動を知ることにより，月経開始日や排卵，女性ホルモンの分泌状況も把握できる．たとえば，月経は高温相から低温相に変化した後に起こるため，体温変化から月経開始日を予測することもできる．さらに，低温相と高温相から構成される二相性の基礎体温がみられない場合は無排卵の可能性がある．高温相の日数が 7〜10 日間未満など短い場合は，卵巣機能の低下によるプロゲステロンの分泌が少ない可能性があり，子宮内膜が十分に形成されず，受精卵の着床などに影響する．また，月経予定日になっても高温相が継続する場合は，妊娠の可能性がある．

5．月経随伴症状と対処法を知る

月経周期に伴う心身の不調は，月経随伴症状と呼ばれる．月経随伴症状には個人差があり，大きく影響を受ける人もいれば，ほとんど受けない人もいる．自分が月経の影響が少なく，辛くないからといって，他の女性も同様に影響がないわけではないことを理解しなければならない．

月経随伴症状には，月経前に起こる月経前症候群（Premenstrual Syndrome：PMS）や月経前不快気分障害（Premenstrual Dysphoric Disorder：PMDD），月経中に起こる月経困難症などがある．日本人女性を対象とした研究では，これらの症状を有する女性は 7〜9 割以上とされており，日常生活に支障をきたすものは約 3 割と報告されている（甲斐村・上田，2012）．多くの女性が経験しているからこそ，月経随伴症状を我慢することが当たり前という考えをもつ

表11−1　PMSをチェックしよう！

もしかしてPMS？と思ったらチェック	
排卵期を過ぎてから以下のような症状がいくつか現れ，月経が始まるとなくなる場合，PMSやPMDDかもしれません．	
精神的な症状	**身体的な症状**
□ イライラしたり怒りっぽくなる	□ おなかや下腹部に膨満感がある
□ うつ気分や落ち込みが強い	□ 手や足にむくみがある
□ 不安，緊張感，どうにもならないなどの感情がある	□ 頭痛や頭が重い感じがする
	□ 胸が張って痛い
□ 感情コントロールができず不安定になる	□ 腰に痛みや重みを感じる
	□ ひどく眠くなる
□ 批判や拒絶に対して敏感になる	□ 体重が増える
□ いつもより疲労感がある	□ 便秘になる

（須永美歌子（2018）知っておきたい月経周期の基礎知識，p57．女性アスリートの教科書－部活女子からトップ選手まで－．主婦の友社）

人もいるが，その考えは誤りである．月経随伴症状により生活に支障をきたしている場合は，積極的に治療すべきであり，そのためにも月経随伴症状を理解し，対処法を知ることが重要である．

1）月経前症候群/月経前不快気分障害の対処法

日本産科婦人科学会（2013）では，PMSを「月経前，3〜10日の黄体期のあいだ続く精神的あるいは身体的症状で，月経発来とともに減退ないし消失するものをいう．いらいら，のぼせ，下腹部膨満感，下腹痛，腰痛，頭重感，怒りっぽくなる，頭痛，乳房痛，落ち着かない，憂鬱の順に多い」と定義しており，その症状が日常の活動や社会生活に支障をきたすほど重症化したものとされている．PMDDは，PMSのなかでも精神的症状を主とする重症型である．

PMS/PMDDの症状を表11−1に示す．症状には，身体的な症状だけでなく精神的な症状も含まれており，集中力や意欲の低下，作業能率，人間関係にも影響を及ぼす．18〜45歳の女性を対象とした米国の調査では（Borenstein ら，2005），PMSを有する女性はそうでない女性と比較して，欠勤や仕事の生産性に伴う損失が年間で4,333ドルも多くなることが報告されており，日常生活だけでなく仕事にも多大な影響を及ぼしている．

対処法としては，まずPMS/PMDDに関する正しい情報を理解したうえで日々の症状を記録し，症状が発生する時期と頻度，重症度を認識し，受容することが大切である．薬物治療としては，ホルモン療法や漢方薬，精神安定剤，頭痛などに対する鎮痛剤，むくみに対する利尿薬などがあげられる．ホルモン療法では，PMDDの症状軽減の有効性が確認されており，漢方薬もPMS/PMDDに対して治療の有効性が報告されている．さまざまな対処法もあるため，日常生活に支障がある症状を有する人は，我慢せず積極的に産婦人科に相談をするべきである．

2）月経困難症の対処法

月経困難症は，機能性月経困難症と器質性月経困難症に分類される．器質性月経困難症は子宮内膜症や子宮筋腫などの器質的な疾患に伴うものである．機能性月経困難症は器質的な疾患のない月経困難症であり，初経から3年以内に発症し，若年女性に多く，加齢とともに症状が軽くなることが多い．仕組みとしては，子宮内膜で産生される子宮を収縮させるホルモンであるプロスタグランジンが過剰に分泌されることで，子宮の筋肉の過収縮などが起こり，月経痛を引き起こす．プロスタグランジンは血管の異常な収縮や消化管の蠕動（ぜんどう）運動を亢進するため，頭痛や下痢の原因にもなる．さらに，月経時の緊張や不安などの心理的ストレスがあると痛みが強くなるため，ストレス対処も大切である．

機能性月経困難症の原因としては，子宮が未発達なことも影響している．若い女性は子宮口が狭く，月経血を排出する際に子宮がより収縮する必要があるため，痛みが強くなることがある．さらに，冷房による冷えや長時間同じ体勢を続けるなど骨盤周囲の血行不良により全身の血行が悪くなり，下腹部の痛みや腰痛が増す場合がある．そのため，冷えを防ぎながら，温熱療法や月経痛を和らげ血流をよくするような運動療法を活用することも1つの対処法である．

上記の対処で改善しない場合は，鎮痛剤や漢方薬などを活用する．鎮痛剤はプロスタグランジンの分泌を抑える非ステロイド性消炎鎮痛剤（NSAIDs）などの鎮痛剤を選択する必要がある．女性のなかには，鎮痛剤はあまり使用しないほうがよい，癖になるから飲まないほうがよいなどと考え，我慢してから鎮痛剤を飲む場合がある．しかし，NSAIDsなどの鎮痛剤は月経痛の原因となるプロスタグランジンの合成を阻害するものであるため，我慢してから飲むのではなく痛みが出たらすぐ，もしくは痛みが出る前に服用することが必要である．鎮痛剤を選択する際には，「生理痛に効く」などの文言が記載されている鎮痛剤を選択すると，上記の鎮痛剤を選択できる．また，漢方薬はすべての成分を明らかにできないため，アスリートの場合はドーピング検査で陽性になる可能性があり，原則使用できない．

3）ホルモン療法を用いた対処法

鎮痛剤や漢方薬を用いた治療法で効果が不十分な場合は，ピルなどのホルモン療法を行う．ピルはエストロゲンとプロゲステロンという2つのホルモンを含む薬剤であり，低用量ピル，超低用量ピルなどがある．これらは機能性月経困難症だけでなく，器質性月経困難症にも効果があり，出血量が多い過多月経やPMSの治療薬として標準的なものである．ピルの処方には診察料に加えて毎月2,500〜3,000円程度の費用がかかり，定期的な婦人科の受診が必要であるため，ハードルが高く感じる人もいるかもしれない．しかし，低用量ピルを服用することで，月経困難症やPMSの症状を改善するだけでなく将来の子宮内膜症発症リスクも減少させる効果があると報告されているため，月経と上手く付き合うためには低用量ピルの効果や安全性を知ることも大切である．

服用法としては，1日1錠を21日間内服し7日間休薬するものや24日間内服し4日間休薬するパターンのものがある．近年では休薬期間を設けずに，最長120日間まで連続的に服用できるものも普及している．低用量ピルを初めて服用する際は，自然月経の5日目までに内服を開始し，可能な限り毎日一定の時間に内服する．

また，配合されている女性ホルモンの量や種類により副作用には個人差があるため，本人に合う薬を選択する必要がある．副作用には，頭痛や不正出血，体重増加などがあり，服用を開始して1週間前後に起こる副作用としては吐き気，頭痛，下腹部の痛みなどである．これらは内服を継続することで軽減していく．その他の副作用として多い症状は，休薬している期間以外の出血であるが，3周期程度経過すると頻度が減少する．

6．月経周期の不規則と無月経の対処法

1）月経周期を知る

月経周期は，25日から38日の間であれば，正常な周期である．月経周期の数え方は，月経初日から次の月経の前日までの日数を数える．1回の月経期間は3〜7日間が正常であり，経血の量は1〜2日目が多く，3日目以降に減少するとされている．まず自分の月経状況を知るために，月経周期を計算することをお勧めする．前回の月経開始日がわからない場合は，まず月経開始日の記録から始めてほしい．

2）月経周期や経血量の異常/無月経と対処法

（1）初経異常

月経にはさまざまな異常がある．たとえば，初経の異常としては遅発月経，原発性無月経がある．平均初経年齢は12歳であり，その幅は10〜16歳と広い．初経年齢が15歳よりも遅く，18歳未満までに初経が来る場合を遅発月経という．また，満18歳までに初経が来ない場合を原発性無月経という．無月経が続くと卵巣機能が低下する場合があるため，高校入学時の段階で初経が来ていない場合は産婦人科に相談することが望ましい．

（2）過多月経，過長月経

経血量や月経期間の異常もある．経血量が多い場合を過多月経といい，経血量が140 mL以上と定義されているが，経血量を実際に測定して判断するのは

パッドに吸収された月経血の量	
	少　量：　1点
	中等量：　5点
	多　量：20点

タンポンに吸収された月経血の量	
	少　量：　1点
	中等量：　5点
	多　量：10点

凝血塊
小：1点
大(≧1cm)：5点

月経血が生理用品から漏れた場合は5点加える.

［計算例］

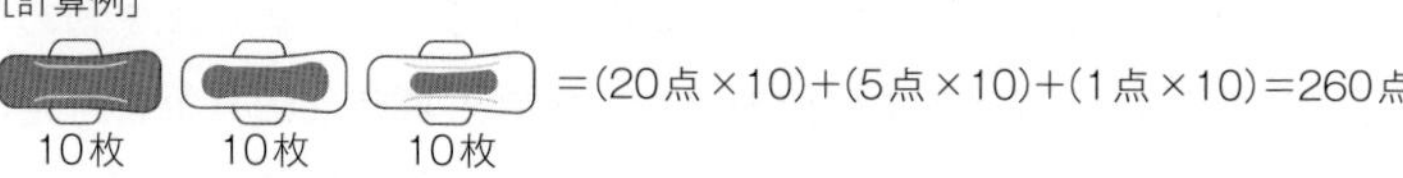

＝(20点×10)＋(5点×10)＋(1点×10)＝260点
10枚
10枚
10枚

図11−4　月経量の判断基準

（平野茉来，平池修（2020）Q23月経中に貧血になることはありますか？　pp52−53．能瀬さやか編，女性アスリートの健康管理・指導Q＆A．日本医事新報社）

難しい．そのため，下記の項目に当てはまる場合に，月経量が多い可能性があると判断する．

・貧血がある

・月経血に血の塊が出る

・昼間でも夜用ナプキンを使用する

・ナプキンの交換頻度が1時間以内

・3日以上夜用ナプキンを使用する

・ナプキンとタンポンの併用が必要

そのほか，客観的に過多月経を判断する方法として，絵図式出血量評価チャート（図11−4，平野・平池，2020）がある．一定期間内に使用した生理用品の様子と個数から本人が経血量を評価し，点数化するものである．図11−4の合計点数が100点以上の場合には過多月経と考えられる．また，月経が8日間以上続く場合は，過長月経という．過多月経や過長月経の場合は出血量が多くなり，月経中に貧血になる可能性もあるため産婦人科を受診することが望ましい．

（3）月経周期異常（頻発月経，稀発月経，無月経）

月経周期の異常としては，頻発月経，稀発月経，無月経がある．24日以内の周期の場合を頻発月経と呼び，この症状は思春期に多くみられ，無排卵の影響によるものが多いため，体の成熟に伴い周期が安定することが多い．39日以上の周期の場合は，稀発月経と呼ぶ．月経周期が安定していない10歳代であれば治療の必要はないが，3カ月以上月経がみられない続発性無月経が続く場合は，骨の形成に必要なエストロゲンが十分に分泌されていない可能性がある．骨量は12歳頃から増え，20歳で最大値となるため，20歳までに十分な骨量を獲得できなかった場合には，将来の骨粗鬆症や骨折，寝たきりのリスクが高くなるため，無月経の場合は早めに産婦人科の受診が必要である．

7．月経時の運動は大丈夫？

月経中の運動については，1989年に日本産科婦人科学会の小児・思春期問題委員会が作成した『月経期間中のスポーツ活動に関する指針』に記載されている（玉田ら，1989）．ここでは，「基本的には，本人の自由意志が大切であり，とくに禁止する必要はないと考えられる．本人の自由意志で行われる場合には問題は少ないが，画一的に強制して行わせることには問題がある．また逆に，自由意志を尊重しすぎて，ただ月経期間中であるという理由のみで絶対に行わないということにも問題があり，健康管理面（月経痛対策など）からも，ある程度のスポーツ活動を月経期間中であっても，むしろ行うことが望ましいと思われる」と記載されている．月経中でも運動に参加することが当たり前となりつつあり，体調が優れない場合は，他の病気と同様に自ら体調を把握したうえで，見学や欠席の判断を行うといった認識が広まっている．

また，月経中の運動として取り扱いが難しいとされる水泳についても，月経中に実施しても問題ないことが示されている．文部科学省（2004）発行の『水泳指導の手引き』では「月経に伴う症状には個人によって違いがあり，中には月経困難症など水泳の実施を個別に考慮しなければならない場合もあるが，月経中の水泳指導については全面的な禁止ではなく，心理的要素等も含めて諸症状によって個々に適否を判断することが必要である」と記されている．そのため，水泳も含めて月経時の運動実施の考え方は「月経＝欠席・見学，中止」ではなく，個々が月経痛や経血量などの症状や体調を把握し，自らが実施の可否を判断する必要がある．

8．フェムテックを知る

生涯を通して40年近くも月経とともに過ごすためには，月経に伴う心身の症状や不快感を減らす工夫も大切である．近年，テクノロジーを通じて女性の健康課題を解決しようとする「フェムテック」産業が注目されている．フェムテックとは，female と technology を掛け合わせた言葉である．フェムテックでは，月経に限らず出産，育児，不妊，更年期など女性特有の健康課題を解決することを目指しており，経済産業省では「フェムテック等サポートサービス実証授業補助金」を立ち上げ，企業や社会全体で女性特有の健康問題を解決する取り組みが進んでいる．世界でもフェムテック市場が急拡大しており，2025年には約5兆5,000億円の市場規模が見込まれている（Frost & Sullivan，2018）．

現在，女性の健康課題を解決する商品やサービスとして，ズレや経血の漏れに強い生理用品であるスポーツ用ナプキン・タンポンが開発されており，その他には生理用ナプキンやタンポン不要の吸水サニタリーショーツ，月経中に膣

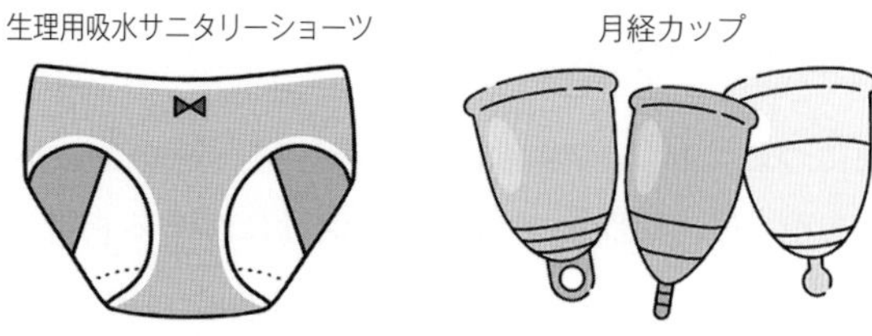

図 11−5　近年の生理商品

内に挿入して経血を溜める月経カップや，月経周期管理アプリ，オンライン診療サービスによるピルの処方，スマートピルケースなどがある（図 11−5）．

吸水サニタリーショーツは，生理用ナプキンの約 3〜6 枚分に相当する 30〜60 mL の経血を吸水できるものが発売されており，生理用ナプキンやタンポンなしで月経期間を快適に過ごすことができる．月経カップは 4〜8 時間程度の使用が可能であり，交換の手間も少なく，3 年程度繰り返し使えることから，環境に優しい生理用品としても注目されている．月経周期管理アプリは，基礎体温や月経周期の把握だけでなく，頭痛や腹痛などの症状や精神的な症状を記録できるだけでなく，パートナーと情報を共有できる機能があり，心身の調子を間接的に伝えることができる．

最近ではオンライン診療サービスも進んでおり，スマートフォンやパソコンから気軽に診療を予約・受診でき，定期的にピルを処方して届けてくれる産婦人科診療所もある．定期的な対面の診療だけではなく，このような手軽なオンライン診療サービスも上手く併用することで，月経と上手く付き合うことができる．また，ピルの飲み忘れを防ぐためのスマートケースも登場しており，ケース内のセンサーとスマートフォンのアプリが連動しており，ピルの飲んだ時間を記録するとともに，飲み忘れも通知してくれる．月経と上手く付き合うためにも，今後もフェムテックなどの商品やサービスが増え，多くの女性に活用されることが期待される．

まとめ

本章では，月経の基礎知識から月経周期に伴う症状やその対処法について紹介した．女性の身体は，女性ホルモンの変動により約 1 カ月の周期で変化しており，心身に大きな影響を与える．この章を通して，心身の変化が日常生活に支障をきたす場合や，月経が一定期間以上みられないなどの異常がある場合には，積極的に産婦人科を受診することが必要であること，そのうえで，自分に合う対処法や治療法を選択する必要があることを学んでほしい．そして，女性の月経も含め，日常生活に支障があるような心身の不調は決して我慢するものではないことを理解し，社会全体が身体や健康に対する理解を深めて，互いに過ごしやすい社会を目指してもらいたい．

文　献

Borenstein J, Chiou C-F, Dean B, et al.（2005）Estimating direct and indirect costs of premenstrual syndrome. J Occup Environ Med, 47: 26－33.

Frost & Sullivan（2018）Femtech-Time for a Digital Revolution in the Women's Health Market.（https://www.frost.com/frost-perspectives/femtechtime-digital-revolution-womens-health-market/，参照日：2022 年 9 月 27 日）

平野茉来，平池修（2020）Q23 月経中に貧血になることはありますか？　pp52－53．能瀬さやか編，女性アスリートの健康管理・指導 Q & A．日本医事新報社.

順天堂大学生殖内分泌グループ編著（2016）わかりやすい女性内分泌－イラストで読む性周期のしくみ－改訂第 2 版．診断と治療社.

甲斐村美智子，上田公代（2012）文献的考察による若年女性の月経周辺期症状に関連する要因と今後の課題．熊本大学医学部保健学科紀要，8：11－21．

甲村弘子（2017）月経困難症．臨床婦人科産科，71：632－639．

松本珠希（2016）PMS/PMDD 総論（診断基準を含む）．産科と婦人科，83：1383－1388．

文部科学省（2004）学校体育実技指導資料第 4 集，水泳指導の手引き 三訂版．p99．

能瀬さやか編（2020）女性アスリートの健康管理・指導 Q & A．日本医事新報社.

日本産科婦人科学会編（2013）産科婦人科用語集・用語解説集 改訂第 3 版．pp175－176，日本産科婦人科学会.

桜井明弘（2018）基礎体温のよみ方－基礎体温の意義，落とし穴を学ぶ－．産婦人科の実際，67：1659－1667．

須永美歌子．女性アスリートにおける月経と女性ホルモン．（https://www.waseda.jp/prj-female-ath/conditioning/care/menstruation/，参照日：2022 年 9 月 27 日）

須永美歌子（2018）知っておきたい月経周期の基礎知識，pp16－60．女性アスリートの教科書－部活女子からトップ選手まで－．主婦の友社.

武谷雄二（2015）エストロゲンと女性のヘルスケア．メジカルビュー社.

種部恭子（2018）思春期女性の月経異常診療－適切な検査・治療・留意点を学ぶ－．産婦人科の実際，67：1637－1644．

玉田太朗，目崎登，今村定臣ほか（1989）小児・思春期問題委員会報告（月経期間中のスポーツ活動に関する指針）．日本産科婦人科学会雑誌，41：633－634．

東京大学医学部附属病院女性診療科・産科（2018）Health Management for Female Athletes Ver.3－女性アスリートのための月経対策ハンドブック－.

矢野経済研究所（2021）フェムケア&フェムテック（消費財・サービス）市場に関する調査を実施（2021 年）．（https://www.yano.co.jp/press-release/show/press_id/2827，参照日：2022 年 9 月 27 日）

課 題

❶ 月経周期とその影響について，下記のキーワードを含めて説明しなさい（基礎体温，女性ホルモン）.

❷ 続発性無月経の原因について調べ，説明しなさい.

❸ フェムテックに関して調べ，サービスや商品を３つ以上あげ，女性のどのような健康課題を解決するものか，説明しなさい.

12章 知っておきたい喫煙・飲酒・薬物乱用の基礎知識

喫煙，過度の飲酒，薬物乱用は総称してヘルスリスク行動と呼ばれ，心身の健康に悪影響を及ぼす．ヘルスリスク行動は，好奇心などの個人的な要因と友人からの勧めなどの社会的な要因が関係する．そのため，ヘルスリスク行動を防止するためには，個人への対策と社会への対策が必要である．本章では，これらのヘルスリスク行動の現状や基礎知識を理解し，予防するための個人での取り組みと社会全体の対策について考える．

1．喫煙と健康

1）喫煙の身体への影響

たばこの煙は成分状態から，粒子成分とガス成分とに分けられる．煙のなかには，5,300 種類の化学物質が含まれており，そのうち人体に有害な物質は 200 種類以上，発がん物質は約 70 種類ある．**表 12−1** に示すように，粒子成分であるタールにはニコチンやさまざまな発がん物質，がん促進物質が含まれる（厚生労働省，2019）．ガス成分には，一酸化炭素，二酸化炭素などがある．タールにはさまざまな発がん性物質が含まれおり，血流に乗って全身に運ばれる．全身に運ばれた発がん性物質は遺伝子を傷つけ，がんを発症させる原因になる．また，タールは歯や歯茎に汚れを付ける原因となり，歯を変色させるとともに歯周病のリスクを高める．ニコチンは脳に働きをかけて快楽をもたらし，たばこをやめにくくさせる依存性があるほか，血管を収縮させるために心臓に負担をかけたり，肌の老化を進めたりする．また高血圧や動脈硬化の原因とされている．一酸化炭素は体内での酸素の運搬を妨害し，運動能力を低下させるほか，心臓病などを起こしやすくする．このなかでもニコチン，タール，一酸

表 12−1　たばこの煙に含まれる主な有害物質と身体への影響

有害物質		作　用	身体への悪影響
粒子成分	タール	肺に取り込まれると血流に乗って全身に運ばれ，遺伝子を傷つけ，がんを発症させる原因になる．	がんを発症させるリスクが高まる．また，歯や歯茎が汚れ歯周病のリスクを高める．
	ニコチン	血管収縮作用により血流を減少させ，血圧を上昇させる．また，強い依存性を引き起こす．	喫煙が習慣化され，動脈硬化を引き起こす．
ガス成分	一酸化炭素	ヘモグロビンと強く結合し，酸素を運搬する量を減少させる．血管の内側の壁（血管内皮）を傷つける．	細胞が酸素不足の状態になり，心臓に負担がかかる．

（厚生労働省（2019）を参考に作表）

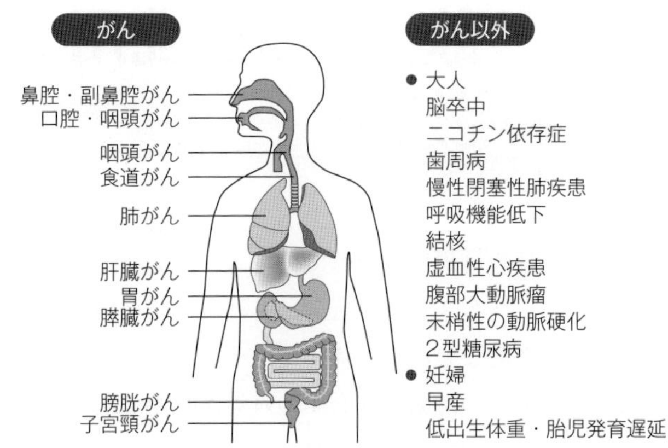

図12−1　喫煙による身体的影響
（喫煙の健康影響に関する検討会編（2016）喫煙と健康−喫煙の健康影響に関する検討委員会報告書−．厚生労働省）

化炭素はたばこの3大有害物質と呼ばれている．

これら以外にも，たばこの煙のなかにはアンモニアなどの刺激物質が入っている．たばこの煙は目や喉を刺激したり，長い年月をかけて肺の機能を低下させたり，命にかかわる慢性閉塞性肺疾患（COPD），心臓病，脳卒中などを引き起こしたりする．また胃潰瘍などの消化器系の疾患も引き起こす．

喫煙の害は，長い期間喫煙することによって起こる慢性症状と吸い始めてまもなく現われる急性症状がある．慢性症状は，**図12−1**に示すようにがんや心臓病，脳卒中などの生活習慣病があり，急性症状には息切れや肌への影響などがある（喫煙の健康影響に関する検討会，2016）．

このように，喫煙は，肺がんをはじめ，多くのがんや，心筋梗塞，脳梗塞などの循環器疾患，慢性気管支炎，肺気腫など，数多くの疾患に深く関係しており，妊婦の喫煙は，流産，早産，死産，低体重児，先天異常，新生児死亡のリスクが高まる．喫煙により引き起こされるさまざまな健康障害により，喫煙者は非喫煙者と比較すると10年程度余命が短くなるとされ，全世界では喫煙のために年間700万人が死亡している．

2）受動喫煙の害

喫煙は，喫煙者本人のみでなく喫煙者以外の人が喫煙者からのたばこの煙を吸い込む受動喫煙の害もある．たばこの煙の種類は，**図12−2**に示すように，たばこの先から立ち上る煙（副流煙），喫煙者が直接吸い込む煙（主流煙），喫煙者が吐き出した煙（呼出煙）に分けられ，副流煙には発がん性物質や大気汚染を引き起こすPM2.5などの多くの有害物質が含まれる．厚生労働省の調査によると，副流煙には主流煙よりも多くの有害物質が含まれており，主流煙に含まれる有害物質を1とすると，一酸化炭素は3.4～21.4倍，ニコチンは2.8～19.6倍，タールは1.2～10.1倍になると報告されている．なお，全世界では毎

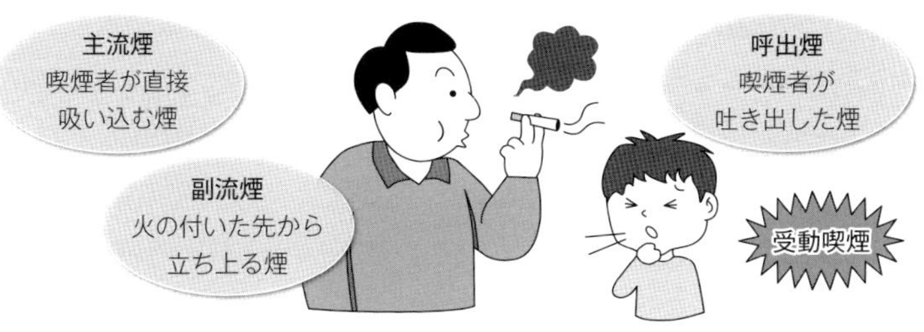
主流煙
喫煙者が直接
吸い込む煙
呼出煙
喫煙者が
吐き出した煙
副流煙
火の付いた先から
立ち上る煙
受動喫煙

図 12-2 喫煙による身体的影響（厚生労働省（2021a）を参考に作図）

年約 60 万人が受動喫煙のために死亡している（喫煙の健康影響に関する検討会，2016）．

3）喫煙への対策

日本では，喫煙による健康被害を防ぐ法的な取り組みとして，健康増進法（2002）が制定されている．この法律の制定で受動喫煙による健康影響を防ぐため，公共交通機関やオフィスなどさまざまな場所で禁煙や分煙の取り組みが広がっていった．しかし，店舗や施設によって対策はまちまちで，受動喫煙にさらされる機会が依然としてある状況が続いた．そのため，2018 年に健康増進法が改正され，受動喫煙を防ぐための取り組みが「マナー（努力義務）」から「ルール（罰則規定）」へと変わり，2020 年 4 月 1 日から全面施行となった．受動喫煙対策ルールのポイントは次のとおりである（厚生労働省，2018）．

①さまざまな施設において原則屋内禁煙に

多くの人がいる施設や鉄道，飲食店などの施設は，原則屋内禁煙である．禁煙エリアで喫煙した個人に罰則（過料）が科されることもある．なお，施設によっては基準を満たした専用の喫煙室がある場合もある．また，学校・病院・児童福祉施設，行政機関，バス・航空機などは敷地内禁煙で，喫煙室を設けることができない．ただし，屋外には受動喫煙を防止するために必要な措置が取られた場所に限り，喫煙場所を設置することができる．

② 20 歳未満の人は喫煙エリアへの立入りが禁止

20 歳未満の人は，喫煙を目的としない場合であっても，喫煙エリアへの立入りは一切禁止となる．そのため従業員であっても喫煙エリアに立ち入ることはできない．

③喫煙室がある場合には標識を掲示

施設のなかに喫煙室がある場合には，施設の主たる出入口となる場所と喫煙室の出入口に，喫煙室の種類に応じた標識（ステッカーもしくはプレートなど）を掲示することが義務づけられている．

世界的にも喫煙に対するさまざまな対策がとられており，世界保健機関（World Health Organization：WHO）は「たばこの規制に関する世界保健機関枠組条約」を採択し，約 200 カ国が締約国となっている．この条約ではたばこのパッケージへの警告表示の強化や広告の規制，自動販売機で未成年者がたばこを買えない仕組みをつくることが示されている．日本では 2005 年にたばこの警告文の表示面積はパッケージの主要な 2 面それぞれ 30 % 以上を義務づけた．警告文の内容は，肺がんや心筋梗塞など直接喫煙による病気に関するものと，妊婦の喫煙，受動喫煙に関するものがある（日本生活習慣病予防協会, 2016）．「マイルド」「ロータール」「ライト」などの表示がある場合は，注意喚起表示（その製品が他より健康への影響が少ないという意味ではないこと）をするようにされている．また，2008 年にはすべてのたばこの自動販売機に成人識別装置の設置が義務付けられ，自動販売機でたばこを購入するためには taspo カードが必要となり，このカードは顔写真が掲載されるとともに成人のみに発行されている（日本たばこ協会）．

近年では新しいタイプのたばことして，加熱式たばこが普及している（JT）．加熱式たばこは従来の紙巻たばこに比べて有害物質の含有量が少ないと宣伝されているが人体への影響に関する科学的根拠は十分ではなく，有害物質が含まれているのが明らかなことから，紙巻たばこと同じ規制の対象となっている．

医療経済研究機構（2017）によると，喫煙による経済的損失（医療費，病気に伴う労働力の損失，消防・清掃など）は約 4.3 兆円と推計され，介護費と喫煙時間分の労働力損失を含めた場合は約 6.4 兆円と推計されている．一方，財務省（2018）によると，2018 年のたばこの税収は約 2.1 兆円であり，経済的損失が税収を大きく上回っている．喫煙者を減らすには新たな喫煙者を増やさないことが 1 つの対策であり，正しい知識の普及やそれに基づく健全な価値観の育成が必要不可欠である．日本では小学校から喫煙に関する学習をしている．また，ニコチン依存によってたばこをやめられない人を病気とみなし，医療保険で治療を受けられるなどの対策を講じている．

2．飲酒と健康

1）飲酒の身体への影響

飲酒による身体への影響は短期的影響と長期的影響に分けられる．短期的影響としては，**表 12−2** に示したようにお酒に含まれるアルコールが脳の働きを抑制し，判断力や体の動きを鈍らせる．アルコールは基本的に人体に有害な物質であり，諸器官にさまざまな影響を与える．アルコールを摂取することで陽気になったり，爽快になったりするので，アルコールが脳を活性化させているように思えるが，それは理性や知性，判断，運動器や呼吸器などのさまざまな働きがある中枢神経系の働きを抑制させるアルコールの薬理作用によるものである．人間の脳は 3 階建てといわれており，アルコールはその血液中の濃度に応じて，大脳新皮質（3 階）→大脳辺縁系（2 階）→脳幹・小脳（1 階）→延髄の順に中枢神経を上位から下位へと麻痺させていく．つまり，麻痺の及んだ

表12−2　アルコール血中濃度と酔いの状態及び脳への影響（アルコール健康医学協会webサイトを参考に作表）

	血中濃度(%)	酒　量	酔いの状態	脳への影響	
爽快期	0.02 〜0.04	ビール中びん(〜1本) 日本酒(〜1合) ウイスキー・シングル (〜2杯)	・さわやかな気分になる ・皮膚が赤くなる ・陽気になる ・判断力が少しにぶる	軽い酩酊	網様体が麻痺すると，理性をつかさどる大脳皮質の活動が低下し，抑えられていた大脳辺縁系（本能や感情をつかさどる）の活動が活発になる．
ほろ酔い期	0.05 〜0.10	ビール中びん(1〜2本) 日本酒(1〜2合) ウイスキー・シングル (3杯)	・ほろ酔い気分になる ・手の動きが活発になる ・抑制がとれる(理性が失われる) ・体温が上がる ・脈が速くなる		
酩酊初期	0.11 〜0.15	ビール中びん(3本) 日本酒(3合) ウイスキー・ダブル (3杯)	・気が大きくなる ・大声でがなりたてる ・怒りっぽくなる ・立てばふらつく		
酩酊期	0.16 〜0.30	ビール中びん(4〜6本) 日本酒(4〜6合) ウイスキー・ダブル (5杯)	・千鳥足になる ・何度も同じことをしゃべる ・呼吸が速くなる ・吐き気・おう吐がおこる	強い酩酊	小脳まで麻痺が広がると，運動失調（千鳥足）状態になる．
泥酔期	0.31 〜0.40	ビール中びん(7〜10本) 日本酒(7合〜1升) ウイスキー・ボトル (1本)	・まともに立てない ・意識がはっきりしない ・言語がめちゃめちゃになる	麻痺(泥酔)	海馬（記憶の中枢）が麻痺すると，今やっていること，起きていることを記憶できない（ブラックアウト）状態になる．
昏睡期	0.41 〜0.50	ビール中びん(10本超) 日本酒(1升超) ウイスキー・ボトル (1本超)	・ゆり動かしても起きない ・大小便はたれ流しになる ・呼吸はゆっくりと深い ・死亡	死	麻痺が脳全体に広がると，呼吸中枢（延髄）も危ない状態となり，死にいたる．

部分をつかさどる働きが，この順に徐々に低下していく．大脳新皮質の麻痺だけであれば理性や知性が抑制されて陽気や快活になり，これが大脳辺縁系まで麻痺されると喜怒哀楽が直接現れたりする．さらに体の平衡機能をつかさどる脳幹や小脳まで麻痺が及ぶと，歩くときにフラフラになり，呼吸中枢などがあり生命を維持するための中枢である延髄や脊髄まで麻痺が及ぶと生命の維持が困難になる．アルコールの血中濃度と酔いの状態については**表12−2**に示したとおりであり，飲酒量が増えるとともに血液中のアルコール濃度は高くなる（アルコール健康医学協会）．

このほか，「イッキ飲み」は急性アルコール中毒を引き起こし，最悪の場合死に至ることもある．また，妊婦の飲酒はアルコールが胎児の発育に影響を及ぼし，低体重や脳障害などを引き起こすとされている．

飲酒の短期的影響に対して長期的な影響としては，**図12−3**に示したように高血圧，食道がん，アルコール性肝炎，肝硬変，胃潰瘍，大脳の萎縮，アルコール依存症などが起こりやすくなる．高血圧とは，血圧が正常範囲を越えて高く続いている状態であり，自覚症状は少ないが進行すると動脈硬化が促進され，心臓病や脳血管疾患などの他の重大な疾病を発症しやすくなる．アルコー

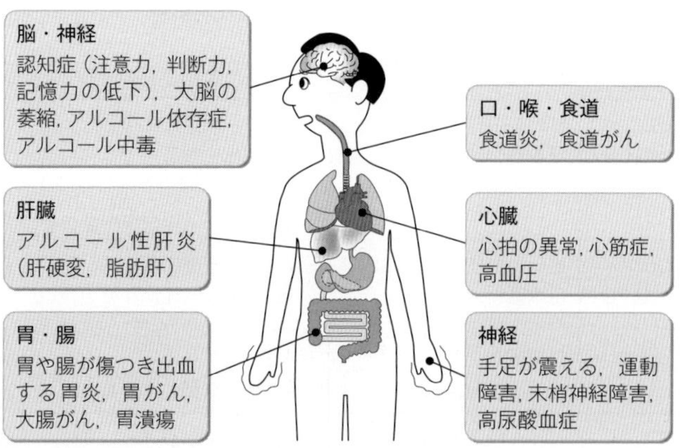

図12−3　飲酒による身体的影響（厚生労働省（2021b）を参考に作図）

ル性肝炎とは，長期の飲酒によって肝臓に脂肪が蓄積する脂肪肝となり，さらに続くと肝臓の細胞が傷付けられて肝臓が肥大したときに起こる症状である．アルコール性肝炎の後は肝硬変へと深刻化する．アルコールも喫煙と同様に依存症になり，近年の研究結果では過度の飲酒が高齢期の認知症などを引き起こすことも報告されている．アルコール依存は成人より未成年者が，男性より女性がなりやすいといわれており，未成年者は肝臓のアルコール分解能力が十分ではなくアルコールの影響を長時間受けるため，女性は女性ホルモンの働きでアルコールの分解作用が抑制されるためと報告されている（アルコール健康医学協会）．

2）アルコールの分解過程

「あなたは，お酒に強いタイプですか？　弱いタイプですか？」と聞かれることがあるだろう．お酒を飲んだ際の体に対する作用には個人差があり，この個人差はその人のもつ遺伝子の違いにかかわっている．まず，飲んだお酒は身体のなかでどうなっているのかをみると，**図12−4**のとおりである．体内に取り込まれたアルコールは，まずアセトアルデヒドという物質に分解され，次いで酢酸，最終的に水と二酸化炭素になって体外へ排出される．お酒に「強い」「弱い」というのは，「アセトアルデヒド」を分解する能力が高いか低いかで決まる．

アルコールを分解してできた「アセトアルデヒド」は「悪酔いの原因」といわれており，この物質が体内に留まると顔面の紅潮・頭痛・吐き気・頻脈などの不快な症状が現れる．アセトアルデヒドを数種類のアセトアルデヒド脱水素酵素（ALDH）で酢酸に分解するが，そのなかの1つであるALDH2をつくる遺伝子の違いがお酒の「強さ」に関係している．ALDH2をつくる遺伝子には，お酒に「強い」，いわゆる分解能力が高いとされるN型（ALDH2活性型）と，分解能力が低いとされるD型（ALDH2不活性型）があり，誰でも両親から遺伝子を1つずつ受け継ぐことによって，NN型，ND型，DD型の3パターンに

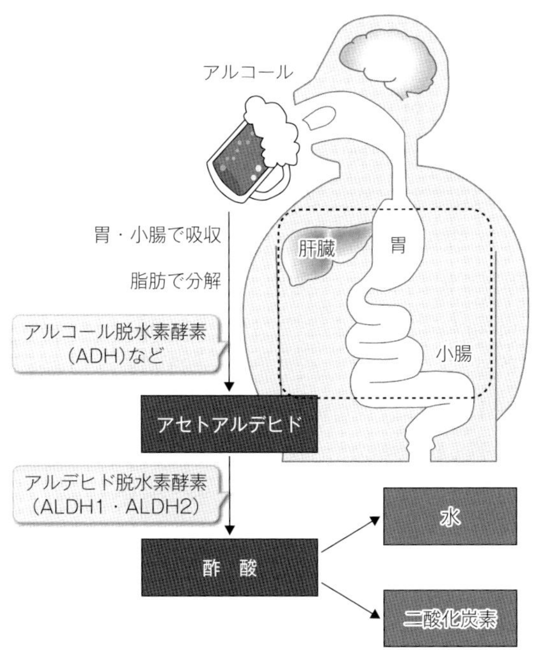

図12−4　飲酒による身体的影響（厚生労働省（2022a）を参考に作図）

なる．同じ量のお酒を飲んだ場合の血中アセトアルデヒド濃度は，ND型はNN型の人の4〜5倍，DD型はNN型の人の20〜30倍になるといわれており，アセトアルデヒドの分解が早いNN型は日本人の56％であることが報告されている．

3）飲酒への対策

飲酒による健康被害を防ぐ法的な取り組みとしては，日本では未成年者飲酒禁止法などによって未成年者の飲酒を禁止したり，道路交通法などによって飲酒運転を禁止したりしている．飲酒運転の違反者にはアルコール依存症であるものが半数程度認められたことが報告されている（アルコール健康医学協会）．アルコール依存症の場合，違反が繰り返されており社会問題となっている．

また，お酒の広告や宣伝の規制も行われている．飲酒は国際的な問題でもあるため，WHOは小売の日や時間の規制，飲み放題の規制，宣伝・広告やイベントスポンサーの規制，お酒価格の値上げなど国際的に足並みを揃えた対策を提唱している．欧米の国々では，未成年者や若者の好奇心を抑えるために，酒造業者がスポーツの大会やイベント，テレビ番組などのスポンサーになることを禁止したりする対策が行われている．しかし，日本ではお酒の広告には人気のある著名人が起用されていたり，酒造業者がスポーツ大会などのスポンサーになっていたりしており，諸外国に比べて対応が遅れているといえる．日本で売られているお酒には警告文が示されているが，たばこに比べて面積が狭く，今後のさらなる対応が求められている．

飲酒対策としては，正しい知識の普及などのために，学校等での飲酒防止教育，イッキ飲み防止のポスターによる啓発やキャンペーンなどが行われている．イッキ飲みについては，対策が進んだこともあり近年減少傾向にある．これは「イッキ飲み防止連絡協議会」が積極的にポスターやチラシを作成したり，イベントなどの啓発活動をしたりした効果も大きい．この団体は，実際にイッキ飲みによって子どもを失った保護者によってイッキ飲みという悪習をなくすために 1992 年に設立されている．ポスターなどは毎年新たに作成されて，イッキ飲み防止のキャンペーン等に活用されている．

また，依存性の治療のための医療機関が整備されたり，断酒会などの自助グループも活動したりしている．自助グループとは，ある共通の課題を抱えた人や，その家族がお互いを支え合う目的で集まり，自主的に運営するグループのことである．運営が専門家に委ねられておらず，お酒の場合，参加者やその家族がアルコールにかかわる自らの体験談を話し，また他の人たちの話を聞くことなどを継続的に行う．それによって，アルコール問題に直面したり，お酒をやめ続けるための参加者同志の一体感や連帯感が高まったりする．

3．薬物乱用と健康

1）薬物乱用による身体への影響

薬物乱用とは，違法な薬物を使用したり，医薬品を治療などの本来の目的から外れて利用したりすることである．病院などで処方された薬やその他不正な薬物（大麻，覚醒剤，危険ドラッグ等）を「遊びや快楽を求めるため」，「悩みやストレスから解放されるため」といった本来の目的以外で使用することをいう．主な乱用薬物とその作用は図 12−5 に示したとおりである．覚せい剤や麻薬に似た化学構造ももつ危険ドラッグは，「ハーブ」「アロマオイル」「バスソルト」等と偽って販売されている場合もあり，体への影響は麻薬や覚醒剤と変わらない．それどころか，覚せい剤や麻薬より危険な成分が含まれていることもある（厚生労働省）．

薬物はいずれも脳に作用し脳を異常に興奮させたり抑制させたりする．また，薬物は脳を破壊し，一度破壊された脳は元に戻らない．乱用とは，社会規範から逸脱した目的や方法で薬物を自己利用することである．薬物乱用は，薬物を何度も使用することだけを意味するのではなく，たとえ 1 回の使用だけでも，「乱用」にあたる．また，医薬品のなかでも精神科などで治療に使用される向精神薬，麻薬性の鎮痛剤や鎮咳薬などを，偽患者を装って処方してもらったり，医療関係者などに横流しをしてもらったりして入手して乱用するケースもある．

薬物の乱用は脳を破壊するだけでなく強い依存性があるため，乱用を止めるのが非常に困難になり，薬物依存に陥る．依存性は，精神的依存性と身体的依

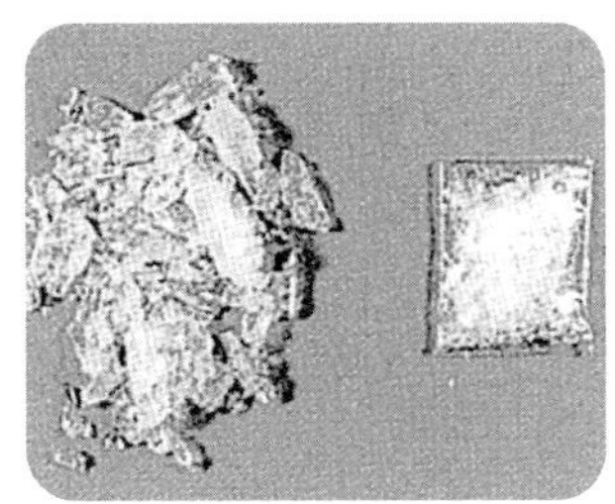

覚醒剤
幻覚や妄想が現れ，中毒性精神病になりやすい．使用をやめても再燃（フラッシュバック）することがある．多量に摂取すると死に至る．

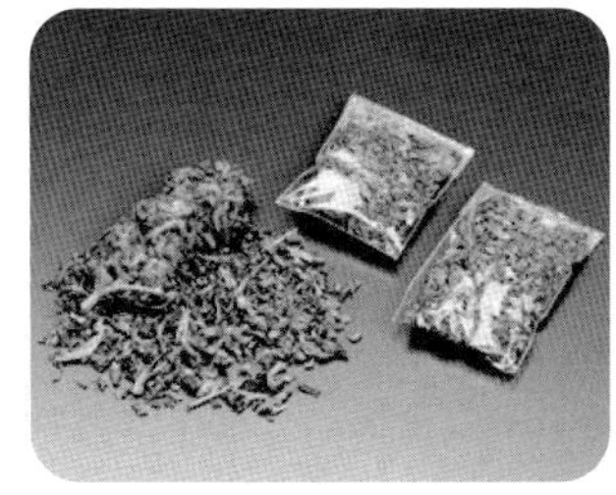

大麻（マリファナ）
知覚を変化させ，恐慌状態（いわゆるパニック）を引き起こすこともある．乱用を続けると，学習能力の低下，記憶障害，人格変化を起こす．

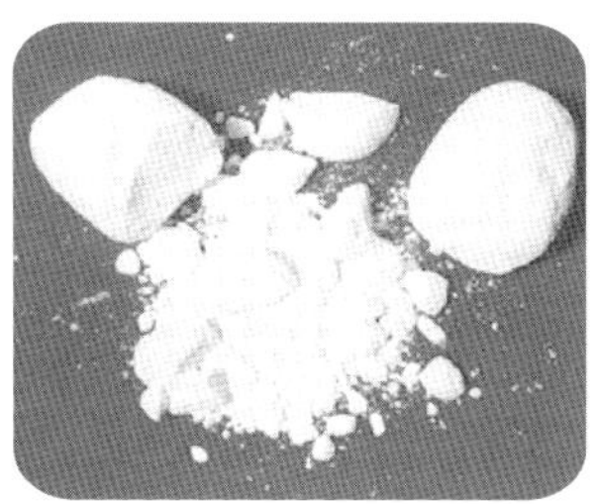

あへん系麻薬（ヘロインなど）
皮膚が鳥肌立ち，全身の強烈な痛みと痙攣におそわれる（退薬症状）．多量に摂取すると死に至る（写真はヘロイン）．

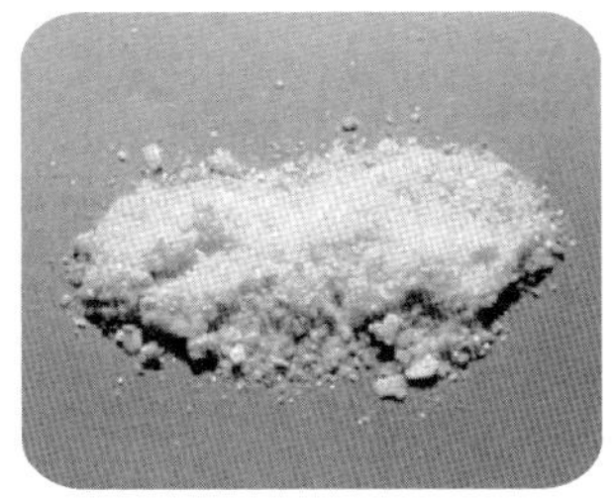

コカイン
幻覚や妄想が現れる．多量に摂取すると全身痙攣を起こすほか，死に至る．

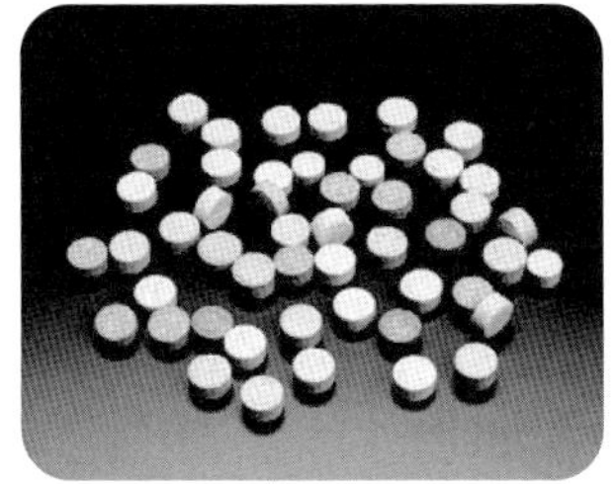

MDMA
知覚を変化させ幻覚が現れることがある．多量に摂取すると高体温になり，死に至る．

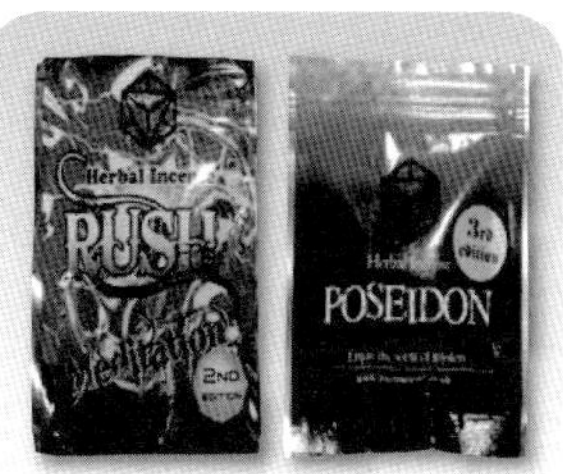

危険ドラッグ
吐き気，頭痛，精神への悪影響や意識障害などが起きる恐れがある．摂取した人が死亡した例がある．

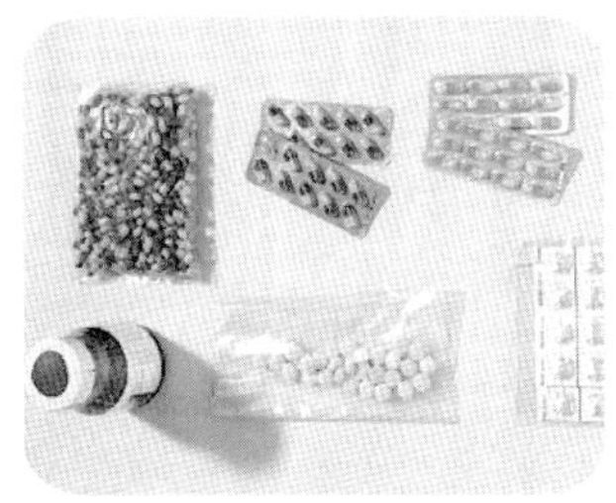

向精神薬
睡眠薬，精神安定剤など医療用として用いられているが，乱用されると精神および身体へ障害を与える．また，依存により，思考，感覚および行動に異常をきたす．

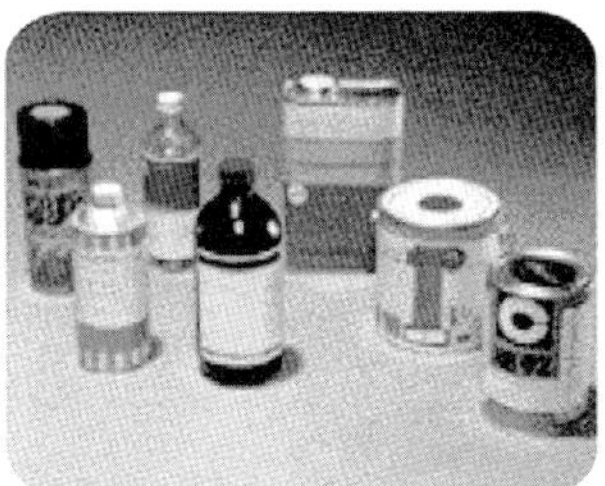

有機溶剤（シンナーなど）
情緒不安定，無気力となり，幻覚や妄想が現れて，薬物精神病になり，多量に摂取すると呼吸困難となり，死に至る．

隠語：薬物は別の呼び名で呼ばれている場合があります．
- 覚醒剤…エス，氷，スピード，アイス，シャブ
- 大　麻…ハッパ，グラス，チョコ，クサ，野菜
- MDMA（錠剤型合成麻薬）…エクスタシー，バツ（「×」「罰」），タマ（「弾」，「玉」）
- ヘロイン…ペー，チャイナホワイト，ジャンク
- コカイン…コーク，スノウ，クラック
- シンナー…アンパン

図12–5　乱用される主な薬物とその作用（厚生労働省．麻薬・覚醒剤乱用防止運動パンフレット）

存性に分けられ，心身に大きな障害を引き起こし死にいたらしめる．薬物を使用した本人だけでなく，暴力事件や放火，殺人等の重大な犯罪を引き起こし，他の人を傷つけてしまう．時にはたった一度の乱用で死亡することがある．薬物の精神的依存は強力で，薬物への渇望はきわめて大きい．また，身体的依存になると，薬物が切れたときに手足が震えるなど病的な症状，いわゆる脱薬症状（離脱症状）が表れる．主な症状は表 12–3 に示したとおりである．

身体的依存の脱薬症状による苦痛はきわめて大きく，その辛さから逃れるために再び薬物を摂取するケースが多く，乱用を中断することはきわめて難しい．

表12−3　薬物による身体的影響（麻薬・覚せい剤乱用防止センターwebサイトより作表）

薬　物	薬物摂取による症状	悪影響を与える臓器等
覚せい剤	・幻覚，妄想 ・フラッシュバックを起こす ・血圧が異常に高くなる ・静脈に炎症を起こす ・強い疲労感や倦怠感，脱力感におそわれる ・依存性が高い	脳 脳 心臓 血管
MDMA	・混乱，憂鬱，睡眠障害，脳卒中，けいれん，記憶障害になる ・高血圧，心臓の機能不全，心臓発作 ・肝臓の機能不全 ・腎臓と心臓血管の損傷 ・悪性の高体温による筋肉の著しい障害	脳 心臓 肝臓 腎臓 筋肉
シンナー	・記憶力の低下，幻覚，妄想，認知障害 ・視力の低下・失明 ・歯がぼろぼろになる ・肝臓の一部が機能不全 ・生殖器の萎縮 ・手足のふるえ，痺れ，麻痺 ・成長期の青少年には，背が伸びない，筋肉が衰える，体重が減るなどの症状が現れ，脳や身長の発育を妨げる大きな原因となる．	脳 眼 歯 肝臓 生殖器 四肢
大麻（マリファナ）	・精神障害，麻薬精神病など，幻覚・妄想など ・肺がんの誘発 ・生殖機能への悪影響	脳 肺 生殖器

薬物依存症になると，薬物を入手し乱用することが最優先となり，自分の夢，家族関係や友人関係などに関心がなくなって自殺の危険性も高まる．薬物乱用者は自己破壊的な行動をとりやすくなり，社会とのかかわりがきわめて希薄になる．その結果，孤独感や鬱状態に苛まれ自殺の既遂や未遂が起こる．専門医療機関に入院した依存患者の半数程度に自殺未遂の経験があったと報告されている（麻薬・覚せい剤乱用防止センター）．

2）薬物乱用の開始要因と社会的問題

薬物乱用の開始には，さまざまな要因がかかわっている．個人的な要因としては，薬物乱用の害や依存の強さに対する誤解，自他を大切にする気持ちの低下，違法性への認識の薄さや社会の規範を守る意識の低下などがあげられる．社会的な要因としては，テレビなどのメディアの影響，周囲の人からの誘い，薬物を手にいれやすい社会環境などがあげられる．

薬物乱用の悪影響は，家族や友人，地域や社会へと広がっていく．乱用による幻想や幻覚から，家族や友人などの身近な人に暴力を振るったり，薬物欲しさに盗みを働いたりなど思いがけない事件や事故を引き起こす．また，薬物の購入資金が，暴力団などの犯罪組織に流れ，組織の維持や拡大のための資金になっている．これは，犯罪の増加や治安の悪化をもたらし，社会に大きな不利

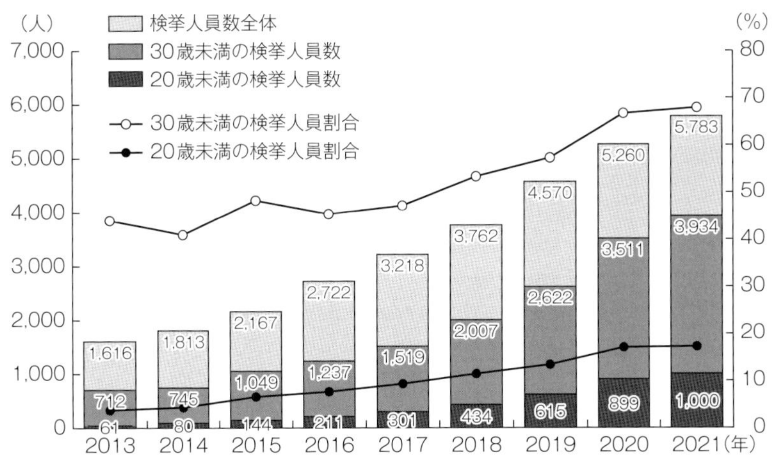

図 12-6　大麻事犯における検挙人員の推移（年齢別）

（厚生労働省（2022b）「第五次薬物乱用防止五か年戦略」フォローアップについて）

益を及ぼすことになる．

3）薬物乱用の現状と対策

薬物事犯検挙人員の推移をみると，近年は約 14,000 人で横ばい傾向である．特徴としては，大麻事犯の検挙人員が 8 年連続で増加するとともに過去最多を更新し，大麻乱用者が多く検挙人員の約 7 割が 30 歳未満で若年層における乱用拡大が顕著であった（図 12-6）．さらに，同 20 歳未満の検挙者数が初めて 1,000 人となった（厚生労働省，2022b）．

ただし，減少傾向にはあるものの薬物犯罪で最も多いのが覚せい剤で，依然として高い水準にある．次いで多いのが大麻で，20 歳以下の若年者が検挙の半数を占めている．薬物乱用を防止するためには，薬物を売る側を厳しく取り締まること（供給抑制）に加えて，買おうとする人を減らす（需要抑制）対策も欠かせない．日本では大麻取締法，覚醒剤取締法，あへん法，麻薬及び向神経薬取締法，毒物及び毒物取締法など法律を整備し，薬物の乱用や広がりを抑えている．

一方，法律以外の対策としては正しい知識を普及し，薬物を拒止する価値観や規範意識を形成するために，学校での教育，警察や薬物乱用防止センターなどによるキャラバンカー（出張健康教育）をはじめ，さまざまなキャンペーン活動が行われている．また，薬物乱用者に対しては専門病院での治療や自助グループによる社会復帰のための活動が行われている．薬物の乱用は決して行ってはならず，社会は薬物乱用を許してはならない．

文　献

アルコール健康医学協会．お酒と健康－飲酒の基礎知識－．（https://www.arukenkyo.or.jp/health/base/index.html，参照日：2022 年 9 月 25 日）

医療経済研究機構（2017）禁煙政策のありかたに関する研究～喫煙によるコスト推計～．（https://www.ihep.jp/wp-content/uploads/current/report/study/26/h20-9.pdf，参照日：2022 年 9 月 25 日）

JT．たばこの種類．（https://www.jti.co.jp/tobacco/knowledge/variety/tobacco-vapor-products/index.html，参照日：2022 年 9 月 25 日）

喫煙の健康影響に関する検討会編（2016）喫煙と健康－喫煙の健康影響に関する検討委員会報告書－．厚生労働省．（https://www.mhlw.go.jp/file/05-Shingikai-10901000-Kenkoukyoku-Soumuka/0000172687.pdf，参照日：2022 年 9 月 25 日）

厚生労働省．麻薬・覚醒剤乱用防止運動パンフレット．（https://www.mhlw.go.jp/bunya/iyakuhin/yakubuturanyou/dl/pamphlet_01a.pdf，参照日：2022 年 9 月 25 日）

厚生労働省（2018）健康増進法の一部を改正する法律（平 30 年法律第 78 号）概要．（https://www.mhlw.go.jp/content/12602000/000345655.pdf，参照日：2022 年 9 月 25 日）

厚生労働省（2019）e-ヘルスネット，健康用語辞典，喫煙：タール，ニコチン，一酸化炭素．（https://www.e-healthnet.mhlw.go.jp/information/dictionaries/tobacco，参照日：2022 年 9 月 25 日）

厚生労働省（2021a）e-ヘルスネット，タバコの煙と受動喫煙．（https://www.e-healthnet.mhlw.go.jp/information/tobacco/t-05-004.html，参照日：2022 年 9 月 25 日）

厚生労働省（2021b）e-ヘルスネット，アルコールによる健康障害．（https://www.e-healthnet.mhlw.go.jp/information/alcohol-summaries/a-01，参照日：2022 年 9 月 25 日）

厚生労働省（2022a）e-ヘルスネット，アルコールとがん．(https://www.e-healthnet.mhlw.go.jp/information/alcohol/a-01-008.html，参照日：2022 年 9 月 25 日）

厚生労働省（2022b）「第五次薬物乱用防止五か年戦略」フォローアップについて．（https://www.mhlw.go.jp/content/11126000/000962422.pdf，参照日：2022 年 9 月 25 日）

麻薬・覚せい剤乱用防止センター．薬物乱用防止の基礎知識．（https://dapc.or.jp/kiso/04_effect.html，参照日：2022 年 9 月 25 日）

日本生活習慣病予防協会（2016）生活習慣病とその予防．（https://seikatsusyukanbyo.com/calendar/2016/009131.php，参照日：2022 年 9 月 25 日）

日本たばこ協会．taspo 登録ページ．（https://www.taspo.jp/taspo/Outline.html，参照日：2022 年 9 月 25 日）

財務省（2018）たばこの税等に関する資料．（https://www.mof.go.jp/tax_policy/summary/consumption/d09.htm，参照日：2022 年 9 月 25 日）

課　題

❶ あなたの住んでいる地域の受動喫煙にかかわる取り組みを調べてみよう．

❷ 飲酒による健康被害を防ぐためにどのような対策がとられているか具体例を列挙してみよう．

❸ 薬物が引き起こす社会問題にはどのような種類があるだろうか．

13章 熱中症の理解と予防法

従来，熱中症は暑い環境で労働や運動をしているときに多く発生していた（環境省，2022；日本生気象学会，2021）．しかし，近年では夏季の気温上昇に伴い日常生活でも多く発生している（日本生気象学会，2021）．熱中症の原因がわかれば予防・対処ができるため，その発生機序（原因）を理解する必要がある．熱中症のなかには特有の症状がなく，ごく一般的に経験するようないわゆる風邪の症状に非常に似ているものもある．このため，熱中症に対する知識が不足していると熱中症になっていることを自覚しにくい（山下ほか，2016）．

そこで本章では，熱中症の4つの病型と発生機序とそれぞれの対処策について述べる．

1．熱中症の定義と病態生理に基づく分類

熱中症とは暑さが原因となり発生する「皮膚などの障害を除外した暑熱障害（heat disorders）」の総称である（杉本ら，1980；日本スポーツ協会，2019；日本生気象学会，2021）．熱中症は病態生理（発生機序）に基づき熱失神，熱けいれん，熱疲労，熱射病の4つの病型に分けられる（小川・菅屋，2011；杉本ら，1980；日本スポーツ協会，2019；日本生気象学会，2021）．

1）日本に存在するもう1つの熱中症分類－重症度分類－

表13−1に示した分類はニュースなどのマスメディアでよくみかける分類である．日本救急医学会が採用した新しい分類であり（日本救急医学会，2015），熱中症を重症度によってⅠ度（軽症），Ⅱ度（中等症），Ⅲ度（重症）の3つに分けている（安岡ら，1999）．詳細については，以下で述べるが，熱射病の3つの主徴とされていた「意識障害」「40℃以上の高体温」「発汗停止」を満たさない症例を誤診してしまうことを防ぐことを目的に救急現場の臨床医向けに提唱された．

ただし，発生機序の異なる4つの病型を重症度別に3つに分類したため熱中症の病態が理解できなくなっていることに注意してほしい．この理由として，重症度Ⅰ度の症状にある多量の発汗があげられる（松本，2011）．暑い環境で運動や肉体労働をすると体温を下げるために多量の汗をかくことがあるが，これは体温調節機能が正常に働いているために起こる．したがって，予防するためには熱中症の発生機序を理解する必要がある．

表13−1　熱中症の重症度分類（日本救急医学会（2015）熱中症診療ガイドライン2015．p7）

新分類	症　状	重症度	治　療	従来の分類（参考）
Ⅰ度	めまい， 多量の発汗， 欠神，筋肉痛， 筋肉の硬直（こむら返り） （意識障害を認めない）		通常は現場で対応可能→冷所での安静，体表冷却，経口的に水分とNaの補給	heat syncope heat cramp
Ⅱ度	頭痛，嘔吐， 倦怠感，虚脱感， 集中力や判断力の低下 （JCS1以下）		医療機関での診察が必要→体温管理，安静，十分な水分とNaの補給（経口摂取が困難なときには点滴にて）	heat exhaustion
Ⅲ度 （重症）	下記の3つのうちいずれかを含む （1）中枢神経症状（意識障害≧JCS2，小脳症状，痙攣発作） （2）肝・腎機能障害（入院経過観察，入院加療が必要な程度の肝または腎障害） （3）血液凝固異常（急性期DIC診断基準（日本救急医学会）にてDICと診断）		入院加療（場合により集中治療）が必要→体温管理（体表冷却に加え体内冷却，血管内冷却などを追加）呼吸，循環管理，DIC治療	heat stroke

Ⅰ度の症状が徐々に改善している場合のみ，現場の応急処置と見守りでOK

Ⅱ度の症状が出現したり，Ⅰ度に改善が見られない場合，すぐ病院へ搬送する

Ⅲ度か否かは救急隊員や，病院到着後の診察・検査により診断される

2．熱中症の４つの病型と症状−それぞれの発生機序と対処方法−

1）熱失神（Heat syncope）

＜症状＞脳への血液供給量が減少することで発生する一時的な意識消失である（小川・菅屋，2011；松本・山下，2013；日本スポーツ協会，2019；日本生気象学会，2021）．その病態は起立性低血圧（いわゆるたちくらみ）であるが（日本生気象学会，2021），失神に先立ち，めまいや顔面蒼白（顔色が悪くなること）がみられる（小川・菅屋，2011）．

＜発生機序＞立位姿勢を保持することで下肢（脚）に血液が溜まるために心臓へ戻る血液量が減少すること，そして体温を下げるために皮膚へ血液を送ること（皮膚血管拡張）で心臓に戻る血液量が減る．そのため，心臓から全身へ送り出す血液量も減ることで心臓より高い位置にある脳へ送る血液量が減るために失神する（小川・菅屋，2011；日本生気象学会，2021）．

＜対処策＞心臓に戻る血液量を回復させることが重要となる．足を高くして寝かせることで足に溜まる血液を心臓へ戻すことができ，通常はすぐに回復する（日本スポーツ協会，2019；日本生気象学会，2021）．

2）熱けいれん（Heat cramp）

＜症状＞筋肉に発生する痛みを伴うけいれんである．熱けいれんが起こる筋肉は，ふくらはぎなどの脚の筋肉が多いが，腕や腹筋でも発生する（松本，2011；日本スポーツ協会，2019；日本生気象学会，2021；小川・菅屋，2011；

杉本ら，1980）．

<発生機序>暑い環境で長時間の運動や労働をして多量の汗をかくと（発汗），水分とともに塩分などの電解質も失う．このときに塩分濃度の低い飲料や塩分を含まない飲料を摂取することで血液中の塩分濃度が低下し，疲労した筋肉に痛みを伴う筋けいれんが生じる．

<対処策>血液の塩分濃度を回復すればよいため，塩分を多く含む飲料などを経口摂取する．ただし熱疲労と一緒に発生した場合には熱疲労として対処する（日本生気象学会，2021）．

3）熱疲労（Heat exhaustion）

<症状>頭痛，めまい，倦怠感，疲労感，吐き気，嘔吐，下痢，暑さや時としては寒気など，いわゆる風邪や胃腸障害の症状を感じる（松本，2011）．そのため熱疲労を早めに自覚することが難しい．熱疲労発生時の体温は正常もしくは上昇しているが，通常40℃を超えない（Armstrong ら，2007；日本スポーツ協会，2019；松本，2011）．

<発生機序>暑い環境で長時間の運動や労働を行うと体温を下げるために多量発汗し電解質を失う（脱水）．高度に脱水し，脳などの重要臓器への血液供給量が減少すること（循環不全と呼ぶ）で発生する（Armstrong ら，2007；松本，2011・2014；日本スポーツ協会，2019）．

<対処策>涼しい環境へ移動するとともに脱水から回復するために塩分や糖分を含むスポーツドリンクを経口摂取する．ただし，吐き気や嘔吐などで水分を経口摂取できない場合には病院で点滴をする必要があるため救急搬送などが必要になる．また，熱疲労から熱射病へと進展することがあるため，熱疲労の諸症状を感じたときには運動を中止する必要がある．

4）熱射病（Heatstroke）

<症状>種々の程度の意識障害，過度の体温上昇（直腸温で40℃以上）が症状である（Bouchama ら，2022；Epstein & Yanovich，2019；松本，2011；日本生気象学会，2021；日本スポーツ協会，2019）．種々の程度の意識障害とは，日時・場所がわからない，言動が普段とは違うなどの軽いものから，せん妄，昏睡までが含まれ，熱射病になった際には必ず発生する（Vicarios，2006）．また，頭痛，過呼吸，頻脈，不安定な歩行や千鳥足の歩行，嘔吐，下痢などがみられる（松本，2011）．気を付けるべきは意識障害であり，たとえ昏睡していなくとも，応答が鈍い，どことなく言動がおかしいなどの軽いものにも注意しなければならない（松本，2014）．

身体活動を伴わない熱射病（古典的熱射病または非労作性熱射病）では，汗をかいていないため皮膚は乾燥し熱くほてっている（Shapiro & Seidman，1990；Vicarios，2006）．このため，かつては「発汗停止」も含まれていた．し

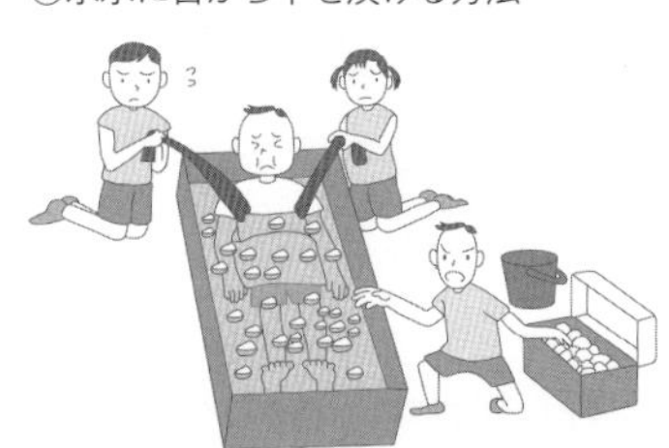
①氷水に首から下を漬ける方法

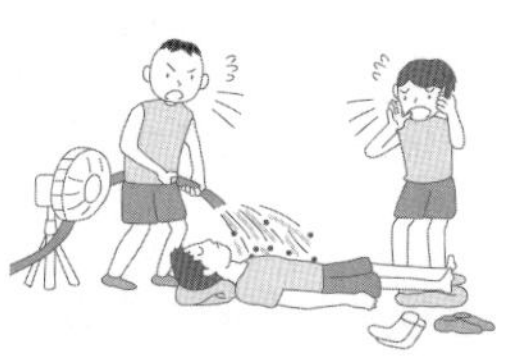
②水道につないだホースで全身に水をかけ続け，同時に扇風機で強力に風を送り続ける方法

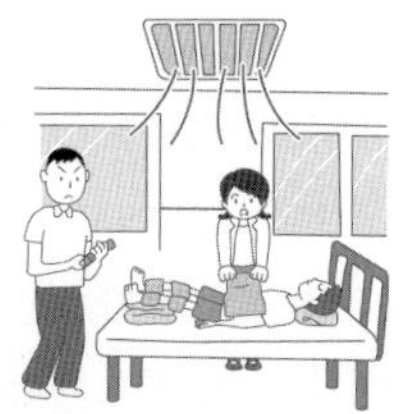
③クーラーを最強にした部屋で，氷水に浸したタオルを全身に乗せては取り換える方法

図 13−1　身体冷却方法
（日本スポーツ協会（2019）スポーツ活動中の熱中症予防ガイドブック2019．p9参照）

かし，運動や労働などの身体活動を伴う労作性熱射病では汗をかき続けていることもある（Shapiro & Seidman，1990；Vicarios，2006）．

＜発生機序＞熱疲労の病態がさらに進行すると脱水によって体温調節能力（皮膚血管拡張と発汗量の両方）が低下するためにさらに体温が上昇する．体温が過度に上昇（直腸温で 40℃以上）すると脳の機能が障害され，体温調節機能が破綻し，種々の程度の意識障害を露呈する（Epstein & Yanovich，2019；松本，2011；日本生気象学会，2021；日本スポーツ協会，2019）．ただし，短時間で体温が過度に上昇すると熱疲労を経ずに熱射病に至ることもある（日本スポーツ協会，2019）．

＜対処策＞熱射病は熱中症のなかでも最も重篤で生命にかかわる病態である．体温調節機能が破綻しているため，体温を下げるためには外部から身体を冷やすことが唯一の対処策であり（Bouchama ら，2022），救急救命処置を施さなければ死に至る（松本，2011）．体温を測定する際には直腸温が唯一信頼できる測定部位であり（Casa ら，2015；日本スポーツ協会，2019），わきの下，鼓膜，おでこなどで測定した体温は正確に測れない（低く見積もる）おそれがある（Bouchama ら，2022）．

身体冷却方法を図 13−1 に示した．現場で最も推奨される身体冷却方法は，①氷水に首から下を漬ける「氷水浴/冷水浴」である（Casa ら，2007・2015；日本スポーツ協会，2019）．次に推奨される方法は，②水道につないだホースで全身に水をかけ続け，同時に扇風機で強力に風を送り続ける方法である．それもできなければ，③クーラーを最強にした部屋で，氷水に浸したタオルを全身に乗せては取り換える方法である（日本スポーツ協会，2019）．③の方法と同時に氷や保冷剤などで頚部，腋，足の付け根（鼠径部）にある太い動脈を冷やすこともあげられる（日本スポーツ協会，2019）．これらの方法で冷却しながら救急隊の到着を待つ（日本スポーツ協会，2019）．かつては頚部，腋，足の付け根（鼠径部）にある太い動脈を冷やすことを推奨していたが，この方法のみでは体温があまり下がらないので単体での使用は推奨できない（Casa ら，2007）．

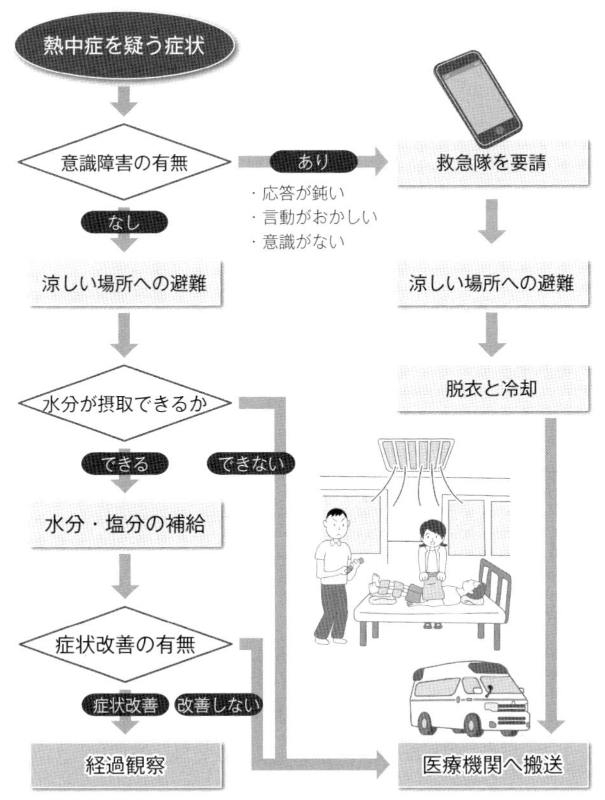

図13−2　熱中症を疑う症状が出たときの対処
（日本スポーツ協会（2019）スポーツ活動中の熱中症予防ガイドブック2019．p7参照）

熱射病が発生した場合，迅速かつ適切な救急救命処置を行っても救命できない場合もあることや（松本，2014；日本生気象学会，2021；日本スポーツ協会，2019），たとえ生存できても長期間にわたり神経症状や循環器系に合併症を残すばかりでなく死の危険さえあるため（Bouchama ら，2022），熱疲労から熱射病へと進展しないようにしなければならない（松本，2014；日本生気象学会，2021；日本スポーツ協会，2019）．

5）熱中症が発生した場合の対応

熱中症が発生した場合には，先にあげた要因が複雑に組み合わさって発生していると考えられる．そのため，救急処置をする場合には，病型から判断するよりも重症度に応じて対処したほうがよいであろう（日本スポーツ協会，2019）．図 13−2 に日本スポーツ協会（2019）が提唱する対処を記したので，図と照らし合わせながら以下の文を読んでほしい．

まず確認すべきは熱射病であるか否かであり，そのために意識障害の有無を確認する．意識障害があり熱射病が疑われる場合には，救急車を要請するとともに上述の身体冷却方法を行う．

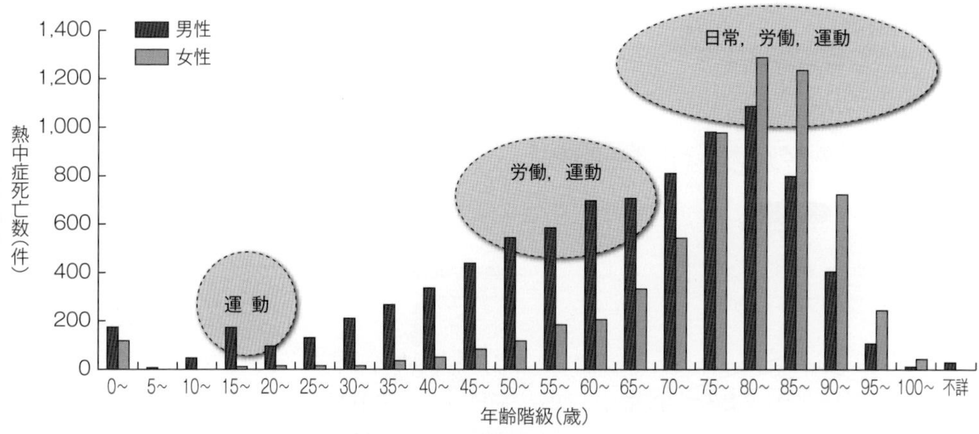

図13-3　熱中症死亡者数の年齢階級別累積分布（1968～2017年）
若年者から中年者までは運動や労働での発生が多いが，高齢者は日常生活での発生が多い.
（日本スポーツ協会（2019）スポーツ活動中の熱中症予防ガイドブック2019．p27参照）

意識障害がない場合には，涼しい場所へ行き可能な限り衣服をゆるめて放熱を促し寝かせるとともにスポーツドリンクなどで水分と塩分を補給し，自力で摂取できるか否かを確認する．吐き気や嘔吐などにより自力で飲めない場合には救急車を要請する．自力で水分・塩分補給できる場合には飲ませるとともに症状が改善するのか否かを確認する．症状が改善しなければ救急車を要請するか医療機関を受診するなどの対処をとる．現場での対処によって症状が改善したとしても当日の運動や労働は中止し，少なくとも翌日までは経過を観察することが必要である（日本スポーツ協会，2019）

6）労作性熱射病と古典的（非労作性）熱射病の違い

熱中症死亡数の年齢階層別累積分布（日本スポーツ協会，2019）を図13-3に示したので図を見ながら以下の文を読んでほしい.

＜労作性熱射病＞暑い環境での運動や労働が盛んな若年から中年代の男性に多く発生し，激しい活動により体温上昇が発汗などの放熱よりも上回った結果，体温が過度に上昇し発生する．したがって，活動開始から数時間で発生することが多い．また，体温が急激に上昇した場合には運動開始から1時間以内に発生することもある.

＜古典的熱射病＞近年，高齢者が熱射病疑いにより搬送される場合の多くが古典的熱射病である．長時間（期間）暑い環境に曝されたまま日常生活を送っているときに多く発生する（小川・菅屋，2011）．また，性差はない．高齢者は温度感覚が低下しているために暑さを感じにくいことや，体温調節能力（皮膚血管拡張と発汗量）が低下していること，のどの渇きを感じにくいために脱水に気付きにくいなどの理由により高齢者に多く発生する（小川・菅屋，2011；Kenney & Chiu，2001）．数日かけて徐々に脱水し，そして体温調節能力が低下し熱射病に至る．そのため，古典的熱射病には「発汗停止」が含まれる．乳幼児などは自分で暑さを回避できないため注意する必要がある．

3．熱中症予防－環境対策とヒトの対策－

1）暑さの回避－湿球黒球温度－

気温以外にも湿度，日差しや照り返し，気流（風）も暑さに影響するため，これらの要因を含めた湿球黒球温度（Wet-Bulb Globe Temperature：WBGT）と呼ばれる温度指標が重要になる（Yaglou & Minard，1957）．最近では天気予報でも「暑さ指数」との用語を用いて注意喚起しているがこれはWBGTである．

WBGTを算出するためには**図13-4**に記したように，湿球温度計，黒球温度計，乾球温度計を用いてそれぞれの温度を測定する．湿球温度は湿度を，黒球温度は日射や気流の影響を，乾球温度は日射の影響を除外した気温をそれぞれ測定している．天気予報などが発表する気温は日陰の温度であり日射の影響を除外して測定しているため，黒球温度を用いて日射と気流の影響を含めて暑さを評価する必要がある．そして，以下の式に記したように屋外で活動する場合は屋外用のWBGTの式を，屋内で活動する場合には屋内用のWBGTの式を用いて算出する（ISO，2017）．

屋外用WBGT(℃)＝湿球温度×0.7＋黒球温度×0.2＋乾球温度×0.1

屋内用WBGT(℃)＝湿球温度×0.7＋黒球温度×0.3

屋内で測定する場合に黒球温度を測定する理由は，例え直射日光がなくとも体育館のように天井や壁が日射により熱せられており，そこから出る輻射熱の影響を受けるためである．

日常生活における熱中症予防指針を**表13-2**に示した（日本生気象学会，2021）．WBGTの温度基準域別に，危険（31℃以上），厳重警戒（28℃以上

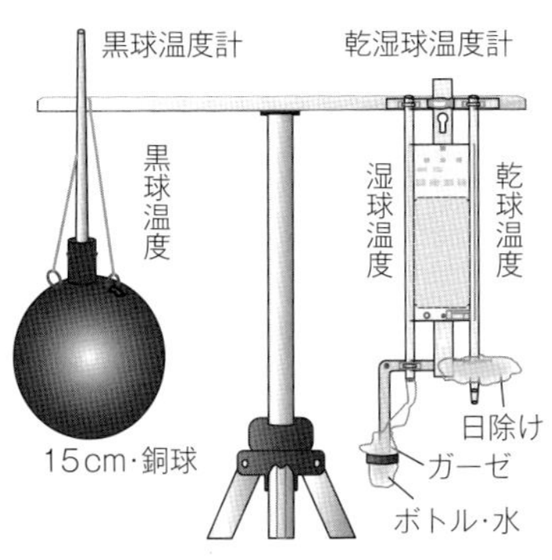

図13-4 WBGTの計測器材

表13-2 日常生活における熱中症予防指針

WBGTによる温度基準域	注意すべき生活活動の目安	注意事項
危 険 31℃以上	すべての生活活動でおこる危険性	高齢者においては安静状態でも発生する危険性が大きい．外出はなるべく避け，涼しい室内に移動する．
厳重警戒 28℃以上31℃未満		外出時は炎天下を避け，室内では室温の上昇に注意する．
警 戒 25℃以上28℃未満	中等度以上の生活活動でおこる危険性	運動や激しい作業をする際は定期的に十分な休息を取り入れる．
注 意 25℃未満	強い生活活動でおこる危険性	一般に危険性は少ないが激しい運動や重労働時には発生する危険性がある．

（日本生気象学会（2021）日常生活における熱中症予防 第2版．p4）

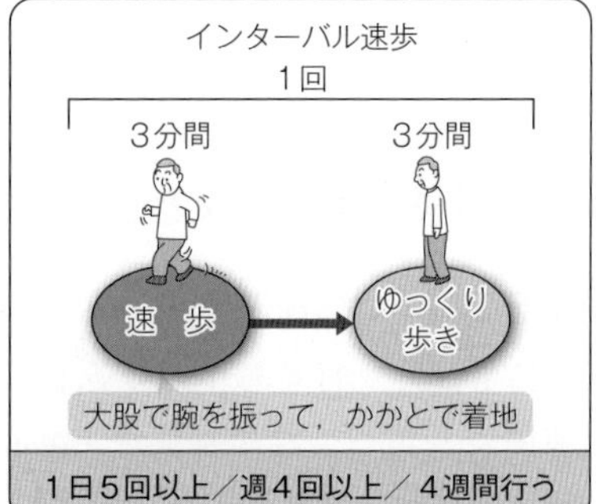

図 13–5　暑熱順化のための運動
（日本生気象学会（2021）日常生活における熱中症予防 第 2 版．p7 より改変）

31℃未満），警戒（25℃以上 28℃未満），注意（25℃未満）に分けてそれぞれの注意事項を記している．

2）ヒトの対策 1：暑熱順化

身体が生理的に暑さになれることを「暑熱順化」という．特に暑いところで繰り返し運動を行うと発汗量の増大と皮膚血管拡張機能が改善され，体温調節能力が高まり暑さに強い体になる（Gagge & Gonzalez，2011；Lind & Bass，1963）．暑熱順化の具体的な方法として，日本生気象学会（2021）では，「本格的な暑さの到来前の 5～6 月に，やや暑い環境でややきついと感じる運動を 1 日 30 分間, 1 週間に 5 日程度, 1～4 週間実施すると暑さに強い体になる（Goto ら，2010；Ikegawa ら，2011）」をあげている（**図 13–5** 左）．

中高年者向けにも「ややきついと感じる運動としてインターバル速歩（3 分間の速歩；大股で腕を振って，かかとで着地）と 3 分間のゆっくり歩きを 1 日 5 回以上，週 4 回以上，4 週間実施すると暑さに強い体になる（Morikawa ら，2011；Nemoto ら, 2007）」が推奨されており（**図 13–5** 右），運動強度・時間・頻度・期間を覚えておくと実践しやすい．

3）ヒトの対策 2：脱水予防と脱水からの回復－水分と塩分摂取の重要性－

（1）水分摂取量の目安

同じ運動量であっても発汗量は個々人で異なる（Baker，2017）．したがって個々人が自分の発汗量を把握することが推奨される．発汗量を把握するための簡便な方法は体重を測ることであり，その式を以下に示した．

$$\text{単位時間あたりの発汗量(kg/時間)} = \frac{[\text{運動開始前の体重(kg)} - \text{運動終了後の体重(kg)} + \text{飲水量(mL)}]}{\text{運動時間(時間)}}$$

＜例＞運動開始前の体重が 60 kg であった．2 時間の運動をして運動中に 1 L の水分を摂取した．運動終了後に体重を測定すると 59 kg に減っていたと

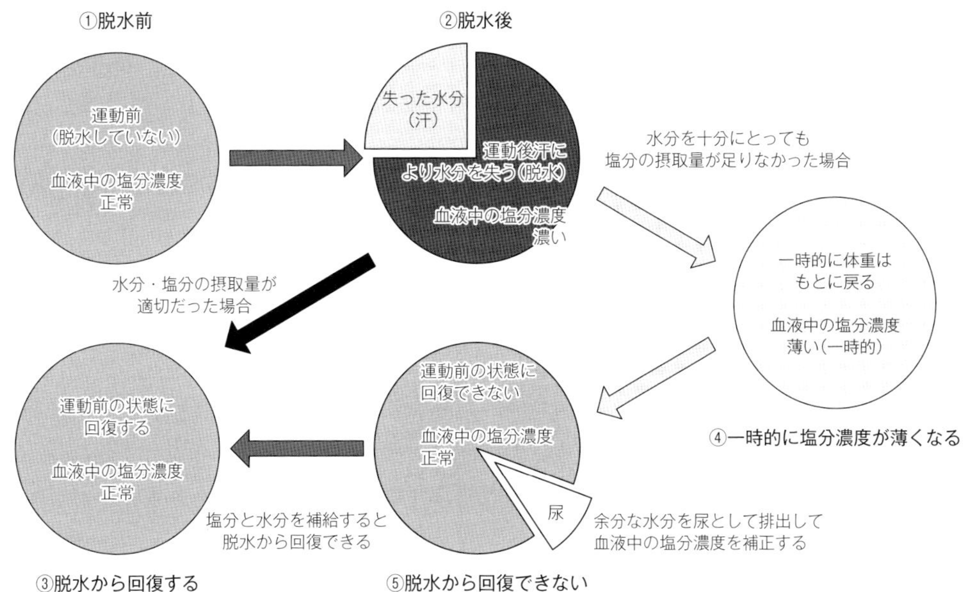

図13−6　脱水後の水分・塩分摂取と脱水からの回復過程

する．この場合には2時間の運動で2Lの汗をかいたため1時間で1Lの汗をかいたことになる．上の式に当てはめると

$$\frac{[60\,\text{kg}-59\,\text{kg}+1{,}000\,\text{mL}\,(1\,\text{kg})]}{2\text{時間}}=\frac{2\,\text{kg}\text{の体重が減少}}{2\text{時間}}=\frac{1\,\text{kg}}{1\text{時間}}$$

となる．したがって，目安となる水分摂取量は1時間で1,000 mLである．水分は一度に摂取するよりも分割して摂取したほうが吸収効率はよいため，30分毎に水分を摂取するなら500 mLとなる．しかし，500 mLの水分を一気に飲むと胃に不快感を覚えることもあるため，15分毎に250 mLの水分を摂取するなど，分けて飲むことが望まれる．

発汗量は時として1時間に2Lを超えることもある（Sawkaら，2007）．この場合には，より多くの水分を摂取したほうがよいと考えるかもしれない．しかし，胃から腸へと排出される上限量は1時間で1.0～1.5Lである（Mitchell & Voss，1991；Murray，1987）．そのため，これ以上水分を摂取しても胃のなかに溜まるだけである．したがって，体重が1時間に1.0～1.5 kg以上減るような厳しい環境では運動強度を落とすなどの練習計画を変更して脱水を予防する必要がある．

（2）塩分摂取量の目安

単位時間あたりの発汗量が少なければ塩分濃度の薄い汗をかくが，逆に単位時間あたりの発汗量が多ければ塩分濃度の濃い汗をかくなどの個人内で差があるばかりでなく，個人間でも異なる（Baker，2017）．したがって，推奨すべき具体的な塩分摂取量を示すことができない．そのため，失った分を補給することが推奨されている（日本生気象学会，2021）．

図 13−6 に脱水後の水分・塩分摂取と脱水からの回復を示した．運動前（図 13−6-①）は脱水していないが，発汗などで脱水すると血液中の塩分濃度は濃くなる（図 13−6-②）．水分と塩分摂取量が適切であった場合には図 13−6-③のように脱水前（図 13−6-①）と同じ状態に回復する．しかし，水分の摂取量が十分であっても塩分摂取量が足りなければ図 13−6-④のように，血液中の塩分濃度が薄くなってしまう．そのため，図 13−6-⑤のように血液中の塩分濃度を戻すために余分な水分を尿として排出するため脱水から回復できない．この状態では塩分と水分を摂取して脱水から回復する必要がある．

（3）水分補給の目安

運動や作業をして汗をかいた場合，水分と塩分を摂取する必要がある（Nose ら，1985・1988）．水は Na^+ イオンと一緒に吸収されるだけでなく，Na^+ イオンの吸収はブドウ糖と同時に摂取するとその吸収が促進することがわかっており，ブドウ糖の濃度 1～2％が腸での水分吸収に効果的である．塩分濃度が 0.2％程度の飲料を補給する（Gisolfi ら，1990）．また，水分を摂取するためには飲みやすさ（おいしさ）も重要であるため，摂取する水分の温度は 22℃未満が望ましい（Burdon et al.，2012；Costill & Saltin，1974）．

（4）熱射病と日射病

ひと昔前までは熱射病以外にも日射病の言葉を見かけたが近年では見かけなくなった．熱射病は運動などで体温の上昇が放熱よりも上回った結果発生するが，一方の日射病は太陽光線が頭蓋を直接温めた結果熱射病になったものを指す．つまり，熱射病と日射病は体温（脳の温度）が上がる原因が違うだけで両方ともに過度の体温上昇により中枢神経系（脳）が障害され体温調節機能が破綻したものである（森本，2005）．また，屋外で運動や労働中に体温が過度に上昇した場合の直接的な原因が運動なのか日射なのかを厳密に分けることは困難である．

文　献

Armstrong LE, Casa DJ, Millard-Stafford M, et al.（2007）American College of Sports Medicine position stand: exertional heat illness during training and competition. Med Sci Sports Exerc, 39: 556 - 572.

Baker LB（2017）Sweating rate and sweat sodium concentration in athletes: a review of methodology and intra/interindividual variability. Sports Med, 47（Suppl 1）: 111 - 128.

Bouchama A, Abuyassin B, Lehe C, et al.（2022）Classic and exertional heatstroke. Nat Rev Dis Primers, 8: 8.

Burdon CA, Johnson NA, Chapman PG, et al.（2012）Influence of beverage temperature on palatability and fluid ingestion during endurance exercise: a systematic review. Int J Sport Nutr Exerc Metab, 22: 199 - 211.

Casa DJ, McDermott BP, Lee EC, et al.（2007）Cold water immersion: the gold standard for exertional heatstroke treatment. Exerc Sport Sci Rev, 35: 141 - 149.

Casa DJ, DeMartini JK, Bergeron MF, et al.（2015）National Athletic Trainers'

Association Position Statement: exertional heat illnesses. J Athl Train, 50: 986－1000.
Costill DL, Saltin B（1974）Factors limiting gastric emptying during rest and exercise. J Appl Physiol, 37: 679－683.
Epstein Y, Yanovich R（2019）Heatstroke. N Engl J Med, 380: 2449－2459.
Gagge AP, Gonzalez RR（2011）Mechanisms of heat exchange: biophysics and physiology, pp45－84. Terjung R（Ed.）, Comprehensive Physiology. John Wiley & Sons.
Gisolfi CV, Summers RW, Schedl HP（1990）Intestinal absorption of fluids during rest and exercise, pp129－180. Gisolfi CV, Lamb DR（Eds.）, Perspectives in Exercise Science and Sports Medicine（Vol. Fluid Homeostasis During Exercise）. Cooper Publishing Group.
Goto M, Okazaki K, Kamijo Y, et al.（2010）Protein and carbohydrate supplementation during 5-day aerobic training enhanced plasma volume expansion and thermoregulatory adaptation in young men. J Appl Physiol, 109: 1247－1255.
Ikegawa S, Kamijo Y, Okazaki K, et al.（2011）Effects of hypohydration on thermoregulation during exercise before and after 5-day aerobic training in a warm environment in young men. J Appl Physiol, 110: 972－980.
環境省（2022）熱中症環境保健マニュアル 2022.
Kenney WL, Chiu P（2001）Influence of age on thirst and fluid intake. Med Sci Sports Exerc, 33: 1524－1532.
ISO（2017）ISO 7243:2017 Ergonomics of the thermal environment－Assessment of heat stress using the WBGT（wet bulb-globe temperature）index.
Lind AR, Bass DE（1963）Optimal exposure time for development of acclimatization to heat. Fed Proc, 22: 704－708.
松本孝朗（2011）熱中症の予防と治療．発汗学，18（suppl）：34－38.
松本孝朗（2014）運動と熱中症．保健の科学，56：457－463.
松本孝朗，山下直之（2013）熱中症の病態と分類．発汗学，20：80－82.
Mitchell JB, Voss KW（1991）The influence of volume on gastric emptying and fluid balance during prolonged exercise. Med Sci Sports Exerc, 23: 314－319.
Morikawa M, Okazaki K, Masuki S, et al.（2011）Physical fitness and indices of lifestyle-related diseases before and after interval walking training in middle-aged and older males and females. Br J Sports Med, 45: 216－224.
森本武利（2005）熱中症とその語源．神戸女子短期大学論攷，50：1－7.
Murray R（1987）The effects of consuming carbohydrate-electrolyte beverages on gastric emptying and fluid absorption during and following exercise. Sports Med, 4: 322－351.
Nemoto K, Gen-no, H, Masuki S, et al.（2007）Effects of high-intensity interval walking training on physical fitness and blood pressure in middle-aged and older people. Mayo Clin Proc, 82: 803－811.
日本救急医学会（2015）熱中症診療ガイドライン 2015.
日本生気象学会（2021）日常生活における熱中症予防 第 2 版.
日本スポーツ協会（2019）スポーツ活動中の熱中症予防ガイドブック 2019.
Nose H, Yawata T, Morimoto T（1985）Osmotic factors in restitution from thermal dehydration in rats. Am J Physiol, 249（2 Pt 2）: R166－R171.
Nose H, Mack GW, Shi XR, et al.（1988）Role of osmolality and plasma volume during rehydration in humans. J Appl Physiol, 65: 325－331.
小川徳雄，菅屋潤壹（2011）熱中症の定義，症状，発症機序．発汗学，18（suppl）：26－33.

Sawka MN, Burke LM, Eichner ER, et al.（2007）American College of Sports Medicine position stand. Exercise and fluid replacement. Med Sci Sports Exerc, 39: 377－390.
Shapiro Y, Seidman DS（1990）Field and clinical observations of exertional heat stroke patients. Med Sci Sports Exerc, 22: 6－14.
杉本侃，吉岡敏治，橋本公昭（1980）高温環境下の障害－いわゆる熱射病－．綜合臨牀，29：555－558．
Vicarios S（2006）Heat illness, pp2254-2267. Marx JA（Ed.）, Rosen's Emergency Medicine: Concepts and Clinical Practice 6th ed. Mosby Elsevier.
Yaglou CP, MinardD（1957）Control of heat casualties at military training centers. AMA Arch Ind Health, 16: 302－316.
山下直之，伊藤僚，中野匡隆ほか（2016）熱中症の事前学習が熱中症既往者数に及ぼす影響．日本生気象学会雑誌，53：31－38．
安岡正蔵，赤居正美，有賀徹（1999）熱中症（暑熱障害）1～3 度分類の提案－熱中症新分類の臨床的意義－．救急医学，23：1119－1123.

課 題

❶ 熱中症の４つの病型とそれぞれの主徴について述べなさい．

❷ 熱疲労と熱射病の違いとそれぞれの対処について述べなさい．

❸ 湿球黒球温度は何を測定しているのか，なぜ湿球黒球温度が重要なのか述べなさい．

14章 救命処置・応急処置を身につける

私たちが日常的な社会生活を送るうえで，人が突然目の前で意識を失って倒れたり，交通事故が起こる可能性は大いにある．私たちが行うことができる処置を救急蘇生法と呼び，この救急蘇生法には救命処置と応急処置がある．

救命処置とは，突然の心停止やこれに近い状態になった傷病者に行う一次救命処置（Basic Life Support：BLS）のことを指す．この一次救命処置には胸骨圧迫（Cardiopulmonary Resuscitation：CPR）や人工呼吸による心肺蘇生，自動対外式除細動器（Automated External Defibrillator：AED）を用いた電気ショック，異物が詰まった状態で窒息した傷病者への気道異物除去もこれに含まれる．

一方，応急処置は，急な怪我や病気になった人へ行う最初の評価や処置（ファーストエイド）のことを指す．この応急処置により，苦痛を和らげ，重症化を防ぐことが期待できる．怪我や病気の状況によっては，命を守るという重要な役割を果たすことになる．そこで本章では，さまざまな状況に応じた処置法について学ぶ．

1．救命処置と応急処置の基礎知識

1）スポーツ活動中の事故防止

スポーツ活動を行ううえで，外傷や疾病の発生を事前に予測することで予防策を考えることができる．また，スポーツ活動中の事故やリスクを想定して救護の体制を整えておくことが必要となる．スポーツの活動内容によって，どのような傷病が多いかを理解しておくことは応急処置をするうえで必要な知識である．現場で適切な処置を行うことで症状を軽減し，治療期間を短縮させることができる場合がある．また，これらの傷病は競技種目特有のものもあるが，大会やイベントの規模によって参加者の年齢や性別，競技レベルも大きく変化する．大規模の場合，スタッフは医療スタッフからボランティアスタッフまで多岐にわたる．しかし，小規模の場合や個人での活動中には，事故が発生して救護するまでに時間がかかる場合が多いため，スポーツ活動に取り組む一人ひとりが，どのような状況下でも適切な処置を取れるような知識と準備を心掛けたい．

2）救護体制

事故は予期せぬ状況で起きてしまうことが多く，いざというときに事故へ対応できる体制を整えておくことが重要である．事故を未然に防ぐためには，スポーツ活動の種目特性や参加者の年齢，競技レベル，参加人数，観客数とその年齢層，天気や気候条件等の把握が事故の予測に役立つ．参加者には，個人情報（生年月日，身長，体重，血液型，緊急連絡先）に加え，アレルギーの有無，既往歴，服用中の薬等の情報を事前に運営者へ提出させることも考慮すべきである．また，過去の事故発生事例も参考になるため，運営者側は情報を集めておく．

2．救急救命処置

1）心肺蘇生の意義

日常生活を送る家庭や学校で，突然，目の前で心肺停止の傷病者が発生した場合，まずは身近にいる人に助けを求め，119 番通報を行う必要がある．しかし，救急車が到着するまでに傷病者を放置していると症状が悪化し，救える命を救えなくなる．図 14−1 をみると，心臓が停止して時間が経つとともに，救命の可能性は急激に低下していくのがわかる．救急車が到着するまでに何もしなかった場合には，救急処置をした場合と比べて救命の可能性は半減する．4 分程度で救命の可能性が 50 %になっていることを考えると，より迅速で的確な救命処置が必要なことがわかる（日本救急医療財団心肺蘇生法委員会，2021）．

日本では，119 番通報後，救急車の到着までの時間は全国平均で 8.9 分であることが総務省消防庁（2022）より報告されている．さらに救急車が現場に到着して救急隊が傷病者に接触するまでに数分を要することがあるため，私たち市民による一次救命処置が命を救う鍵となる．しかし，2000 年では救急車の到着までの時間は全国平均で 6.1 分であり，この 20 年で伸びている．これは，病院の受け入れ体制の問題や交通状況等，多くの要因が考えられるが，救急車の不適切な利用も原因の 1 つである．軽症の場合や安易に救急車を呼ぶ行為は，緊急を要する重症者の対応を遅らせ，助かるはずの命が救えなくなるケースもあることを忘れてはいけない．

2）救命の連鎖

私たちが傷病者を発見し，二次救命処置を行う医療機関へ搬送するまでの一連の流れを「救命の連鎖」と呼ぶ（図 14−2，日本救急医療財団心肺蘇生法委員会，2021）．まずは，一人ひとりが心停止の予防を心掛けることから始める．もし傷病者を身近に発見した場合には，心停止の早期認識と通報を行い，その後，救急隊が到着するまでに一次救命処置（心肺蘇生と AED）を速やかにかつ的確に行う．そして，救急隊到着後には医療機関へ搬送し，二次救命処置と集中治療へとつなげる．このように救命の連鎖を構成する 4 つの輪が迅速につながることで，生命の危機に陥った傷病者を救命し，無事に社会復帰させるため

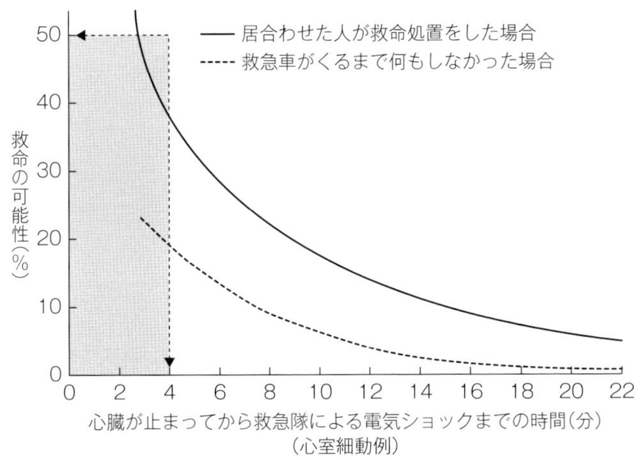

図14−1　救命の可能性と時間経過

（Holmberg M, Holmberg S, Herlitz J（2000）Effect of bystander cardiopulmonary resuscitation in out-of-hospital cardiac arrest patients in Sweden. Resuscitation, 47: 59−70）

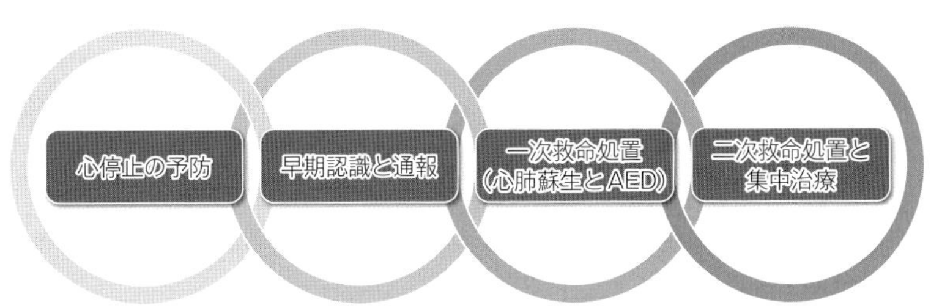

図14−2　救命の連鎖

（日本救急医療財団心肺蘇生法委員会監修（2021）改訂6版 救急蘇生法の指針2020−市民用・解説編−．p7，へるす出版より改変）

の可能性が高まる．

救命の連鎖における最初の3つの輪は，私たちが行うべき行動であり，現場に居合わせた誰もが対応できるように準備をしておきたい．また，心肺蘇生と同じくAEDを用いた電気ショックも救急隊の到着までに行う方が生存率も社会復帰率も高くなることがわかっている．実際に，社会復帰率は心肺蘇生を行わなかった場合より心肺蘇生を行った場合で約3倍程度まで高くなることがわかっており，AEDを使用した場合にはさらに社会復帰率が高くなることもわかっている．私たちは救命の連鎖の重要な役割を担っていることを理解しておきたい．

3）一次救命処置

一次救命処置は，心停止や呼吸をしていない傷病者に対して心肺蘇生を行うことやAEDによる電気ショックを行う緊急の処置のことを指す．また，食べ物などが喉に詰まって呼吸ができない傷病者への処置も一次救命処置に含まれる．

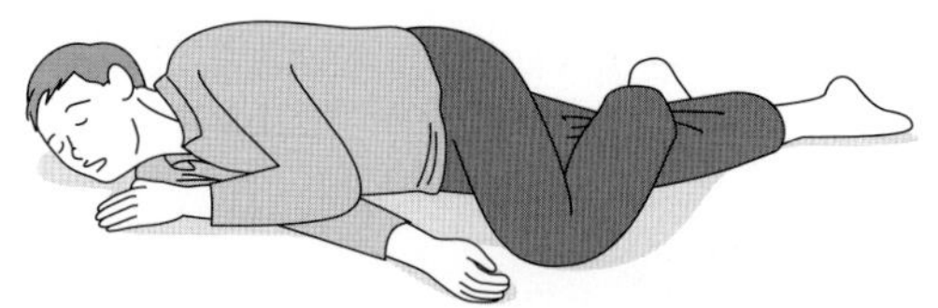

図 14−3　回復体位

（1）心肺蘇生の手順

①安全と反応の確認

場所にかかわらず誰かが突然倒れるところを目撃した場合や倒れている人を発見した場合には，まず周囲の確認を行い，安全な場所であるかどうかを確認する．車の往来や室内で煙が立ち込めたりしている状況では二次災害の危険があるため，すぐに安全な場所へ避難させる．

安全が確保されたら，次に傷病者の反応を確認する．傷病者の肩を優しく叩きながら大声で呼びかけた際，目を開ける，声を出す，手足を動かす等の仕草がみられれば，「反応あり」と判断する．突然の心停止が起こった直後には痙攣が起こる可能性もあるが，これは呼びかけに反応していることにはならないので，「反応なし」と判断する．「反応なし」と判断した場合や反応があるかどうか判断に迷う場合も心停止の可能性を考慮して行動する．なお，明らかに反応があった場合には，嘔吐物等による窒息に備えて回復体位（図 14−3）を取り，救急隊の到着を待つ．

② 119 番通報と AED の手配

傷病者の反応がない場合は，「誰か来て下さい！」と大声で叫び，協力者を呼ぶ．複数人が近くにいる際には，「あなたは 119 番通報をお願いします」「あなたは AED を持って来て下さい」というように具体的な内容で依頼をする．

119 番通報をする場合，落ち着いて目の前の状況を冷静に伝える．指令員の質問に従って，傷病者と周囲の状況，所在地を具体的に伝えることが大切である．屋外などで AED の場所がわからない場合には，AED の場所を教えてくれることもある．

③胸骨圧迫と人工呼吸

［胸骨圧迫］

胸骨圧迫を行う際には，傷病者を可能な限り硬い床や地面の上に仰向けに寝かせる．圧迫する位置は，胸骨の下半分中央に片方の手掌基部を当て，もう片方の手を覆うように重ねる．その後，垂直に体重が加わるように両肘を真っ直ぐに伸ばし，自分の肩が圧迫部位の真上になるような姿勢をとる（図 14−4）．

傷病者が成人の場合は約 5 cm，小児や乳児の場合は片手で胸の厚さの約 1/3 程度沈み込むように圧迫する．しかし，圧迫が弱いと胸骨圧迫の効果が得られないため，しっかりと圧迫を行う．圧迫は 1 分間に 100〜120 回の速さで行い，30 回圧迫を行う．胸骨圧迫は，「強く」「速く」「絶え間なく」を意識して行う．

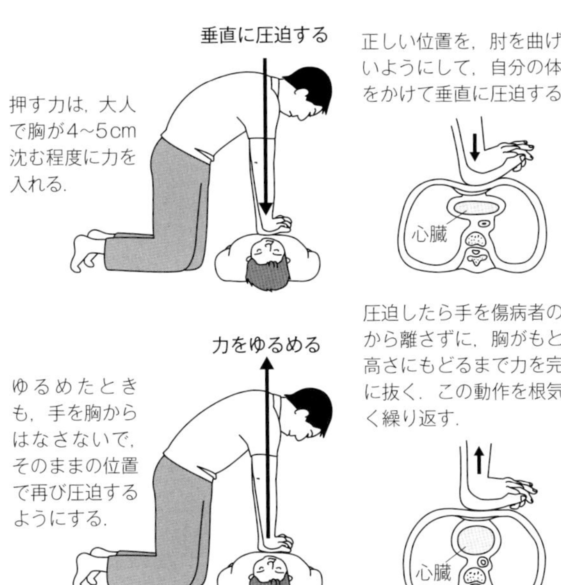
垂直に圧迫する
正しい位置を，肘を曲げないようにして，自分の体重をかけて垂直に圧迫する．
押す力は，大人で胸が4～5cm沈む程度に力を入れる．
心臓
力をゆるめる
圧迫したら手を傷病者の胸から離さずに，胸がもとの高さにもどるまで力を完全に抜く．この動作を根気よく繰り返す．
ゆるめたときも，手を胸からはなさないで，そのままの位置で再び圧迫するようにする．
心臓

図14−4　胸骨圧迫心臓マッサージ

胸骨圧迫に自信がない場合には指令員に指導を求め，携帯電話のスピーカー機能を用いて両手が自由にできる状態にし，指導を受けながら胸骨圧迫を行う．

人工呼吸の技術を身につけている場合には，胸骨圧迫に人工呼吸を組み合わせて行う．胸骨圧迫 30 回と人工呼吸 2 回を組み合わせ，救急隊員が到着するまで繰り返し行う．特に窒息や溺水による心停止，小児の心停止や救急隊の到着までに時間がかかる場合には，この胸骨圧迫と人工呼吸を組み合わせた心肺蘇生法を行うことが強く望まれる．

［気道確保］

傷病者の喉の奥を広げ，空気を通りやすくする方法を気道確保と呼ぶ．一般的には，頭部後屈あご先挙上法で気道を確保する（図 14−5）．片手で傷病者の額を押さえ，もう片方の手で傷病者の下あごを引き上げるようにして頭部を後方へ傾ける．この方法により舌で閉塞されていた気道が開通される．なお，頚椎損傷が疑われる際には十分な注意を払う．

［人工呼吸］

傷病者の気道を確保したまま，額を押さえている手の親指と人差し指で傷病者の鼻をつまみ，自分の口で傷病者の口を覆い，密着させたまま息を吹き込む．傷病者の胸を見ながら，約 1 秒間かけて胸が膨らむ程度に息を吹き込む．この際，吹き込んだ息が鼻から漏れないように気をつける．

吹き込んだらいったん口を離し，もう一度同じように息を吹き込む．このような人工呼吸を「口対口人工呼吸」と呼ぶ．なお，手元に感染防護具（シートタイプ，マスクタイプ）があれば使用する．もし救助者が複数名いる場合には，胸骨圧迫と人工呼吸をそれぞれ別の救助者が行うなど，交代しながら行う．ま

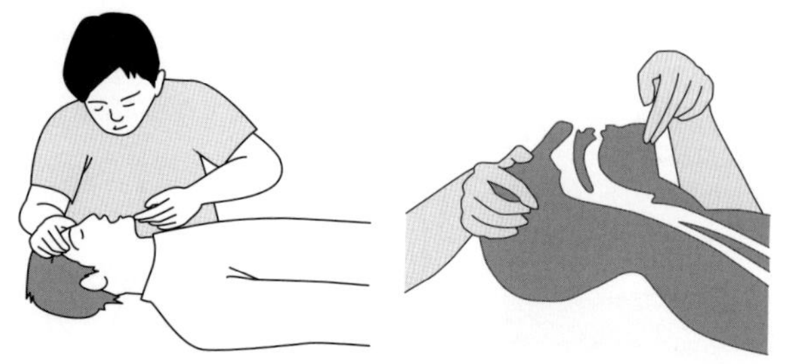

図 14−5　気道の確保（頭部後屈あご先挙上法）

た，AED 装着は別の救助者が行うなど，作業を分担しながら行うことで疲労が軽減され，長時間の心肺蘇生が可能となる．

（2）AED 使用の手順

突然の心停止は，心臓が細かく震え出す心室細動という不整脈によって生じることが多く，心臓が正常な動きを取り戻すためには電気ショックによる除細動が必要になる．AED は，基本的に人目につきやすい場所に設置されていることが多い．緊急事態に備えて，自分の職場や学校，通勤・通学途中のどこに AED が設置されているかを普段から把握しておくことが必要である．AED の設置場所は，日本救急医療財団や日本 AED 財団のホームページで公開されているため，いざというときのために AED マップを確認しておきたい．

① AED を持ってくる

傷病者に反応がない場合には，ただちに協力者を求め，119 番通報とともに AED を持ってくるように依頼する．協力者がいない場合は，AED がすぐ近くに設置されていることがわかっているのであれば救助者自身が AED を取りに行く．

② AED の準備

心肺蘇生を行っている際に協力者から AED が届いたら，すぐに使う準備に入る．1 人はただちに AED を使う準備をし，もう 1 人は継続して心肺蘇生を行う．また，心肺蘇生を交替する際は，胸骨圧迫の中断時間をなるべく短くする．

③電源を入れる

まず AED の電源を入れる．機種によっては，ボタンを押して電源を入れるタイプと蓋を開けると自動的に電源が入るタイプがある．電源を入れたら音声メッセージに従って操作する．行うべきことが文字や画像メッセージで表示される機種もある．

④電極パッドを貼る

傷病者の胸をはだけさせ，困難な際は躊躇せずに衣服を切る．AED ケースに入っている 2 枚の電極パッドを袋から取り出し，1 枚を右上に，もう 1 枚を胸の左下に貼り付ける．女性の場合，下着の上に電極パッドを貼ってはいけないため，できる限り人目に晒さない配慮をしたうえで，下着を切るか，ずらして適切な位置に貼り付ける．

⑤心電図の解析

電極パッドがしっかりと貼られたら，そのことをAEDが自動的に感知し，「傷病者から離れて下さい」という音声メッセージが流れ，心電図の解析を始める．周囲の人に傷病者から離れるように伝え，誰も触れてないことを再度確認する．

⑥電気ショックと心肺蘇生

電気ショックが必要な場合には，「ショックが必要です」などの音声メッセージとともに自動的に充電を開始する．このときも傷病者には誰も触れていないことを改めて確認する．充電が完了すると音声メッセージが流れるため，ショックボタンを押す．電気ショックが不要の場合には，「ショックは不要です」という音声メッセージが流れ，その後に続く指示に従って，ただちに胸骨圧迫から心肺蘇生を再開する．

⑦心肺蘇生とAEDの繰り返し

AEDは2分毎で自動的に心電図解析を始める．再び音声メッセージに従って体から離れる．これ以後も同様に心肺蘇生とAEDの手順を繰り返し行う．

⑧救急隊への引き継ぎ

これまでの心肺蘇生とAEDの手順は，救急隊が到着し，隊員と交代するまで諦めずに繰り返し行う．傷病者に普段通りの呼吸が戻り，意識もはっきりとしてきた場合は，心肺蘇生を中断して様子を見る．再び心臓が停止してAEDが必要になることもあるため，救急隊員と交代するまではAEDの電極パッドは傷病者の胸から剥がさず，電源も入れたままにしておく．

4）日常生活のなかで起こりうる突然死とその予防

突然死とは，「突然で予期されなかった内因性の死亡」であり，一般的に発症後24時間以内に死亡した場合を指す．突然心停止した場合でも，ただちに心肺蘇生を行うことで傷病者の救命が期待できる．内因性とは，死亡に至る原因が急性心筋梗塞や脳卒中などの病気であり，これらの症状にいち早く気づき，突然死を未然に防ぐことが大切である．これ以外にも，熱中症，運動中の突然死，窒息，アナフィラキシーなどによる突然死も未然に防ぐことができる．

（1）熱中症

熱中症が発症する場合には，気温や湿度といった気象条件だけではなく，本人の年齢やその日の体調，激しい運動や労働といった活動状況も関係する．近年では，日常生活において屋内で高齢者が熱中症にかかるケースも増えている．特に心臓病や認知症，精神疾患がある高齢者では，熱中症による死亡のリスクが高まる．天気予報等による熱中症情報を参考にし，リスクが高い日には過度なスポーツや労働を避け，水分や塩分をこまめに摂取するなど熱中症予防に心掛ける．

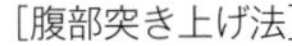

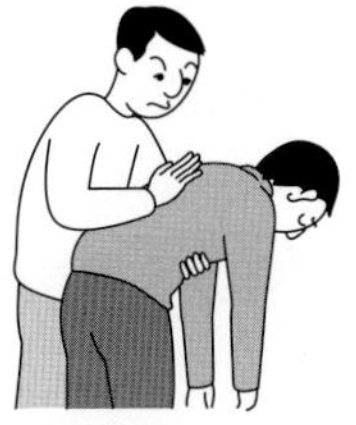
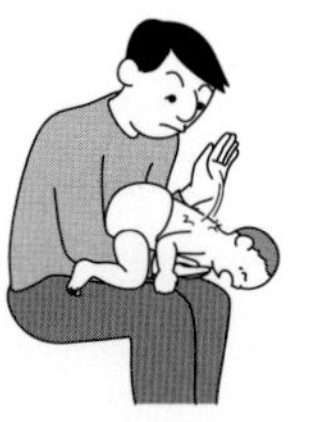
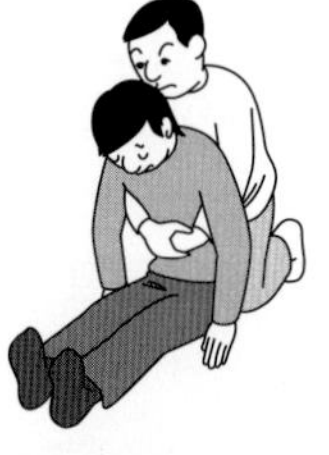
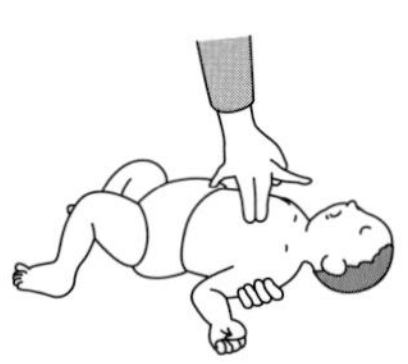

図14−6　気道異物除去法

背部叩打法：肩甲骨の間を手根部で4〜5回強く連続して叩く.

腹部突き上げ法：腕を後ろから抱えるようにまわし，片方の手で握り拳をつくり，へその上に当て，その手をもう一方の手で包み込むように握り，上方に向かって圧迫するように押し上げ，側胸下部を強く引き絞る.

(2) 運動中の突然死

運動中の突然死は，発生するリスクやメカニズム，基礎疾患などを理解することで予防することが可能である．また，運動中の心停止は人前で発生することが多く，AEDによる電気ショックが効果的であることから，適切な対応を行うことで後遺症を残さずに社会復帰できる可能性が高くなる．成人では，ランニング中が最も多く，ゴルフ，水泳，登山等で発生し，高齢者ではゲートボール中の急性心筋梗塞によって心停止することもある.

近年では，スポーツ中の突然死の原因として心臓震盪が認識されており，これは特に若い男性に多くみられる．心臓震盪は前胸部への衝撃が原因となり，不整脈が生じて心停止に至る．屋外でのスポーツ活動中に発生しており，前胸部への衝撃を避けることで心臓震盪を防ぐことができる.

(3) 窒　息

窒息による突然死は，主に高齢者や乳幼児に多くみられる．最も多いのは食べ物による窒息であり，これを防ぐためには，影響を及ぼす可能性がある食べ物を制限し，固形物は細かく切る等の配慮が必要である．高齢者では餅や団子，こんにゃく等に注意し，乳幼児では上記の他にピーナッツやぶどう，ミニトマト，飴玉等が危険である．乳幼児は小さな玩具を飲み込む可能性もあるため，手の届くところに口に入る小さな物を置かないよう家庭内での注意が大切である．もし喉に物を詰まらせた場合には，気道異物除去法（背部叩打法・腹部突き上げ法）により取り除くことが可能である（図14−6）.

(4) アナフィラキシーショック

アナフィラキシーショックとは，全身に影響を及ぼす重篤なアレルギー反応である．この反応は，血管を拡張させる物質が放出されることで血圧が低下し，気道が狭くなる．さらには，舌や喉が腫れて気道を閉塞してしまい，脳や臓器へ酸素が供給されず，低酸素血症となる．甲殻類，卵等の食べ物による反応やスズメバチやクラゲに刺されたりすることによる反応があり，死に至る可能性もある．一度起こした人は，二度目には症状が重くなるため注意が必要である.

また，思わぬ形でアナフィラキシーの原因となる食べ物を口にすることもあるため，十分配慮をする．

3．傷病別の応急処置

急な怪我や突然病気になった人を助けるために行う最初の行動をファーストエイドと呼び，自分自身への急な病気や怪我への対応も含める．この目的は，傷病者の苦痛を和らげることで，病気や怪我の悪化を防ぎ，回復を促すことである．特別な資格をもたない市民でも，知識や経験を考慮しながら比較的安全に行うことができる．119番通報や医療機関への受診が遅れないよう，傷病者にとって最も役に立つ処置を行うことを心掛けたい．

1）創　傷

外傷によって皮膚や粘膜が損傷を受けた状態を創傷という．創傷には，切創（切り傷），擦過創（擦り傷），打撲創（打ち傷），刺創（刺し傷），熱傷（やけど）がある．多量の出血がある場合には，生命への危機に陥る可能性もあるため，出血量を最小限にとどめるためには迅速で適切な処置が必要である．

（1）切創（切り傷）

主に包丁やカッターナイフなど鋭利な刃物による傷であり，表面の汚染がなく，組織の挫傷を伴わない傷である．土などで汚れたまま放置すると化膿の原因や傷の治りが遅くなるため，速やかに傷口を水道水など清潔な流水で十分に洗う．破傷風の危険性もあるため，処置後は医師の診察を受けることが望ましい．

（2）擦過創（擦り傷）

擦過創は，小児から成人まで日常生活のなかで最も多い傷であり，表在性の創傷である．皮膚の表面が擦れ深層が露出する場合もある．擦過創も水道水で洗い流し，石鹸でよく泡立てて洗う．しかし，傷口が広い場合や深い場合には，砂や小石，アスファルトなどが埋まり込んでいないかを観察し，心配な場合は医師に相談する．

（3）打撲創（打ち傷）

交通事故やスポーツなどで鈍的で強い衝撃により皮膚が圧迫され，皮下の毛細血管が損傷し，腫脹（腫れ）や皮下出血斑（あおあざ）を伴う．皮膚に裂け目が生じる場合もあり，重度の打撲は骨折や内臓損傷などの深部への損傷の可能性もある．腫脹が強い場合は，氷を用いて十分に患部を冷却することで腫脹や痛みの軽減を図ることができる．

（4）刺創（刺し傷）

釘や針などによる刺し傷のことを指し，鉛筆や木の枝などが刺さる場合もある．傷口は小さいが，深部の組織まで損傷することもある．この場合，深部まで細菌が入り込むため，放置しておくと膿が溜まり感染症を引き起こすこともある．浅い傷であれば刺さった物を抜いて水道水で洗い流すだけでよいが，深い刺し傷の場合は，刺さったものは自分で抜かずに医療機関を受診する必要がある．うかつに刺さったものを抜いてしまい，多量出血を起こす場合もある．

(5) 熱傷 (やけど)

熱傷は，皮膚に液体や金属，炎などの熱源が接触することにより，皮膚や粘膜に障害が生じる外傷である．熱傷の評価は，どのような状況で受傷したか，気道が影響を受けたか, 熱傷の範囲・部位・深さを考慮する．深さは，Ⅰ度 (表皮まで)，Ⅱ度 (真皮まで)，Ⅲ度 (皮下組織まで) の 3 段階に分類できる．

2) 骨折・脱臼

怪我をした部位が変形している場合，腫脹や内出血をしている場合には骨折が疑われる．その際には強い痛みが生じ，その部位を動かすことが困難な状態に陥る．骨折には，皮下骨折，複雑骨折，疲労骨折，剥離骨折がある．応急処置としては，損傷部位を動かさないように患部を固定することで移動する際の痛みを和らげ，さらなる損傷を防ぐことができる．固定には，添木や三角巾などを使用する．変形した部位を無理に元の状態に戻すことはせず，すぐに医療機関を受診する．

脱臼は，関節で骨の位置が部分的または完全に正常な位置から外れてしまっている状態のため，非常に強い痛みを伴い，肩関節や膝関節，手関節で起こることが多い．また，靭帯の断裂を伴うこともある．処置は，患部を動かさないようにし，傷病者が最も楽な位置で保持する．上肢の場合には三角巾を用いて患部を固定し，下肢の場合はパッドや大きな包帯で固定する．腫れがある場合には氷で冷却し，なるべく早く医師の診察を受ける．一般市民が無理に整復してしまうと，さらなる骨折や患部周辺の筋肉，血管，神経を損傷し，関節が動かなくなる恐れや脱臼が習慣になる場合もある．

3) 肉離れ・捻挫

骨や関節周囲の靭帯，筋肉，腱がさまざまな要因で損傷することを一般的に肉離れや捻挫と呼ぶ．主に急激な動きによって組織が過伸展し，部分的または完全に断裂することで生じる．

肉離れは，腫脹や内出血こそ少ないが，突然痛みを生じて動けなくなり，患部を動かしたり，圧迫したりすると激しい痛みが生じる．十分な準備運動を行わずに運動を行った場合に生じやすくなるため，運動前には入念なストレッチや準備運動を行うことで予防できる．

捻挫の場合，関節を動かすことはできるが, 動かすことで強い痛みを生じる．迅速で適切な処置を行わなければ，関節内部やその周辺に内出血が起こり，患部が腫脹することがある．

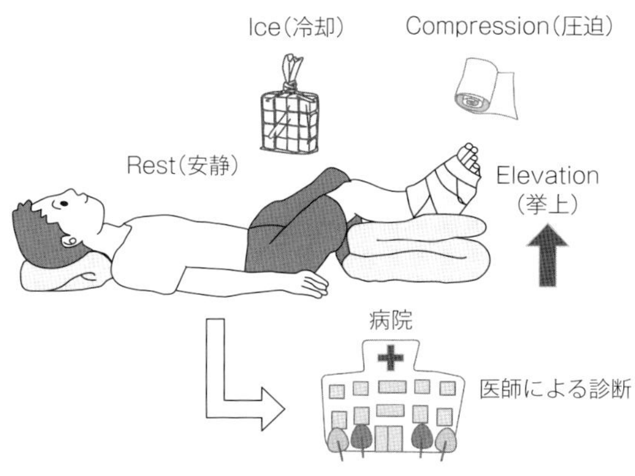

図14-7　RICE処置

肉離れや捻挫の応急処置は，RICE処置（図14-7）を施すことが一般的である（前田, 2010）．RICEとは, Rest（安静）, Ice（冷却）, Compression（圧迫）, Elevation（挙上）の頭文字をとったものである．このRICE処置だけで症状を緩和させることができるが，より重度の場合や強い痛みを生じる場合は医療機関を受診する．

4）中　毒

中毒症状は，アルコールや薬物，化学物質などによるものがある．急性で起こる場合が多く, 特に急性アルコール中毒による救急搬送件数は後を絶たない．東京消防庁管内で発生した急性アルコール中毒による救急搬送人数は毎年1万人以上であり，会社やグループなどで飲酒の機会が多くなる12月に発生件数が多くなっている．また，年代別では20歳代が圧倒的に多く，飲酒経験の浅さから自分の適量がわからず，無謀な飲酒をしてしまうことが理由として考えられる．

長時間による飲酒や多量摂取は肉体精神機能に障害を及ぼし，昏睡状態に陥ることもある．また，意識がない状態で嘔吐してしまうと，嘔吐物で窒息することもあるため，寝かせる場合は回復体位で休ませ，体温が低下しないように毛布などで体を覆っておく．薬物や化学物質の過剰服用による中毒症状の場合は，すぐに119番通報し，救急隊の到着までにバイタルサインを観察，記録しておく．また，何を服用したかわかる場合は，その容器などを探しておき，救急隊に渡す準備をしておく．

文　献

Holmberg M, Holmberg S, Herlitz J（2000）Effect of bystander cardiopulmonary resuscitation in out-of-hospital cardiac arrest patients in Sweden. Resuscitation, 47: 59－70.

輿水健治（2020）基礎から学ぶスポーツ救急医学．ベースボールマガジン社．

前田如矢（2010）入門救急処置法 改訂3版．pp97－111，金芳堂．

日本AED財団．AEDN@VI．https://aed-navi.jp（参照日：2022年9月25日）

日本救急医療財団全国AEDマップ．https://www.qqzaidanmap.jp（参照日：2022年9月25日）

日本救急医療財団心肺蘇生法委員会監修（2021）改訂6版 救急蘇生法の指針2020－市民用・解説編－．pp6－49，へるす出版．

日本赤十字社．心肺蘇生．https://www.jrc.or.jp/study/safety/airway/（参照日：2022年9月25日）

大槻穣治（2020）スポーツと心臓性突然死－国内外の現状－．心臓，52：354－359．

総務省消防庁（2022）令和3年版救急救助の現況．（https://www.fdma.go.jp/publication/rescue/post-3.html，参照日：2022年9月25日）

東京消防庁．https://www.tfd.metro.tokyo.lg.jp/index.html（参照日：2022年9月25日）

山本保博，黒川顯監訳，横田裕行，大友康裕翻訳主幹（2020）アトラス応急処置マニュアル 原書第9版増補版．南江堂．

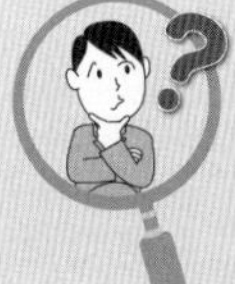

課 題

❶ 一次救命処置に含まれる3つの行動を説明しなさい．

❷ 市民が傷病者を発見し，医療機関へ搬送するまでの一連の流れを何と呼ぶか．

❸ RICE処置を説明しなさい．

15章 水の事故から身を守る

私たちが暮らしを営む地球には多くの水が存在する．地球の表面積に対して海が占める表面積の比率は約７割であることから，いかに地球上に多くの水が存在するかをうかがい知ることができる．その地球にあって私たちが暮らす日本は四方を海に囲まれた島国であり，海・山・川の豊かな自然が存在するという特徴をもった地域である．そのため，人々の生活には海や河川，湖沼池といった水辺環境に接する場面が多く存在する．

水辺環境は，普段私たちが暮らす陸上環境と大きく異なる環境であり，水に親しむことは非日常的な環境を体験することとなる．しかし，その魅力的な水辺環境は，時として人命に危険を及ぼす環境へと急変することも事実であり，より安全に水辺環境での活動を行うためには，正しく水辺環境を理解したうえで自らの身を守るための知識やスキルの修得が求められる．

そこで本章では，身近に存在するさまざまな水の特徴を学び，水辺環境において安全に活動するために必要とされる知識について学びを深めていく．

1．水の事故に関する現状

1）日本における水難事故

水難事故とは，海や河川，湖沼，水泳プールにおける自然環境や人工環境の水域で発生する事故をさす．警察庁の水難事故統計によると，2021 年における水難事故は日本全国で 1,395 件発生し，それに伴う水難者は 1,625 人であったと報告されている．また，水難した 1,625 人のうち，死者・行方不明者は 744 人であり，水難者における死亡率は約 45％に達している（警察庁生活安全局生活安全企画課，2022）．

水難事故における死亡率は交通事故における死亡率と比較して非常に高い．2021 年における交通事故発生件数は 305,425 件発生し，その死亡者数は 2,636 人であり，交通事故における死亡率は 0.86％となる．水難事故と交通事故の死亡率の比較から，水難事故の特徴は，事故発生件数は少ないが，事故に巻き込まれた場合，死亡率が高いことがあげられる．

過去 10 年間における水難事故発生件数は，平均して 1,391 件（中央値 1,376，標準偏差 ±67.5）発生している．また，同期間における死者・行方不明者数は，平均して 746 人（中央値 742，標準偏差 ±47）となっている．2021 年以前の 10 年間の水難事故発生件数と死者・行方不明者数の推移をみると，その数値データの変動が小さいことから，毎年約 700～800 人の人命が水辺環境で失われている．

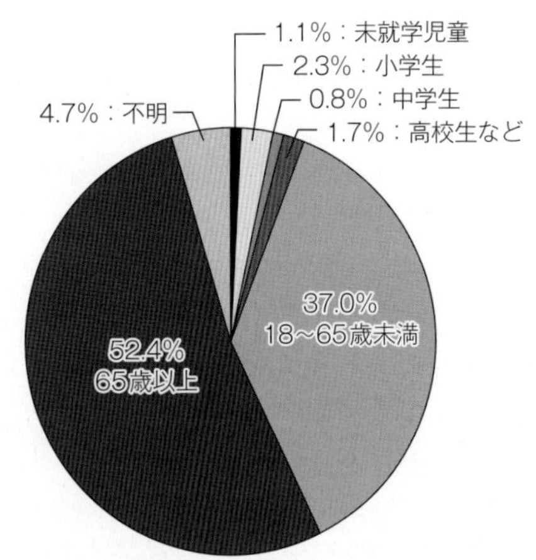

図15−1　水難死亡事故における年齢層別構成比（2021年）
（警察庁生活安全局生活安全企画課（2022）より作図）

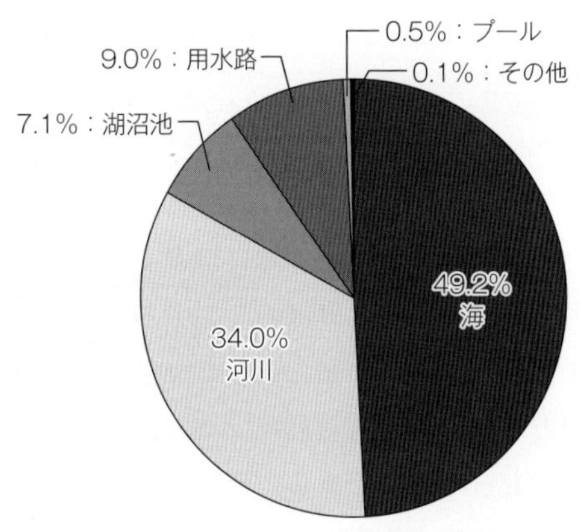

図15−2　水難死亡事故における場所別構成比（2021年）
（警察庁生活安全局生活安全企画課（2022）より作図）

2）水難死亡事故の特徴

（1）水難死亡事故の年齢層

2021年における水難死亡事故の年齢層別構成比を図15−1に示す．2021年における水難事故による死者・行方不明者数は744人であり，年齢層別構成比において最も高い比率となった年代は65歳以上で390人（52.4％），次いで18歳～65歳未満が275人（37.0％）であり，18歳以上の年齢層において水難死亡事故の約8割を占めている．

一方で，18歳未満の年齢層における水難事故による死者・行方不明者数は44人にのぼり，その比率は全体の約6％となる．そのため，日本における水難死亡事故は18歳以上の年齢層に多く発生し，特に65歳以上の高齢者による死亡事故の比率が高いことがわかる．

（2）水難死亡事故の発生場所

2021年における水難死亡事故の場所別構成比を図15−2に示す．死者・行方不明者744人について発生場所別にみると，最も多く発生する場所は海であり，その発生割合は水難死亡事故全体の半数にあたる（49.2％）．以下，河川（34.0％），用水路（9.0％），湖沼池（7.1％），プール（0.5％）となる．そのため，日本における水難死亡事故の発生場所の大部分が自然環境における水辺地域で発生しており，プールのように人工的に整備された環境下での発生割合は非常に低い．

また，中学生以下の場合，最も多く死亡事故が発生する場所は河川（58.1％）であり，以下，湖沼池（19.4％），海（16.1％），用水路（6.5％）となる．そのため中学生以下の年齢層とすべての年齢層を含めた死亡事故の発生場所別構成比を比較すると低年齢層の行動範囲や行動内容が全体と異なることが推察される．

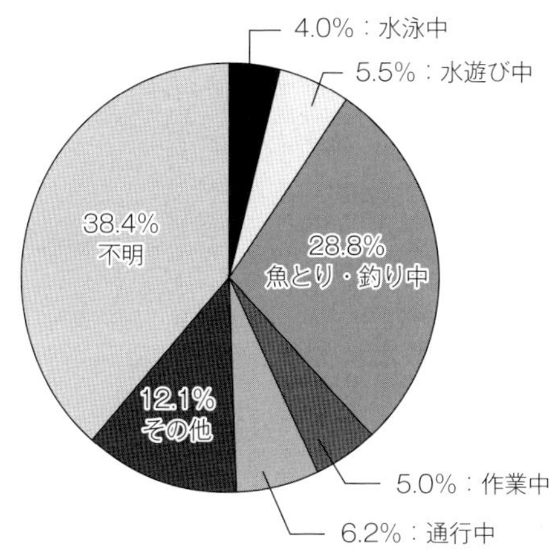

図15−3　水難死亡事故における行為別構成比（2021年）
（警察庁生活安全局生活安全企画課（2022）より作図）

（3）水難死亡事故の行為

2021年における水難死亡事故の行為別構成比を図15−3に示す．死者・行方不明者744人について事故の行為別にみると，最も多く水難事故が発生した行為は，魚とりや釣りの最中に発生している（28.8％）．次いで通行中（6.2％），水遊び中（5.5％），作業中（5.0％），水泳中（4.0％）となる．

その他には，陸上における遊戯やスポーツ活動，サーフィンやスキューバダイビング等が含まれる（12.1％）．また，中学生以下の場合，最も多く水難死亡事故が発生した行為は水遊び中（48.4％）であり，以下，水泳（12.9％），魚とり・釣り中（6.5％），通行中（3.2％）と続く．そのため，中学生以下の場合，水遊び中の死亡事故の割合が全体の半数を占めていることが特徴としてあげられる．

2．水の特性と水中環境が身体に及ぼす影響−水温変化と体温変化−

1）水の特性−水圧･水温･浮力･抵抗−

（1）水　圧

水中では水の重さである水圧が作用し，空気中と比べて高い圧が常に身体にかかっている．水圧は10 cm深くなるごとに0.01気圧ずつ増加し，水面に近い胸部よりも足先の水圧が高くなる．水泳や水中運動を行う際に肩まで水に沈むと0.03〜0.05気圧が胸部にかかり，胸部が水圧に押されて空気を吸ったときに膨らみにくくなる．その結果として肺活量が約9％減少する（日本水泳連盟，2019，pp152−153）．また胸郭が水圧によって圧迫されることで，陸上と比較して意識的な呼吸（努力呼吸）を行うことが求められる．これは水中で生じる息苦しさの要因の1つになる．

水圧が血液循環に及ぼす影響として，水に浸かることで身体に水圧がかかり，中心循環に血液を帰還しやすくなる生理的変化が生じる．また，水圧と寒冷刺激などの要因で水中における心拍数は陸上よりも10〜12拍程度少なくなるとされている（Wilmore & Costill，1994）．そのため，水泳や水中運動を行う際に，心拍数を測定し運動強度を確認する場合には，水圧が身体に及ぼす影響を考慮し，目標心拍数を10拍程度低く設定することが望ましい．

（2）水　温

水は比熱が空気の約4,000倍あり，熱の伝わる速さ（熱伝導率）が空気の約25倍という性質がある．このように，水中では陸上に比べて容易に熱が伝わる環境にある．実際に測定された水中での熱伝導率は，安静時で230 W/m^2・℃，流水中で460 W/m^2・℃，水泳時には580 W/m^2・℃とされ，陸上での自転車運動による熱伝導率（17 W/m^2・℃）よりもきわめて大きいことが示されている（Nadel ら，1974）．

そのため，水中環境は陸上と比較して熱伝導率が高いため，身体が水没したような状況ではより多くの熱が身体の外に放出される．また，水中環境では，水温が低くなればなるほど，浸漬時間が長くなればなるほど熱の損失量は大きくなる．したがって，水温が32℃でも60分浸漬していると28℃で30分浸漬しているのとほぼ同等の熱が奪われていることになる．このことから，水温がある程度高くても水中での活動時間に配慮する必要があると考えられる（日本水泳連盟，2019，pp153-154）．

（3）浮　力

浮力の大きさは，物体が水に浸かった際に，物体が排除した水の量（体積）に相当するという「アルキメデスの原理」によって求めることができる．

人が浮くか沈むかは，水中にある人の重さ（体重）と浮力とのバランスによる．浮力の大きさは物体の体積によって決まるので，「体積＞体重」ならば「浮く」，「体積＜体重」ならば「沈む」ことになる．したがって，同じ体重でも体積の大小で「浮く」「沈む」という状態が異なる．このことはすなわち，体密度に関係してくる．

体脂肪率から体密度を推定する場合，以下の式に実際の体脂肪率をあてはめることで，体密度を推定することができる．たとえば体重70 kg，体脂肪率20％のAさんと同じ体重で体脂肪率50％のBさんの体密度はそれぞれ，1.06 g/cm^3と1.00 g/cm^3となる．

$$\text{体密度}(g/cm^3) = \text{体脂肪の密度}(0.9\,g/cm^3) \times \text{体脂肪率} + \text{体脂肪以外の密度}(1.1\,g/cm^3) \times (1 - \text{体脂肪率})$$

Aさんの場合　$0.9\,g/cm^3 \times 0.2 + 1.1\,g/cm^3 \times (1-0.2) = 1.06\,g/cm^3$

Bさんの場合　$0.9\,g/cm^3 \times 0.5 + 1.1\,g/cm^3 \times (1-0.5) = 1.00\,g/cm^3$

体密度から計算された浮力は67.0 kgfと70 kgfとなり，体重と浮力の関係からAさんは沈み，Bさんは釣り合って浮くことになる．人の場合は，体積よりも身体組成が「浮く」「沈む」に影響を与える（日本水泳連盟，2019，p154）．

浮力＝（体重（kg）/体密度（g/cm^3））×水の密度（1 g/cm^3）

Aさんの場合　（70 kg/1.06 g/cm^3）×1 g/cm^3＝67.0 kgf

Bさんの場合　（70 kg/1.00 g/cm^3）×1 g/cm^3＝70.0 kgf

また，浮きやすさは身体組成や浸漬する液体の比重にも関係する．身体の構成は主に骨，筋肉，水，脂肪である．これらの成分の比重は，一般的に骨1.24，筋肉1.08，水1.00，脂肪0.93である．そのため，水中では身体の骨が太く筋肉が多い人は，水中では沈みやすく，脂肪や体内の空気が多い人は浮きやすいということになる（日本水泳連盟，2019，p163）．

浸漬する液体について，真水の比重は4℃で「1」とされている．一方で，海水の比重は真水の1.02倍である．したがって，比重が高くなる分，海のほうが浮きやすいと感じるのである．

（4）抵　抗

空気中（陸上）や水中を動く物体は，その進行方向と逆向きの力を受ける．これを抵抗という．真水の密度は4℃で1,000 kg/cm^3であり，同じ温度の空気と比べると約800倍とかなり大きい．このことから水中で移動する際は，動的特性である「抵抗」の影響を大きく受けながら移動することになる．水中を移動する物体に生じる抵抗は，以下の式で求めることができる．

抵抗＝ $1/2 \times Cd \times p \times AV^2$

（Cd：抵抗係数，p：水の密度，A：投射断面積，V：速度）

水の密度は空気の約800倍であり，この式より，同じ姿勢で同じ速度で水中を移動すると陸上よりも約800倍の抵抗を受けることになる．また，この式から，水中を移動する際の抵抗は投射断面積（A）に比例し，移動速度（V）の2乗に比例する（日本水泳連盟，2019，p155）．そのため水中では，水の抵抗を受ける面積が大きく，移動する速さ，もしくは身体に受ける水の流れが増大することで抵抗が増大する．

2）水没による身体の反応

（1）体温放散とエネルギー代謝の亢進

身体から熱が奪われていくと，体内で熱を生み出して，体温を維持しようとする仕組みが働く．水の熱伝導率が空気の熱伝導率の約25倍と非常に高いことから，浸水と同時に皮膚温はほぼ水温と同一レベルまで低下し，陸上の2～5倍の速さで熱が奪われていく．したがって，陸上における低温環境下と比較して，低水温環境下での寒冷ストレスは非常に大きく，水温の違いが浸水時の生理応答に大きな影響を及ぼすと考えられている．

実際にCraig & Dvorak（1966）は，水温24℃から38℃における安静時の酸素摂取量の変化から，酸素摂取量は水温30℃では40分以降に増加し，28℃では浸漬10分後には酸素摂取量が大きく増加することを報告している．このことから水温の低下に伴い酸素摂取量は増加し，水温が低下すればするほどエネルギー代謝が高まる．このような水への浸漬によるエネルギー代謝の増加は，寒冷刺激による筋緊張や震えがその大きな要因となる．そのため熱伝導率が高い水の特性上，同じ温度でも陸上と比較して水中のほうがエネルギーを消費しやすい状態にあると考えられる．

（2）冷水環境下における体温低下のメガニズムと低体温症

冷水環境下では，皮膚や四肢の血管は収縮し，皮膚の皮下組織の温度が下がり，身体表面の温度は周囲（空気や水）の温度とほぼ等しくなる．これが体外への熱の移動を妨げる防壁となる．また，震え（不随意で急速な筋肉の収縮）がおきることで体内の熱産生を増加させる．

このように，冷水環境中では体温を維持する働きが作用するが，入水時間が長くなると，体温を維持することが難しくなる．その原因の1つは，皮膚に接した水が体温によって温められたとしても，身体を取り巻く水が対流することで冷たい水と入れ替わるため，冷たい水が皮膚から熱を奪うというサイクルが繰り返されることがあげられる．また，呼吸によって吸入された空気は体内で体温と同じ温度に温められ，同じ温度の水蒸気を飽和して呼気として呼出される．このとき熱も外気に放出される．運動（泳ぐ）は呼吸を激しくさせるため，安静時と比較して放熱を増加させる．さらに，水は空気に比べて約25倍以上も熱伝導率が高いため，身体が冷水に接することで熱は水を伝わってどんどん体外へ逃げていく．体温よりも低温の水中に晒されることで身体の熱産生と体外への熱放散のバランスが崩れた場合，体温の維持が困難となり，低体温症発症の危険性が高まる．冷水環境に晒されるほかに低体温症を引き起こす要因には冷風や過労があげられ，それらは低水温を含めて低体温症の3大要因とされる．

低体温症の症状には，身体の震え，寒気，鳥肌，唇のチアノーゼ，手足のかじかみ，指先のしびれが生じ，呼吸数や脈拍が上昇する．低体温や心拍出量の低下により循環不全，低血圧がおこり，認識力が低下する．やがて，けいれんや意識消失を起こし，最終的には死に至る（日本水泳連盟，2006）．

実際には，身体中心部の温度低下に応じて，筋肉，脳，血液環境などに，下記に示すような機能障害が生じてくる（荒木・佐野，1994）．

- 36.6～35.0℃→ 寒気や震え，皮膚感覚のまひ，筋運動（特に手の動きの）の鈍化
- 35.0～34.0℃→ 筋力の低下，筋の協調運動の障害，軽い錯乱状態，無関心
- 34.0～32.0℃→ 筋の協調運動の障害増大，手が使えない，精神活動の不活発，思考や会話の遅れ，逆行性健忘
- 32.0～30.0℃→ 震えの停止，協調運動の障害の一層の増大，錯乱状態
- 30.0～28.0℃→ 筋肉の硬直，半昏睡状態（覚醒させるのが困難），心拍脈拍の微弱化
- 28.0～26.0℃→ 昏睡状態，心臓活動の停止

3．サバイバルテクニック

1）河川にひそむ危険

（1）河川の危険における概要

河川では水の流れや川の地形などの特徴を活かしたウォーターアクティビティを通じて，自然に親しむことができる．その反面，河川のさまざまな特徴には危険が伴い，子どもの水難事故のおよそ6割が河川で発生している（警察庁生活安全局生活安全企画課，2022）．具体的な河川の特徴には，水の流れ，渦，水底の起伏，水際に生息する植物，石や岩の存在などがあげられ，これらはそのまま河川における水難事故の危険因子となりえる．

（2）川の流れに潜む危険

流れの速さが2倍になれば，受ける水圧は2乗に比例して強くなる．そのため一見穏やかそうな川でも水に入ると強い圧力を受ける．大人が陸上で歩く程度の流速でも，自身が流れのなかで何かに引っかかると1人の力ではどうすることもできないほどの動水圧を受けることがある．その代表的なものに「フットエントラップメント」と「ボディエントラップメント」があげられる（図15−4）．フットエントラップメントは，歩いて渡れそうな浅い場所で発生することが多い．また，ボディエントラップメントは流れのなかで水中の流木などに挟まれ身動きがとれない状況を指す．これらの状況を未然に防ぐために，流れのなかでは，足を下流に向け，足先を水面まで持ち上げた背泳ぎの姿勢（ホワイトウォーターフローティングポジション）をとり，むやみに立ち上がらないことが重要になる（河川財団，2022，pp42−43）．

（3）急な増水がもたらす危険

河川で最も甚大な被害を発生させるのは急な増水である．これは，上流域における激しい降雨やダムの放水によって発生する．上流域の空に黒い雲が発生したとき，落ち葉や流木，ゴミが流れてきたとき，あるいは雨が降ったり雷が鳴ったときには，急な増水となる可能性がある（国土交通省）．活動している

フットエントラップメント

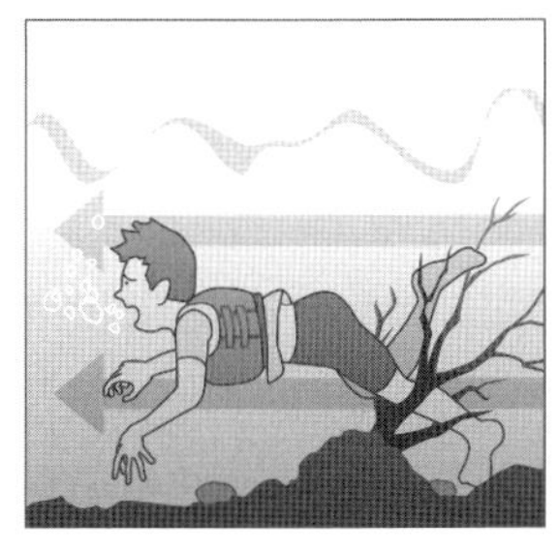

ボディエントラップメント

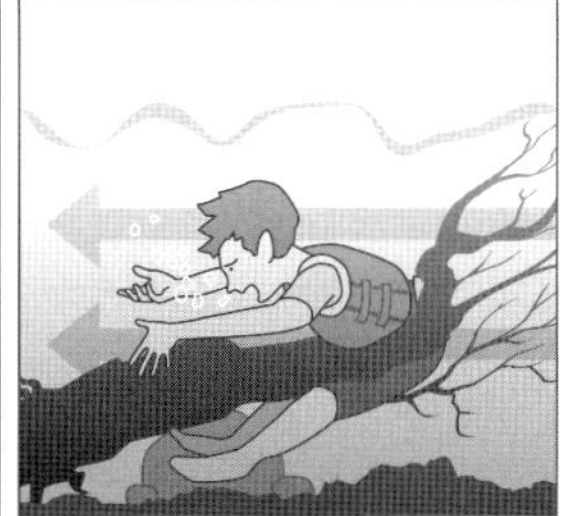

ホワイトウォーター
フローティングポジション

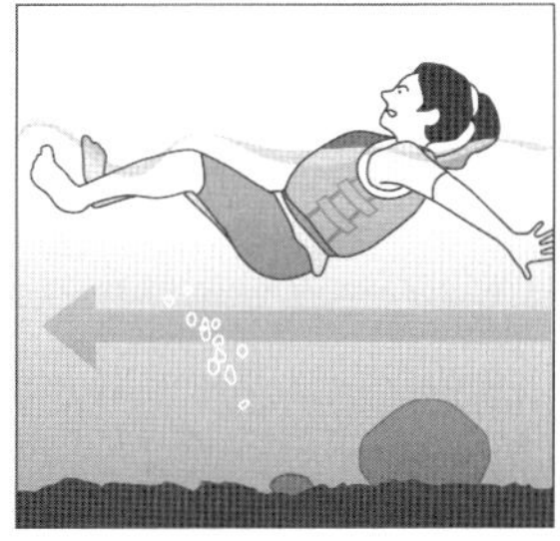

図15−4　フットエントラップメントとボディエントラップメントおよびホワイトウォーターフローティングポジション（河川財団（2022）を参考に作図）

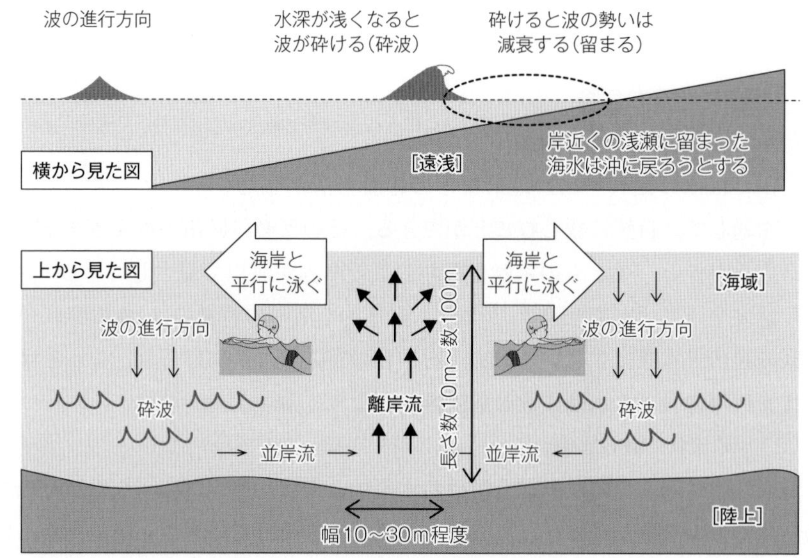

図 15−5　離岸流
（第九管区海上保安本部海の安全推進室（2016）海で安全に楽しむために平成28年度版．p9）

場所が晴天であっても，上流域が局地的豪雨になれば急激な増水が起こり水難事故につながることがある．そのため，河川で活動する際には，周囲の天候に気をつけることはもとより，上流域の天候や各種警報にも注意を払う必要がある．また，雨が降った際には，河川の水位上昇の危険性があるため，絶対に橋の下で雨宿りをしてはいけない．

（4）河川における安全対策

水難死亡事故の多くは息ができないことによる溺死が原因で発生する．水中・水上では頭を水面より上に出して呼吸を確保することが最も重要となる．膝下程度の川だとしても，流れや深み，増水する恐れのある場合には，ライフジャケットを着用することで溺水の危険度を大きく下げることができる（河川財団，2022，p18）．

2）海にひそむ危険

（1）海の危険における概要

日本は四方を海に囲まれている海洋国家であるが，海に関してはどこでも自由に遊泳してよいわけではない. 特に遊泳禁止区域と指定されている区域には，海岸公園や防波堤，人工構造物の周囲など，離岸流が発生しやすい場所が多い．また，気象条件の変化などによって遊泳に適さない状況になった海水浴場も遊泳禁止区域に含まれる．このような場所においては，原則として遊泳場に設置されているようなライフガードが未配備であり，十分な水難事故対策も救急体制も整っていない．

このように危険な場所において，引率者である大人の行為に引っ張られて子

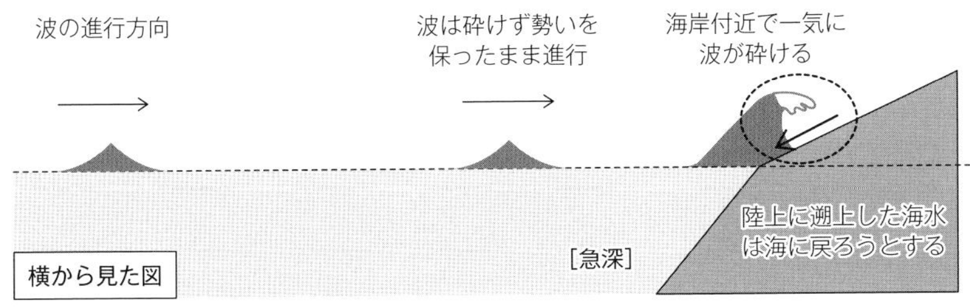

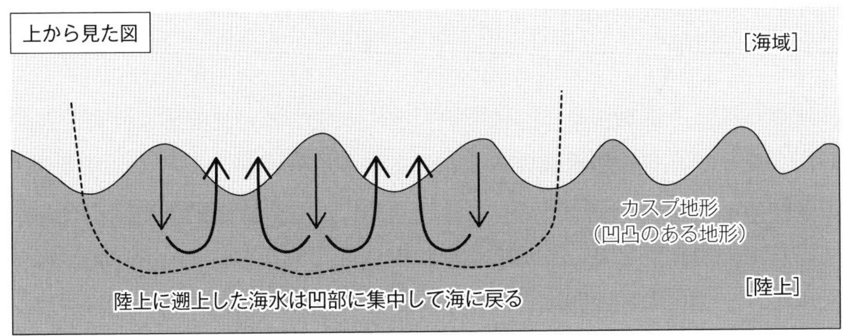

図15−6　戻り流れ
（第九管区海上保安本部海の安全推進室（2016）海で安全に楽しむために平成28年度版．p10）

どもが事故に遭遇することが少なくない．遊泳禁止区域において，保護者たる大人がその危険性を正確に確認しないばかりに，子どもを危険にさらして事故を発生することがないよう，安全に関する知識を高め，マナーとモラルを向上させる必要があるだろう（日本水泳連盟，2019，p134）．

（2）離岸流

波やうねりは沖から海岸へ打ち寄せる．打ち寄せられた海水は，必ず流れやすい場所から沖へ戻ろうとする．このときに沖へ向かって発生する強い流れを離岸流という．離岸流が発生すると，気が付かないうちに沖まで流される危険性が高まる．離岸流の流速は2.0 m/秒にも達することがある．この流速は100 m自由形を50秒で泳ぐ水泳選手の移動速度に相当する．そのため，人が離岸流に逆らって泳いで陸方向へ戻ることはほぼ不可能である．また，離岸流の大きさは，沖方向には海岸から数10mから数100m，幅は10〜30 m程度といわれている（図15−5）．離岸流に流された場合には，海岸と並行に泳ぐことで，その流れから脱することができる（第九管区海上保安本部海の安全推進室，2016）．

（3）戻り流れ

戻り流れとは，急深の海岸において打ち寄せる波が陸上に遡上し，その海水が海に戻ろうとするときに発生する強い流れをさす（図15−6）．特にカスプと呼ばれる凹凸地形では，陸上に遡上した海水が，高くなっている凸部から，低くなっている凹部に集中し，一気に海へ流れ込むことから，強烈な流れになるといわれている（第九管区海上保安本部海の安全推進室，2016）．砂浜など

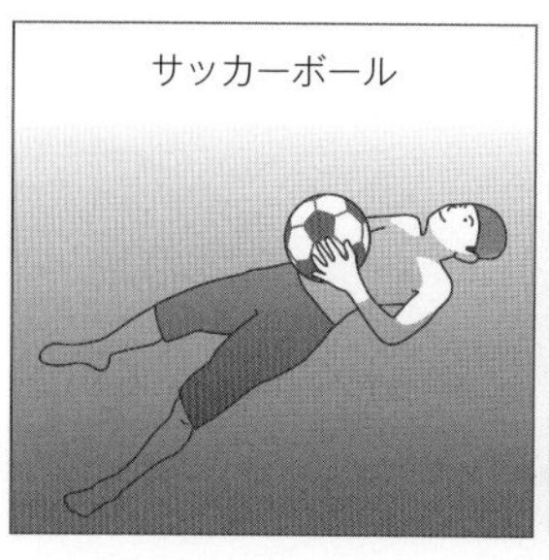

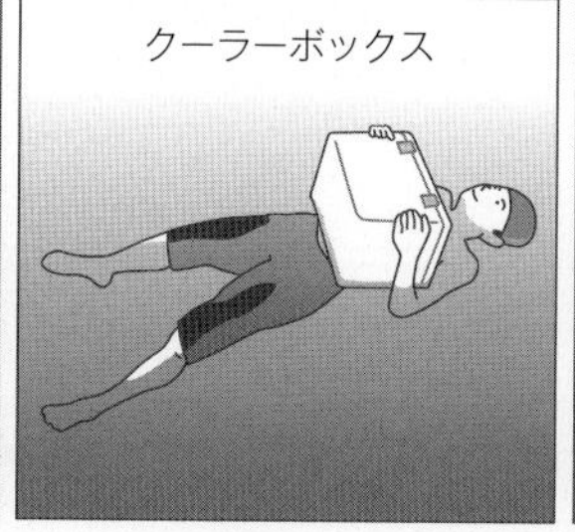

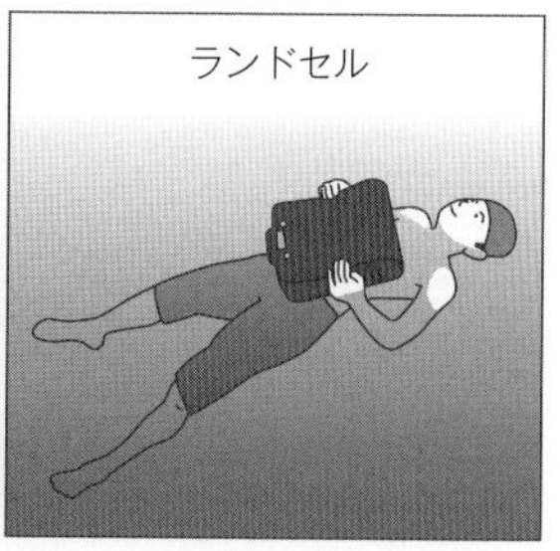

図15−7　浮き具を活用した背浮き
（ブルーシー・アンド・グリーンランド財団（2015）を参考に作図）

で戻り流れに巻き込まれると，強烈な引き潮によって足元をすくわれ，波にさらわれることがあり，水難事故に巻き込まれる危険性が高まる．戻り流れに巻き込まれないためには，波が高いときには海に近づかず，釣りや磯遊びの際には，救命胴衣を着用することが求められる．

3）水難事故に遭遇した際の対処方法

（1）着衣泳

水難事故の多くは，水辺環境に関する知識不足や天候の急変等が原因で発生するため，予期せぬ状況下で発生するケースが多い．そのため，自然環境で発生する水難事故では，服を着た状態で事故に遭遇するケースも少なくない．着衣の状態と水着の状態では，服や靴を身につけていることから水中での泳ぎに大きな制限が生じる．

着衣泳に適した泳法は平泳ぎや背泳ぎ（エレメンタリーバックストローク）とされている．その理由は，着衣状態でも泳ぎの動作に制限が少なく，体力が消耗しにくいという点から推奨されている．一方で競泳競技において最も速く，長時間移動できるクロール泳は，衣服が泳ぎの動作を制限することから着衣状態での泳ぎには適さない．そのため，泳いで陸や安全な場所に移動できる場合には，周囲の状況を確認したうえで状況に応じた泳法で安全に泳ぐことが求められる．

（2）背浮きと浮き具の活用

海の沖合や陸地まで距離がある所で水難事故に遭遇した場合，最も大切なことは，呼吸を確保した状態で体力を消耗させずに救助を待つことになる．身体の組成上，肺に空気を吸い込んだ状態であれば，水に浮くことができる．また，衣服に空気をため込むなどして浮力を高めることで，より長時間にわたって浮き続けることが可能になる．さらにペットボトル等の水に浮きやすいものを浮き具として活用することで，より安定的に浮き続けることが可能になる（図15−7）．

（3）冷水環境下の場合

冷水環境下で水難事故に遭遇し，泳いで安全な場所に避難できない場合には，

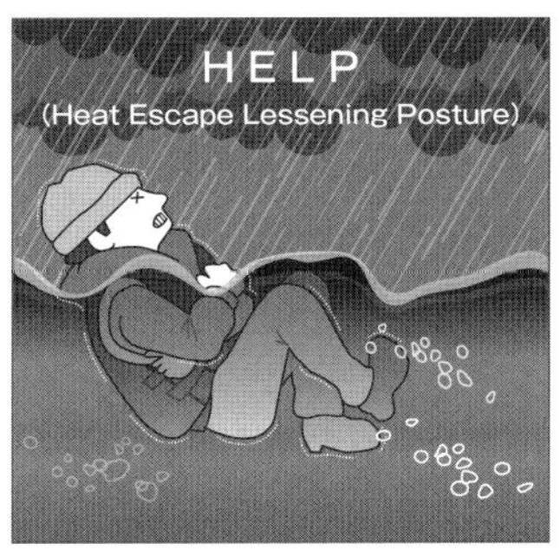

図15-8　HELP姿勢
（一般財団法人海技振興センター（2017）を参考に作図）

体温の低下を防ぎながら安全に救助を待つことが求められる．水中で衣服を脱いでしまうと，身体の周りの水の対流が促進されることで体温は急激に水に奪われる．そのため，寒冷環境下で水難事故に遭遇した場合は，衣服を身につけた状態で救助を待つことが重要になる．また，事故発生時にライフジャケットを身につけていた場合，体温低下を防ぐHELP姿勢（図15-8）をとることで低体温症にかかるリスクを低減させることにつながる．HELP姿勢をとる際には，両脚をそろえて，膝を曲げ，首やわきの下，脚の付け根などにある太い大動脈を隠し，体温の放熱を防ぐことが重要になる．

まとめ

本章では水の事故から身を守るをテーマに，私たちの身近にある水辺環境と水の特性，水難に遭遇した際に自身の命を守るための知識と行動について解説した．

水の事故の多くは，プールのような人工的な環境ではなく，多くが海や川，湖沼といった自然環境で発生している．また，水難事故の特徴として，事故に遭遇した場合，死亡するリスクが非常に高いことがあげられる．

水難事故を未然に防ぐためには，活動する水辺環境の特性を理解し，刻々と変化する天候等に注意を払い，安全を最優先とした行動を心がけることが求められる．しかし，水難事故の多くは，ふとした気の緩みや状況判断の誤りから思いがけず発生する．不幸にも水難事故に遭遇した際は，本章で取り扱った水辺環境におけるサバイバルテクニックを駆使して，自身や周りの人々の命を守る行動につなげてほしい．

文　献

荒木照好，佐野裕編著（1993）はじめての着衣泳-服を着たまま泳ぐサバイバルテクニック-．p53，山海堂．

ブルーシー・アンド・グリーンランド財団（2015）B & G 水辺の安全教室．

Craig AB, Dvorak M（1966）Thermal regulation during water immersion. J Appl Physiol, 21: 1577 - 1585.
第九管区海上保安本部海の安全推進室（2016）海で安全に楽しむために平成 28 年度版.
一般財団法人海技振興センター（2017）船員の低体温症対策ガイドブック.
警察庁生活安全局生活安全企画課（2022）令和 3 年における水難の概況.
国土交通省．河川水難事故防止！「川で遊ぶ前に」．（https://www.mlit.go.jp/river/kankyo/anzen/index1.html，参照日：2022 年 10 月 3 日）
河川財団（2022）水辺の安全ハンドブック－川を知る，川を楽しむ－.
日本水泳連盟（2006）オープンウォータースイミング教本－泳者・指導者・運営者用. p115，大修館書店.
日本水泳連盟（2019）水泳指導教本－公認コーチ 1・公認コーチ 2 用－ 3 訂版．大修館書店.
Nadel ER, Holmér I, Bergh U, et al.（1974）Energy exchange of swimming man. J Appl Physiol,36: 465 - 471.
Wilmore JH, Costill DL（1994）Physiology of Sports and Exercise. p281, Human Kinetics.

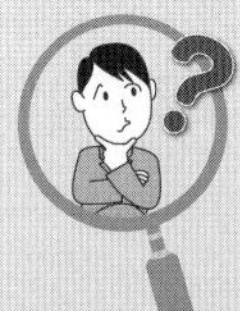

課 題

❶ 近年における日本の水難事故の現状について，本章で取り上げた統計データをもとに説明しなさい.
❷ 水の特性について水圧・水温・浮力・抵抗の語句を用いて説明しなさい.
❸ 冷水環境下で水難した場合，身に着けている着衣は，脱ぐべきか否かについて理由を述べて説明しなさい.

2023年4月10日　第1版第1刷発行
2024年3月10日　　　　　第2刷発行

健康と運動の理論と実践
定価(本体2,500円+税)　　　　検印省略

編著者　頼住 一昭
発行者　太田 康平
発行所　株式会社　杏林書院
〒113-0034　東京都文京区湯島4-2-1
Tel　03-3811-4887(代)
Fax　03-3811-9148
http://www.kyorin-shoin.co.jp

ISBN 978-4-7644-1236-1　C3047　　印刷・製本：三報社印刷
Printed in Japan